Gillert/Rulffs
Hydrotherapie und Balneotherapie
Theorie und Praxis

D1668530

FACHBUCHREIHE KRANKENGYMNASTIK
Physikalische Therapie – Prävention – Rehabilitation
Herausgeberin Asta von Mülmann

Otto Gillert / Walther Rulffs

Hydrotherapie
und Balneotherapie

Theorie und Praxis

Neuausgabe, 11. Auflage

**Vollständig neu überarbeitet
von Dr. Walther Rulffs**

Pflaum Verlag München

Autoren:

Otto Gillert

Krankengymnast, ehem. Leiter der Abt. Physikalische Therapie des Westfälischen Krankenhauses für Hirn- und Nervenschäden, Lengerich/Westf.

Walther Rulffs, Dr. med.

Leitender Arzt, Berufsförderungswerk Nürnberg GmbH

CIP-Titelaufnahme der Deutschen Bibliothek

Gillert, Otto:

Hydrotherapie und Balneotherapie : Theorie u. Praxis /
Otto Gillert. Walther Rulffs. – 11. Aufl.,
vollst. neu überarb. von Walther Rulffs. – München : Pflaum, 1990
(Fachbuchreihe Krankengymnastik)
NE: Rulffs, Walther [Bearb.]

ISBN 3-7905-0586-2

Satz und Verarbeitung: Pustet, Regensburg
Druck: Pflaum, München

Inhalt

Geleitwort

Bürger und Gesundheitspolitiker unserer Zeit werden in zunehmendem Maße gezwungen, über vernünftige und finanziell noch tragbare Grundsätze und Schwerpunkte im Gesundheitswesen bzw. in der Krankenversorgung nachzudenken. In diesem Zusammenhang ziehen jene »kleinen«, milden Mittel und Maßnahmen vermehrt das Interesse auf sich, welche vorbeugend oder ergänzend die gesunden Kräfte im Körper zur Abwehr und Überwindung von Krankheiten stärken. Ein wichtiges Beispiel für diese Art einfacher, wenig belastender, teils zuhause selbständig durchführbarer Maßnahmen sind die Anwendungen der Hydro- und Balneotherapie.

Es ist von grundsätzlicher Wichtigkeit, daß sich gerade heute auch wieder physikalische Mediziner mit ihrer breiten Erfahrung und ihrem Überblick über das gesamte Therapiearsenal bereitfinden, solche detaillierten und sachlich fundierten Einzeldarstellungen zu verfassen. Walther Rulffs kommt als einem der weitaus fachlich engagiertesten Kenner dieser Materie das Verdienst zu, das von Otto Gillert in neun Auflagen bewährte Werk den heutigen Bedürfnissen entsprechend überarbeitet und teilweise neu gestaltet zu haben. Das Entscheidende liegt im Aufzeigen der Vielfalt, der Zusammenhänge und der Stellenwerte der hydrotherapeutischen und balneologischen Möglichkeiten. Schriften über einzelne, in sich geschlossene Therapiesysteme gibt es bereits genug.

Allzulange hat man versucht, die verschiedenartigen Wasseranwendungen, die bekanntlich gleichzeitig auch stets als Wärme- oder Kältereiz wirken, mit den Effekten der pharmakologisch stark wirksamen Monosubstanzen zu vergleichen und damit auch mit denselben Methoden zu prüfen. Die während mancher Jahrzehnte sich herauskristallisierten Applikationstechniken erhalten ihren Stellenwert und damit ihre Wirkung jedoch nur dann, wenn sie einerseits im Verbund mit anderen physikalischen und allenfalls phytotherapeutischen Maßnahmen eingesetzt werden und andererseits in einen geregelten Tagesablauf integriert werden. Hydrotherapeutische und balneologische Anwendungen sind nicht im Sinne von Monosubstanzen, sondern lediglich als Teil eines individuellen prophylaktischen bzw. therapeutischen Gesamtkonzeptes wirksam.

Die vorliegende, vollständig neu bearbeitete 10. Auflage der »Hydrotherapie und Balneotherapie, Theorie und Praxis« zeichnet sich in zweifacher Hinsicht aus:

Zum ersten hat es der Autor geschickt verstanden, als »Theorie« lediglich Wissenswertes zusammenzutragen, welches in einem unmittelbaren, jedem Leser einleuchtenden Zusammenhang zur »Praxis« steht. Auf erfrischende Weise wird auf die sonst übliche Problematisierung der sicherlich nicht lückenlos vorhandenen statistischen Beweise verzichtet.

Zum zweiten kommt in der Beschreibung der einzelnen Anwendungen die Liebe zum entscheidenden praktischen Detail zum Ausdruck. Grundlage jeglicher Wirksamkeitsüberprüfung ist die mit Sorgfalt, Fertigkeit und Kenntnis ausgeführte Anwendung. Dem Erreichen dieses Zieles dient dieses umfassende, kompetente Werk.

München, Mai 1988

Prof. Dr. med. Edward Senn

Direktor der Klinik für Physikalische Medizin und des Instituts für Medizinische Balneologie und Klimatologie der Ludwig-Maximilians-Universität München, Klinikum Großhadern

Vorwort zur 10. Auflage

Als dieses Buch erstmalig von OTTO GILLERT vorgelegt wurde, war es ein in seinem Zuschnitt auf die theoretischen und praktischen Belange des Masseurs und medizinischen Bademeisters abgestimmtes Werk von aktuellem Format. Diesem Anspruch ist das Buch auch in allen weiteren Auflagen nachgekommen. Dabei hat es Otto Gillert verstanden, stets die neuen Untersuchungsergebnisse auf dem Sektor der Hydro- und Balneotherapie ebenso zu berücksichtigen und in die jeweiligen Kapitel einzuarbeiten, wie moderne, allgemeine Verbreitung erfahrende Behandlungsmethoden. So erhielt dieses Buch eine ständige Anpassung an den sich weiter entwickelnden medizinischen Erkenntnisstand und wurde zum Lehrbuch für alle auf diesem Sektor tätigen Behandler.

Wenn Otto Gillert jetzt aus Altersgründen die Überarbeitung der 10. Auflage vertrauensvoll mir übertragen hat, so bedeutet das für mich eine große Verantwortung, nicht nur dem bisherigen Schaffen des Verfassers gegenüber, sondern auch im Hinblick auf den Leserkreis dieses Werkes. Es konnte nicht ausbleiben, daß die jetzt vorliegende Auflage eine besonders umfassende Bearbeitung erfuhr, die nicht nur im Text, sondern auch im Bereich der Abbildungen ihren Niederschlag fand. Es kam mir bevorzugt darauf an, das praktische Erfahrungsgut Gillerts aus ärztlicher Sicht zu ergänzen. Dabei wurde besonderer Wert darauf gelegt, das bewährte Konzept des Buches soweit wie möglich beizubehalten. Deshalb ist es mein Wunsch, daß auch diese Auflage die bisherige gute Aufnahme und Verbreitung findet, wie ihre Vorgänger, sei es bei den angesprochenen Masseuren und medizinischen Bademeistern oder Krankengymnasten, die das Buch als Rüstzeug für ihre Ausbildung im Beruf benutzen oder bei den Ärzten und Studenten, die eine Orientierung über das große Gebiet der Hydro- und Balneotherapie gewinnen möchten.

Letztlich soll diese Schrift dem Wohle der den Behandlern auf dem Sektor der Physikalischen Therapie anvertrauten Patienten dienen, welche zunehmend den Wert natürlicher Behandlungsverfahren zu schätzen wissen.

Ich möchte dieses Buch aber nicht vorlegen, ohne denen zu danken, die mich bei der Neugestaltung wesentlich unterstützt haben: Der Richard-Pflaum-Verlag zeigte großes Entgegenkommen und Geduld. Fr. A. VON MÜLMANN begleitete die Fertigung des Manuskripts mit großer Anteilnahme und förderte sie mit vielen redaktionellen Anregungen. Eine große Zahl der fotografischen Abbildungen fertigte Herr R. PLÖßNER. Weitere wurden mir u. a. durch Herrn Direktor K. W. FRIEDRICH, Sebastian-Kneipp-Schule, Bad Wörishofen freundlicherweise überlassen. Meine Mitarbeiter und Mitarbeiterinnen halfen mir in vieler Hinsicht. Meiner Frau danke ich für ihr großes Verständnis, das sie der nur in der Freizeit möglichen Manuskriptherstellung entgegenbrachte.

Nürnberg, Mai 1988

Dr. W. Rulffs

1 Einleitung und allgemeine Grundbegriffe

WINTERNITZ (Internist, 1835-1917) verstand unter dem Begriff »Hydrotherapie« die »methodische Anwendung des Wassers in seinen verschiedenen Temperaturen und Aggregatzuständen zu diätetischen, prophylaktischen und therapeutischen Zwecken«. Diese Definition gilt noch immer. Auch heute noch wenden wir das Wasser in jeweils geeigneten Wärmegraden, fallweise sogar in Form von Eis oder Dampf an, um der Gesunderhaltung des Körpers zu dienen, ihn gegen Krankheiten widerstandsfähig zu machen und – falls der Körper bereits erkrankt ist – um Heilbehandlungen durchzuführen.

Die *Faktoren*, die bei der Durchführung hydrotherapeutischer Anwendungen in besonderem Maße wirksam werden, sind:

1. Die *Temperaturen*. Sie wirken auf fast alle Funktionen des Organismus ein und beeinflussen insbesondere die Wärmeregulation und das Gefäßvolumen.
2. Der *hydrostatische Druck*. Er wirkt auf den im Wasser befindlichen Körper von allen Seiten – abhängig von der Eintauchtiefe – ein. Er beeinflußt meßbar Kreislauf und Atmung.
3. Die sogenannte *Auftriebskraft* des Wassers. Sie reduziert scheinbar das Gewicht des Körpers auf ein Minimum, fördert die Entspannung der Muskeln und erleichtert Bewegungen.
4. Der *Reibungswiderstand* des Wassers. Er wirkt bewegungshemmend und wird vorzugsweise für muskelkräftigende Übungen ausgenutzt.
5. Zusätzliche *mechanische* Faktoren. Dazu gehören der Applikationsdruck eines Wasserstrahls sowie fallweise Reibungen oder Bürstungen.
6. Zusätzliche *chemische* Faktoren. Sie spielen vor allem in der *Balneotherapie* eine Rolle und zwar durch den Gehalt des Wassers an chemischen Substanzen in gelöster Form (z. B. bei den natürlichen Heilquellen, See- und anderen Bädern) oder aber durch geeignete Arzneimittel, die dem Badewasser beigemischt werden (z. B. medizinische Badezusätze).

Im *Kurwesen* wird die Balneotherapie ergänzt durch die Anwendung von Trink- und Inhalationskuren sowie von anderen ortsgebundenen Kurmitteln, wie Heilgasen und Peloiden, von Liege- und Bewegungskuren unter Ausnutzung besonderer klimatischer Faktoren, wodurch die Bäder und die hydrotherapeutischen Maßnahmen eine wertvolle Ergänzung und Steigerung erfahren. Die an sich recht unterschiedlichen Faktoren wirken jedoch nicht einzeln, das heißt nicht jeder für sich gesondert auf den Organismus ein, sondern sie bilden vielmehr einen zusammenhängenden, manchmal recht kompliziert ablaufenden *Wirkungskomplex*. So können gelegentlich Temperaturen und hydrostatischer Druck im gleichen, aber auch im entgegengesetzten Sinne wirken: kaltes Wasser wirkt z. B. zusammenziehend auf die Gefäße; das Volumen verringert sich (wenn auch oft nur vorübergehend). Ebenfalls volumenverringernd beeinflußt der hydrostatische Druck die Gefäße. Warmes Wasser hingegen wirkt gefäßerweiternd, wirkt also dem hydrostatischen Druck in gewissem Grade entgegen. In ähnlicher Weise können auch zusätzliche Faktoren und Temperaturen in bestimmten Grenzen gleichsinnige oder entgegengesetzte Wirkungen entfalten. Ebenso vermögen chemische Bedingungen, wie etwa der Salzgehalt des Wassers, die Auftriebskraft, den hydrostatischen Druck, aber auch die thermische Wirkung zu beeinflussen. Wie sehr all diese Faktoren wirksam ineinandergreifen, wird vielleicht am Beispiel eines Seebades deutlich, wo Salzgehalt (chemisch), hydrostatischer Druck und Wellenschlag (mechanisch), Temperatur des Wassers und der Luft (thermisch) solch einen Wirkungskomplex ausmachen, der durch körperliche Bewegung (Spiel in Wind und Wellen) und durch Sonneneinstrahlung eine zusätzliche Steigerung erfährt.

Zum besseren Verständnis und zur Umsetzung bei der praktischen Ausführung entsprechender hydrotherapeutischer Anwendungen ist es erforderlich, auf die einzelnen Faktoren näher einzugehen.

Die Temperaturen

Überwiegend wird in der Hydrotherapie kaltes oder warmes Wasser angewandt. Dementsprechend ist es wichtig, zu wissen, was in diesem Zusammenhang unter »kalt« und »warm« zu verstehen ist. Gleichfalls muß darüber Kenntnis bestehen, wie die unterschiedlichen Temperaturbereiche auf den Organismus wirken, seine Funktionen verändern.

Die *Temperaturwahrnehmung*, das heißt die Kälte- und die Wärmeempfindung wird durch zwei unterschiedliche Rezeptorenarten in der Haut vermittelt. Diese *Rezeptoren* sind nicht nur in differenten Hautschichten gelagert – die Kälterezeptoren liegen oberflächlicher als die Wärmerezeptoren –, sondern weisen auch sehr unterschiedliche Dichtemuster auf. Insgesamt überwiegen in der Haut die Kälterezeptoren die Wärmerezeptoren zahlenmäßig etwa um das Achtfache. Die von diesen Sinnesorganen ausgelösten Temperaturempfindungen sind abhängig von der *Temperaturänderung* und von der *Reizfläche*. Es gibt jedoch keine absolute Temperaturempfindung, wie folgender Versuch zeigt: Wird beispielsweise die rechte Hand in ein Gefäß mit Eiswasser getaucht, die linke Hand dagegen in Wasser von 42° C, und gibt man dann beide Hände gleichzeitig in ein Gefäß mit Wasser von 20° C, so wird dieses Wasser mit der rechten Hand als warm, mit der linken Hand jedoch als kalt empfunden. Es wird also subjektiv nur die Änderung der Temperatur registriert und Täuschungen sind durchaus möglich.

Während im physikalischen Sinne jede Temperatur oberhalb des *absoluten Temperatur-Nullpunktes* bei − 273° C mit einem gewissen Wärmegrad gleichgesetzt werden kann, sind die vom Temperatursinn vermittelten Empfindungen »warm« und »kalt« unter physiologischen Gesichtspunkten zu sehen und in Beziehung zu setzen zum Indifferenzbereich des Temperaturempfindens.

Temperaturen unterhalb des *Indifferenzbereichs* werden als kalt, solche oberhalb dieses Bereichs als warm registriert.

Im Indifferenzbereich wird die Temperatur von den entsprechenden Rezeptoren nicht als Reiz empfunden, sie vermitteln also hier nicht das Empfinden »warm« oder »kalt«, weshalb man auch den subjektiven Indifferenzbereich als Behaglichkeitstemperatur einstufen kann.

Die Stärke, mit der die Änderung der Temperaturen, die Temperaturunterschiede, wahrgenommen werden, ist aber nicht allein abhängig von dem jeweiligen (physikalischen) Kälte- oder Wärmegrad. sondern auch von der Qualität des jeweiligen Wärmeleiters. So gibt ein guter *Wärmeleiter* seine Temperatur rascher an den Körper ab als ein schlechter. Wasser ist beispielsweise ein besserer Wärmeleiter als Luft; deshalb erwärmt sich der Körper in einem warmen Bad rascher als in warmer Luft, er kühlt allerdings in einem kalten Bad auch schneller ab als in der Luft.

Jeder Wärmeleiter hat – abhängig von den thermophysikalischen Besonderheiten seiner Materie und den damit verbundenen Konstanten, wie Wärmeleitvermögen, spezifische Wärme, Wärmekapazität und Wärmehaltung – seinen eigenen Indifferenzbereich, in dem von ihm ausgehend kein thermischer Einfluß wahrgenommen wird. Die Temperatur in diesem Bereich nennt man die *Indifferenztemperatur*. Sie liegt bei kurzem Aufenthalt in zugfreier Luft zwischen 22 und 24° C, im Wasser zwischen 34 und 35° C, im Moorbreibad bei etwa 38° C.

Ein Beispiel soll die bisherigen Ausführungen verdeutlichen: Eine Person, die ein Wannenbad nehmen will, entkleidet sich im Badezimmer, in welchem eine Lufttemperatur von 22 bis 24° C herrscht. Sie wird diese Temperatur zunächst weder als »warm« noch als »kalt« empfinden, da diese der Körperoberfläche gegenüber indifferent ist, jedenfalls so lange, wie sich die im Körper befindliche

Wärmespeicherung auswirkt. Steigt die Person nun in die Badewanne, in welcher das Wasser ebenfalls auf 22 bis 24° C eingestellt ist, so wird das Wasser als »kalt« empfunden. Erst wenn das Badewasser auf 34 bis 35° C temperiert wurde, es der Hautoberfläche gegenüber ebenfalls temperaturindifferent ist, wird es als behaglich empfunden, bei darüber liegender Temperatur als »warm«.

Dieses Beispiel gilt aber nur für die begrenzte, relativ kurze Einwirkungsdauer der Temperaturen, wie sie in der hydrotherapeutischen Praxis allgemein gebräuchlich ist. Läßt man jedoch einen unbekleideten Menschen unbedeckt bei absoluten Ruhebedingungen in einem Raum mit mittlerem Feuchtigkeitsgrad (50%) längere Zeit liegen, so wird er selbst bei einer Lufttemperatur von 22 bis 24° C infolge konstanter Wärmeabgabe allmählich abkühlen. Es kommt also für die Festlegung des Indifferenzbereichs nicht allein auf das momentane Empfinden an, sondern auch auf die Zeit, die sich der Mensch unbekleidet in dem Milieu befindet, ferner, ob er Ruhe einhält oder sich bewegt.

Genaue Untersuchungen zeigen, daß nämlich der temperaturmäßige Indifferenzbereich nicht voll identisch ist mit dem Bereich, der eine optimale *metabolische Indifferenz* aufweist, in dem sich Wärmeproduktion und Wärmeabgabe in vollem Gleichgewicht befinden.

Bei längerem ruhigem Aufenthalt in der Luft verschiebt sich der Indifferenzbereich gegebenenfalls bis auf 28 bis 32° C, im Wasser auf 36° C, so daß man letztendlich den Indifferenzbereich für Luft mit 22 bis 32° C, für Wasser mit 34 bis 36° C ansetzen darf.

Die Beispiele belegen aber auch, daß ein schlechter Wärmeleiter (in unserem Fall die Luft) nicht nur einen niedrigeren, sondern »auch einen breiteren Indifferenzbereich als der bessere Wärmeleiter« Wasser aufweist.

Die Indifferenztemperatur ist auch aus einem anderen Grund nicht als feste Größe einzusetzen. Sie ist letztlich eng gebunden an die Hauttemperatur, die selbst wieder durch die innere *Wärmeproduktion* des Körpers sowie durch die Eng- oder Weitstellung der Hautgefäße – und damit durch das Ausmaß der *Wärmegabe* – bestimmt wird. An den Füßen ist die Hauttemperatur oft erheblich niedriger als am Rumpf. Andererseits gibt es Konstitutionstypen, denen es immer »zu warm« und solche, denen es immer »zu kalt« ist, und für die die Indifferenztemperatur entsprechend (geringfügig) höher oder niedriger anzusetzen ist. In Verbindung mit einer erhöhten inneren Wärmeproduktion steigt die Indifferenztemperatur nicht nur zu manchen Tages- oder Jahreszeiten, sondern auch bei anstrengender Muskeltätigkeit und bei Fieber an. Auch durch zusätzliche chemische oder mechanische Faktoren wird die Indifferenztemperatur beeinflußt. Beispielsweise werden infolge des Wellenschlages Seebäder weniger kalt empfunden als Wannenbäder von gleicher Temperatur, aber ohne die zusätzlichen mechanischen Einwirkungen; CO_2-haltige Wannen-bäder werden infolge der chemischen Irritation der Rezeptoren als wärmer registriert als gleichtemperierte Wasserbäder.

Die Tatsache, daß z. B. ein 32 bis 33° C warmes CO_2-Bad als temperaturmäßig indifferent empfunden wird, und daß die Temperaturempfindung nicht mit der metabolischen Indifferenztemperatur übereinstimmt, läßt sich auch dahinge-hend ausnutzen, daß man mit diesen Bädern eine leichte Unterkühlung des Körpers bewirken kann. Andererseits kann mit einem temperaturindifferenten Moorbreibad von 38° C ein leichter Überwärmungseffekt ausgelöst werden, und zwar ohne, daß die Temperatur des Bademediums subjektiv vom Behag-lichkeitsbereich abweicht.

Wir erkennen also, daß die Temperaturwahrnehmung einschließlich der Zuordnung des Indifferenzbereichs von vielen Dingen beeinflußt wird, Schwankungen aufweisen und sogar Täuschungen unterliegen kann.

Für die tägliche Arbeit in der hydrotherapeutischen Praxis benötigen wir jedoch feste Anhaltspunkte, wenn es sich um Temperaturangaben und -emp-findungen handelt. Auf Grund langer Erfahrungen und eingehender Beobach-tungen unter annähernd gleichen Voraussetzungen darf man deshalb verallge-meinernd die Indifferenztemperaturen für Wasser mit 34 bis 35° C und für Dauerbäder mit 36° C ansetzen. Für die verschiedenen *Wassertemperaturen* haben sich in der Praxis folgende Bezeichnungen eingebürgert:

sehr kalt	10 – 15° C
kalt	16 – 25° C
kühl	26 – 30° C
lau	31 – 33° C
indifferent	34 – 35° C
warm	36 – 37° C
sehr warm	38 – 39° C
heiß	40 – 45° C

Die *Reizstärke* einer Temperatur ist abhängig von ihrem Abstand zum Indiffe-renzbereich. Je weiter entfernt die angewandte Temperatur vom Indifferenz-bereich ist, desto kräftiger ist ihre Reizwirkung.

Heiße Wasseranwendungen von 45° C sind allerdings nur kurzdauernd örtlich verträglich, da diese Temperatur der Toleranzgrenze gegenüber Wasser sehr nahe kommt. Wird diese Grenze überschritten, besteht die Gefahr von Haut-schädigungen, z. B. von Verbrennungen. Das schließt aber andererseits nicht aus, daß in Japan auch kurzzeitige Tauchbäder mit 48° C genommen werden, doch darf hierbei wohl eine gewisse Adaptation an hohe Temperaturen in Rechnung gestellt werden. Für hiesige Verhältnisse gilt jedoch, daß man und zwar über längere Zeit, die Temperatur um einige Grade unterhalb der Toleranzgrenze einstellen muß.

Für die verschiedenen Wärmeträger, die in der Hydrotherapie Verwendung finden, gilt, daß die *Toleranzgrenze* um so höher liegt, je weniger Wasser (als relativ guter Wärmeleiter) diese Wärmeträger enthalten. So liegt die Toleranzgrenze breiförmiger Schlammpackungen bei etwa 46 bis 47° C, von wasserfreien paraffinhaltigen Packungen sogar bei 51 bis 52° C.

Der hydrostatische Druck

Die Körperfunktionen eines jeden Lebewesens sind auf die *Druckverhältnisse* seines gewöhnlichen Lebensraumes eingestellt. Beim Menschen ist dies der ihn umgebende *Luftdruck*, dessen Mittelwert in unseren Lagen dem Gewicht einer Quecksilbersäule von 760 mm, beziehungsweise von einer Atmosphäre, das heißt von 1 kg pro cm^2 Körperoberfläche entspricht. Das bedeutet, daß bei einer angenommenen Größe der Körperdecke von 1,5 m^2 nicht weniger als 15 000 kg (Luftdruck) den menschlichen Körper normalerweise belasten. Dieser Druck ist erforderlich für die Erhaltung der Körperfunktionen. Abweichungen von diesem Druck können zu mehr oder minder ausgeprägten Störungen des Allgemeinbefindens, im Extremfall bis zu lebensbedrohlichen Erkrankungen führen, z. B. bei den Dekompressionssyndromen (Caisson-Krankheit) der Taucher oder bei der Höhenkrankheit der Bergsteiger und Piloten. Während gesunde und robuste Personen die Folgen von Luftdruckschwankungen erst dann spüren, wenn sie ein größeres Ausmaß annehmen, bekommen gefäßlabile und nervöse Menschen bereits bei witterungsbedingten Luftdruckänderungen Beschwerden, wie Kopfschmerzen, Atemnot, Herz- und Kreislaufregulationsstörungen. Die Änderung des Außendrucks führt also zu Reaktionen, die aber auch in physiologischen Grenzen als Behandlungsprinzip nutzbar zu machen sind, etwa bei der Anwendung von Bädern.

Steigt der Mensch ins Wasser, so wirkt das Gewicht der dann jeweils auf ihm lastenden Wassermenge als zusätzlicher, als hydrostatischer Druck. Dieser *Wasserdruck* nimmt mit der *Eintauchtiefe* des Körpers zu. So wird bereits beim Stehen im schultertiefen Wasser auf die Waden und die Füße ein hydrostatischer Druck von 0,1 bis 0,15 atü/cm^2 wirksam, auf der gesamten eintauchenden Körperoberfläche lastet dann ein zusätzlicher Wasserdruck von etwa 1200 atü = 1200 kg! In der waagerechten Lage im Wannenbad ist dieser Druck zwar wesentlich geringer, etwa 0,03 – 0,05 atü/cm^2 bewirkt aber dennoch Reaktionen, die zumindest bei schwerer *Herzinsuffizienz* zu Störungen Anlaß geben können. Deshalb werden bei solchen Kranken mit Herzminderleistung Wan-

20

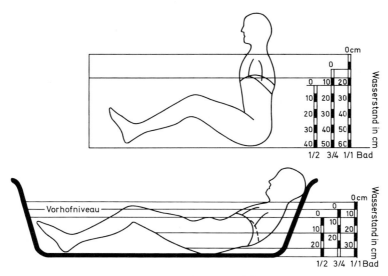

Abb. 1: Die hydrostatische Belastung in Abhängigkeit von der Lagerung des Patienten in der Wanne (nach v. DIRINGSHOFEN 1955).

nenbäder als *Halbbäder* abgegeben, bei denen der Wasserstand nur bis in Nabelhöhe reicht (vergl. Abb. 1).

Die bevorzugte Einflußnahme des hydrostatischen Druckes erfolgt am sogenannten Niederdrucksystem des Kreislaufs, das heißt an Kapillaren, Venen und Lymphgefäßen. Das arterielle System des großen Kreislaufs wird aufgrund seines Eigendrucks von Außendruckschwankungen kaum beeinträchtigt. Die Gefäßinhalte im Niederdrucksystem werden aber durch den Wasserdruck zentralwärts verschoben, und zwar in Bereiche, in denen dieser Druck nicht wirksam werden kann. Die *Volumenverschiebung* erfolgt vorzugsweise in die intrathorakalen Bluträume. Die *Füllung des Herzens* wird verstärkt, wie aus der Größenzunahme des transversalen Herzdurchmessers im Röntgenbild erkennbar ist. Gleichzeitig beobachtet man Prallfüllungsphänomene der zentralen Gefäße (Abb. 2). Man errechnete, daß sich unter dem Einfluß des hydrostatischen Drucks beim Badenden etwa 1500 cm^3 Blut im Thoraxraum ansammelt. Die Atmung wird dadurch beim Gesunden jedoch nicht behindert, da es reflektorisch zu einer *Verschiebung der Atemmittellage* und zu einer leichten *Steigerung des Atemminutenvolumens* kommt. Die Ausatmung wird gefördert. Das Herz reagiert auf die durch den hydrostatischen Druck hervorgerufenen Änderungen mit einer Steigerung des Schlagvolumens, der Blutdruckamplitude und mit einer Abnahme der Herzfrequenz. Vermutlich über

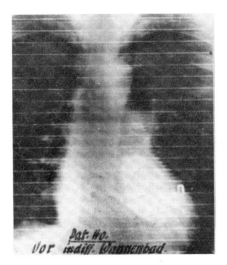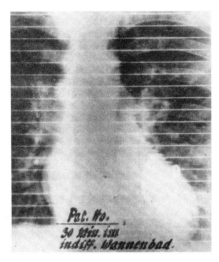

Abb. 2: Die vergleichenden Röntgenaufnahmen (Kymogramme) des Herzens vor und im indifferenten Vollbad zeigen die Volumenverschiebung in die infrathorakalen Bluträume: Zunahme der Herz- und der Gefäßbandbreite, Veränderungen des Bewegungsbildes des Herzens im Sinne einer Prallfüllung (nach EKERT 1956).

eine Reizung der Herzvorhofrezeptoren kommt es zu einer Hemmung des antidiuretischen Hormons, woraus die bekannte *Badediurese* resultiert.

Die Volumenabnahme an den im Wasser befindlichen Körperabschnitten führt zu einer meßbaren *Umfangsminderung*, die sofort mit dem Eintauchen auftritt, allerdings nach 10 Minuten Aufenthalt im Bade noch nachwirkt. Von mehreren Autoren wurde berichtet, daß sich im thermoindifferenten Vollbad der Brustumfang um 1 bis 3,5 cm, der Bauchumfang sogar um 2,5 bis 6,5 cm und der Umfang der unteren Extremitäten bis zu 1,5 cm verringert.

Wenn auch insgesamt die Wirkung des hydrostatischen Drucks auf das Niederdrucksystem des Kreislaufs beim Gesunden keine Störungen verursacht, so kann sie jedoch bei vasolabilen Personen im warmen Bade von Bedeutung werden. Diese Personen neigen nämlich, wenn der leichte Kompressionsdruck auf die Gefäße plötzlich nachläßt (wie das beim schnellen Aussteigen aus dem Bade der Fall ist), zum *Kollaps*. Der Grund hierfür ist vorwiegend darin zu sehen, daß der hydrostatische Druck und die Wassertemperatur in gewissem Sinne gegensätzlich wirken können: Der Druck bewirkt eine leichte Kompression, die Temperatur eine Tonusminderung der Gefäßwände. Läßt nun der Druck beim Verlassen des Bades abrupt nach, so kann sich die Temperatur ungehindert auswirken: die Gefäße bleiben weitgestellt, das Blut versackt in die Peripherie. Vasolabile Menschen sollten daher vor dem Aussteigen aus einem warmen Bade das Wasser etwas abkühlen, einen Augenblick in der

Wanne sitzend verharren oder das Wasser ablaufen lassen. Durch diese Maßnahmen lassen sich die Druckverhältnisse zwischen zentralem und peripherem Kreislauf wieder ausgleichen.

Die sogenannte Auftriebskraft des Wassers

Nach dem *Archimedischen Prinzip* verliert jeder Körper in einer Flüssigkeit scheinbar so viel an Gewicht, wie die von ihm verdrängte Flüssigkeitsmenge wiegt.

Bei der Beurteilung dieses Prinzips spielen die *spezifischen Gewichte* (= Gewicht von 1 ml) der verschiedenen Substanzen (Körper beziehungsweise Flüssigkeit) die entscheidende Rolle. Süßwasser hat ein spezifisches Gewicht bei + 4° C von 1,0 g. Bei mittlerer Einatmung ist das spezifische Gewicht des menschlichen Körpers etwas höher, etwa 1,025 g. Er wird also im Süßwasser ohne Schwimmbewegung langsam untergehen, wobei die nicht mit Luft gefüllten Körperabschnitte, z. B. die Beine, zuerst absinken. Atmet der Mensch jedoch tief ein und steckt den Kopf mit ins Wasser, so bleibt er schwimmen, denn die zusätzliche Luftmenge in der Lunge vermag einen Gewichtsausgleich herzustellen.

Durch die Auftriebskraft wiegt ein 70 kg schwerer Mensch im Süßwasserbad *scheinbar* nur noch 1/10 seines wirklichen Körpergewichts, also 7 kg. Dieses Gewicht läßt sich noch weiter auf ca. 2,5 kg reduzieren, wenn auch der Kopf in das Wasser getaucht wird.

Die Auftriebskraft des Wassers erleichtert das Bergen und Transportieren von selbst nicht schwimmfähigen Gegenständen. Sie lassen sich im Wasser mit einem Bruchteil der Kraft heben, die man außerhalb des Wassers dazu benötigen würde. Umgekehrt wird der Körper wieder um so schwerer, je mehr von ihm aus dem Wasser ragt. Deshalb kann z. B. der Schwimmer den geborgenen schweren Gegenstand oftmals ohne fremde Hilfe nicht aus dem Wasser herausheben. Ein weiteres Beispiel: Ein Ertrinkender geht um so rascher unter, je weiter er seine Arme hilfeheischend aus dem Wasser reckt.

Je höher das spezifische Gewicht des Bademediums ist, desto leichter wird der Körper, der darin eintaucht. Bereits Meerwasser mit einem Salzgehalt von 2–3% erleichtert das Schwimmen deutlich. Auch in entsprechend konzentrierten Solebädern ist der verstärkt wirksam werdende Auftrieb spürbar. Übersteigt das spezifische Gewicht des Bademediums (z. B. durch seinen Salzgehalt) das des menschlichen Körpers, ist selbst ohne jede Schwimmbewegung ein Versinken unmöglich. So kann man im *Toten Meer* beispielsweise auf dem Rücken liegend ohne Schwimmbewegungen Zeitung lesen.

Therapeutisch läßt sich die Auftriebskraft des Wassers und die damit verbundene *Abnahme der Schwerkraft* in mehrfacher Hinsicht nutzbringend einsetzen.

Da alle Bewegungen, die sonst gegen die Schwerkraft geleistet werden, im Wasser durch den Auftrieb eine Unterstützung erfahren, können sie selbst von hochgradig *geschwächter Muskulatur*, etwa bei *Lähmungen* oder *Inaktivierung*, oft noch ausgeführt werden. Damit wird nicht nur möglichen bindegewebigen *Kontrakturen* oder *Gelenkkapselschrumpfungen* entgegengewirkt, sondern auch dem Kranken ein wesentlicher Motivationsantrieb vermittelt: Der Auftrieb des Wassers bedingt den für viele therapeutische Zielsetzungen so außerordentlich wichtigen psychischen Auftrieb!

Selbst dann, wenn die Muskelkraft noch so reduziert ist, daß eine gewünschte Bewegung unter Ausnutzung des Auftriebs nicht aktiv allein ausgeführt werden kann, läßt sie sich passiv durch *Auftriebskörper* unterstützt ermöglichen. Als Auftriebskörper dienen stärker aufschwimmende Gegenstände, z. B. luftgefüllte Kissen, Bälle, Ringe oder Gebilde aus Styropor (Abb. 3).

Die *schwerelose Lagerung* mittels besonderer Auftriebskörper im Wasser bedingt durch *Aufhebung der Haltearbeit* eine wesentliche *Spannungsminderung* verkrampfter Muskulatur. Dies wird für spezielle Behandlungstechniken im Wasser ausgenutzt.

Bei Gelähmten besteht durch den *Auflagedruck des Körpers* die Gefahr eines Dekubitus. Neben der Lagerung auf druckverhütenden Polstern benutzt man

Abb. 3: Lagerung im Wasser mit Auftriebskörpern.

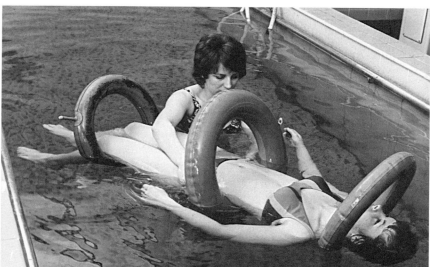

heute auch Trocken-Wasserbetten. Dabei liegt der Kranke auf einer speziellen Plastikfolie, die über eine mit warmem Wasser gefüllte Wanne gespannt ist. Der Körper taucht mit der Plastikhaut in das Wasser ein, die Auftriebskräfte werden wirksam, der Aufliegedruck des Körpers auf etwa 1/10 reduziert, obwohl dabei ein direkter Wasserkontakt vermieden wird.

Der Reibungswiderstand des Wassers

Wird im Wasser eine Bewegung ausgeführt, so muß dabei ein gewisser Widerstand überwunden werden. Dieser ist um so größer, je *rascher die Bewegung* erfolgt und je *größer die bewegte Fläche* ist. Der Reibungswiderstand beruht auf den kohäsiven und viskösen Eigenschaften des Wassers. Die *Kohäsion* wird bedingt durch die Anziehungskraft der Moleküle untereinander. *Viskosität* ist die Fähigkeit eines Mediums, einer Bewegung innerhalb der Flüssigkeit Widerstand entgegenzusetzen. Kohäsions- und Viskositätskräfte behindern und erschweren jede Bewegung eines Körpers in einem flüssigen Medium. Deshalb lassen sich schnelle Bewegungen im Wasser nicht in vergleichbarem Tempo wie in Luft durchführen. Noch schwerer und langsamer sind sie in *breiförmigen (Moor-, Schlamm- oder Schlick-)Bädern* möglich, in denen der Reibungswiderstand bis auf Werte von etwa 25 p/cm^2 ansteigen kann.

Wie sehr die Körperfläche bei diesen Betrachtungen eine Rolle spielt, ergibt sich aus folgendem Beispiel: Machen wir einen Schwimmstoß mit dem unbekleideten Fuß, so ist der Widerstand nicht sehr groß. Führen wir die gleiche Bewegung mit einer Schwimmflosse am Fuß aus, so wird der Reibungswiderstand sehr viel stärker empfunden.

Therapeutisch genutzt wird dieser Reibungswiderstand bevorzugt im Rahmen der Gymnastik im Wasser zur *Kräftigung von Muskeln*, die durch Inaktivitätsatrophie oder Paresen eine Einschränkung ihrer Leistung erfahren haben. Wie bei jeder Widerstandsübung läßt sich auch im Bademedium durch entsprechend gestaltete Dosierung ein Trainingseffekt erreichen. Dabei ist die Dosierung abhängig von der *Schnelligkeit*, mit welcher die Bewegung gegen die Widerstandskräfte ausgeführt wird, und von der *Fläche* der bewegten Körperabschnitte. Ist es während der Behandlungsserie zweckmäßig, bei Widerstandsübungen der Extremitäten die Fläche zu vergrößern, den Widerstand zu erhöhen, so kann dieses mit Schwimmflossen an den Füßen oder mit in der Hand gehaltenen Brettchen geschehen. Der bewegte Körperteil verliert dadurch seine relativ stromlinienförmige Gestalt und setzt den Widerstandskräften des Wassers eine größere Fläche entgegen.

Der Reibungswiderstand des Wassers läßt sich über die Kräftigungseffekte hinaus auch im Sinne eines *Führungs- und Steuerungswiderstandes* bei gestörten Funktionsabläufen, zu *Koordinationsübungen* des gesamten Bewegungsapparates ausnutzen.

Zusätzliche mechanische Faktoren

Der Temperaturreiz auf die Haut, insbesondere seine Auswirkung auf die Hautgefäße wird durch zusätzliche mechanische Maßnahmen beeinflußt und variiert. Kräftige mechanische Reize, z. B. bei Abreibungen, Bürstungen, Strahlduschen oder Blitzgüssen mildern das Kälteempfinden, was bei Kaltanwendungen oft ausgenutzt wird. Dennoch begünstigen diese Reize die Gefäßreaktion und somit die Durchblutung der Haut. Ein starker *Applikationsdruck* kann jedoch bei Heißwasseranwendungen auch unerwünschte Folgen haben, indem nämlich der mechanische Reiz die Thermorezeptoren der Haut so irritiert, daß sie nicht rechtzeitig vor *Überhitzungsschäden* warnen. So können durchaus bei nicht ausreichend kontrollierter Heißwasseranwendung unter Druck durch die Summierung des thermischen und des mechanischen Reizes Hautschäden im Sinne einer Verbrennung I. oder II. Grades entstehen.

Selbstverständlich sind kräftige mechanische Reize bei einem druckempfindlichen Gefäßnetz, bei starken Krampfadern, bei Blutgerinnungsstörungen (Marcumar!), bei oberflächlichen Entzündungen und im Bereich frischer Narben zu vermeiden.

In der Hydrotherapie zeichnen sich besonders die Kneippschen Anwendungen dadurch aus, daß sie allein durch die thermischen Einflüsse wirken sollen, schon um eine einwandfreie Dosierung und einen nur auf den thermischen Faktor abgestimmten Reaktionsablauf zu gewährleisten. Bei solchen Verfahren wird man also darauf achten, zusätzliche mechanische Faktoren auszuschalten oder auf ein Minimum zu reduzieren. Das gilt auch für das Verhalten nach der jeweiligen Behandlung. So wird beispielsweise nach einem Kneippschen Guß die Haut nicht abgetrocknet, ein zusätzlicher mechanischer Reiz dadurch vermieden.

Vorwiegend bei der Behandlung muskulärer Verspannungen wird die tonusmindernde Wirkung der Wasserwärme und des Auftriebs unterstützt durch zusätzliche mechanische Einflußnahme, z. B. durch *Unterwasserdruckstrahlmassage*.

Zusätzliche chemische Faktoren

Im *Bademedium gelöste Substanzen* vermögen über die Haut, mit der sie in einen Stoffaustausch treten, den Organismus zu beeinflussen. Je nach der Art des Stoffes kann es dabei zu einem Durchdringen der Haut und zu einer Aufnahme in den Körper *(Resorption)*, zu einer Ablagerung von Substanz und Wasser in die Haut *(Deposition)*, auch zu einem *Herauslösen* von Stoffen aus der Haut kommen. Diese Vorgänge laufen im Bad häufig *nebeneinander* ab. Selbst *Wasser* kann in geringem Umfang aus dem Bad die Haut durchdringend in den Körper gelangen, während eines 20-minütigen Vollbades etwa 5-7 ml. Rund zehnmal besser wird *Schwefelwasserstoff* aus einem entsprechenden Bademedium durch die Haut resorbiert. *Kohlendioxid* und *ätherische Oele* gelangen sogar in etwa hundertmal größerer Menge durch die Haut hindurch in den Körper. In geringerem Umfang als Wasser durchdringen Jod, Salizylsäure, Natrium, Chlorid und Eisen die Haut. Auch wenn die Mengen dieser Stoffe, die aus dem Wasser in den Körper gelangen, zu gering sind, als daß von ihnen *Substitutionseffekte* ausgehen können, so hat man doch gesicherte Hinweise darauf, daß zumindest durch die Resorption ätherischer Oele *pharmako-dynamische Effekte* ausgelöst werden können.

Substanzen, welche die *Oberflächenspannung* des Wassers herabsetzen (Detergentien) können zu einer Veränderung der Stoffaufnahme aus dem Medium beitragen, zumeist in dem Sinne, daß sie die *Resorptionsmenge vergrößern*.

Auch Stoffe, die zunächst nur in der Haut deponiert sind, vermögen von dort aus noch durch die Haut hindurchzutreten und in die Blutbahn zu gelangen *(Nachresorption)*. Es wird angenommen, daß sie in der Haut eine Reihe komplizierter Stoffwechseländerungen anregen.

Das Herauswaschen von wasserlöslichen Stoffwechselprodukten aus der Haut geschieht überwiegend durch das Badewasser, doch läßt sich dieser Vorgang durch zugesetzte Substanzen, wie etwa Kochsalz im Badewasser, deutlich verstärken.

Diese unterschiedlichen chemischen Vorgänge an und in der Haut sowie die in den Körper aufgenommenen Substanzen lösen, selbst wenn zumeist Substitutionswirkungen verneint werden müssen, eine ganze Reihe komplizierter chemischer, oft stoffwechselbezogener Effekte aus, welche *vielschichtige Reaktionen* des Körpers bedingen. Das ergibt sich sowohl aus Einzelergebnissen neuzeitlicher Untersuchungen als auch aus der jahrtausendealten Erfahrung mit der heilsamen Anwendung natürlicher Heilwässer, desgleichen aus den Beobachtungen, die man bei der Anwendung von chemisch bereiteten medizinischen Badezusätzen gewinnen konnte.

2 Die physiologischen Wirkungen des Kälte- und Wärmereizes

Temperaturreize rufen im menschlichen Körper eine Reihe von Reaktionen hervor, deren Kenntnis für den Behandler von größter Wichtigkeit ist, ja deren sinnvolle Anwendung aus der Benutzung des Wassers überhaupt erst eine Therapie macht.

Körpertemperatur, Schweißbildung, Stoffwechsel

Unser Körper besitzt eine *Eigenwärme*, die durch Stoffwechselvorgänge erzeugt und durch physikalisch und chemisch wirkende Regulationseinrichtungen auf einem Niveau gehalten wird, das für alle lebenswichtigen Funktionen optimal abgestimmt ist. Droht dem Körper eine *Überwärmung von innen* (Fieber, verstärkte Wärmeproduktion durch Arbeit), so gibt er mehr Wärme an die Umgebung ab und beginnt schließlich zu schwitzen. Der Schweiß verdunstet auf der Haut und sorgt auf diese Weise für Abkühlung. Bei der Verdunstung von einem Liter Schweiß entsteht eine *Verdunstungskälte* – wir spüren sie deutlich, wenn wir schwitzen und von einem Luftzug getroffen werden – von fast 600 kcal; d. h., daß bei dem Verdunstungsvorgang eine große Wärmemenge vom Körper abgeführt wird.

Werden die Wärmeabstrahlung und die Schweißverdunstung behindert, werden also die natürlichen Regulationseinrichtungen lahmgelegt, steigt die Körpertemperatur an. Dasselbe spielt sich auch ab, wenn man dem Körper von außen Wärme in entsprechenden Graden zuleitet, wie das bei Überwärmungsbädern und anderen schweißtreibenden Prozeduren der Fall ist. Droht dem Körper hingegen eine *Unterkühlung*, so erhöht er die Wärmeproduktion durch Steigerung der Stoffwechselvorgänge, durch Muskelbewegungen (Kältezittern, Schüttelfrost), sowie durch Drosselung der Hautdurchblutung und sucht so den Ausgleich wieder herzustellen.

Die *Schweißbildung* ist aber nicht allein als temperaturregelnder Faktor von Bedeutung, sie spielt auch eine Rolle für die Körperausscheidungen; denn der Schweiß enthält außer fast 99% Wasser noch eine Reihe von gas- und wasserlöslichen Stoffen. Neben dem Kochsalz, das den Hauptanteil der mit dem Schweiß ausgeschiedenen Substanzen ausmacht, finden sich Harnstoff, Harnsäure, Milchsäure, Fettsäure und andere Bestandteile. Mit einem Liter Schweiß werden etwa 5 g Kochsalz und ebensoviel andere Stoffe ausgeschieden.

Kälte- und Wärmeeinwirkungen haben auch Einfluß auf den Stoffwechsel. Nach der van t'HOFFschen Regel erhöht sich der körpereigene *Energieumsatz* mit jedem Grad Anstieg der Körpertemperatur um 17%. Im großen und ganzen kann gesagt werden, daß *Kälte* einen Mehrverbrauch an Kalorien bedingt und von der Seite der *Bedarfssteigerung* anregend auf den Stoffwechsel wirkt; *Wärme* hingegen, besonders in denjenigen Wärmegraden, die zur Erhöhung der Körpertemperatur führen, steigert die *Verbrennungsvorgänge.*

Diese Vorgänge bleiben nicht ohne Einfluß auf die verschiedensten Organsysteme des Körpers.

Während länger dauernde *Überwärmungsmaßnahmen* zu einer gewissen Bluteindickung als Folge des Wasserverlustes durch Schwitzen führen, wird die ebenfalls bei starker Kältebelastung beobachtete Bluteindickung mit der vermehrten Abwanderung von Blutflüssigkeit in das Gewebe sowie mit einer gesteigerten Wasserausscheidung über die Nieren in Verbindung gebracht.

Bei ausgedehnten Heißanwendungen steigt – im Gegensatz zum Verhalten bei Kälteprozeduren – der Blutzuckerspiegel an, im Differentialblutbild wird eine auffällige Vermehrung der weißen Blutkörperchen auf Kosten der Lymphozyten beobachtet.

Thermische Faktoren nehmen auch Einfluß auf den Hormonhaushalt. Sie greifen insbesondere in das Regulationssystem Hypophyse – Nebenniere ein. So läßt sich die Aktivierung der Hirnanhangsdrüse durch Heißeinwirkungen aufgrund einer vermehrten Ausscheidung von Hormonabbauprodukten im Harn erkennen.

Die Freisetzung vasoaktiv wirkender Gewebshormone unter thermischen Einflüssen ist je nach Temperatur unterschiedlich. Während bei kalten Anwendungen vermehrt Noradrenalin und Histamin freigesetzt werden, findet man bei Heißprozeduren verstärkt das Auftreten von Acetylcholin und Adenylsäure.

Die schon lange vermutete Einflußnahme thermischer Verfahren auf das *Immunsystem* hat inzwischen eine Bestätigung erfahren. Wohl sind noch lange nicht alle Reaktionsabläufe in diesem Zusammenhang geklärt, doch konnte man für die Beeinflussung der Immunitätslage durch hydrotherapeutische Behandlungen inzwischen gesicherte Erkenntnisse gewinnen. Die signifikante Erhöhung spezifischer Bluteiweißkörper (u. a. IgM) wird als unspezifische Reizantwort des Immunsystems auf die hydrotherapeutischen Anwendungen interpretiert. Die im Verlauf einer Behandlung mit physikalischen Methoden beobachtete Veränderung der Zahl der B-Lymphozyten wird – neben dem gesteigerten Reaktionsverhalten des Gefäßsystems der Körperdecke – mit dem als »Abhärtung« bezeichneten Vorgang in Verbindung gebracht.

Früher wandte man kalte Tauchbäder unter anderem an, um den Stoffwechsel anzuregen. Da solche Bäder aber nur dann eine nach dem Bad einsetzende stoffwechselsteigernde Wirkung entfalten, wenn sie lange genug dauern, ist man wieder davon abgekommen. Die anhaltende Kältewirkung hat eben auch unerwünschte Folgen.

Zur Bekämpfung eines lebensbedrohlichen, durch Medikamente nicht beein-flußbaren Fieberanstiegs bei vorübergehender Störung des Temperaturregula-tionszentrums im Gehirn (z. B. bei fortgeschrittener Gefäßverkalkung) wer-den allerdings gelegentlich noch kalte Tauchbäder eingesetzt.

Heute wendet man eigentlich nur noch Überwärmungsverfahren und Schwitz-prozeduren an, um den Stoffwechsel zu fördern. Allerdings spielen sie auch dabei nur eine unterstützende Rolle neben der aktiven Bewegungstherapie und der Ernährungsumstellung.

Gefäßreaktionen

Am deutlichsten tritt das Wechselspiel zwischen Reizeinwirkung und Reizbe-antwortung an den Blutgefäßen in Erscheinung. Trifft ein Reiz (thermischer, mechanischer, chemischer o. a.) die Hautoberfläche, so wird er erstens von den Hautgefäßen beantwortet und zweitens auf nervösem Wege entfernteren oder tiefer gelegenen Gewebsschichten und Organen zugeleitet, wo er dann eben-falls – je nach Reizstärke – entsprechende Reaktionen hervorruft.

Ganz allgemein ist dabei zu beobachten, daß sich die Blutgefäße auf Wärme erweitern, damit das Blut wie ein Kühlstrom durch das von der Wärme »bedrohte« Gebiet fließen kann, und daß sie sich auf Kälte zusammenziehen und so gewissermaßen einen Schutzmantel nach außen hin bilden, der die Wärmeabgabe drosseln und ein rasches Eindringen der Kälte verhindern soll.

Neben diesem allgemeinen Verhalten kann man bei eingehender Beobachtung noch folgende Differenzierungen feststellen:

Auf *plötzlich* einwirkende *Hitze* reagiert das *gesunde Gefäßsystem* zunächst mit einer kurzdauernden Zusammenziehung, die oft von einem leichten Frösteln und von Gänsehautbildung begleitet ist. Dieser primären Gefäßkontraktion folgt sehr rasch eine sekundäre Erweiterung der Gefäße und dadurch bedingt eine vermehrte Durchblutung des Gewebes, die man als *reaktive Hyperämie* bezeichnet (Abb. 4). Die Gefäßerweiterung erstreckt sich auf die Kapillaren und auf die kleinsten Arterien und Venen. Darüber hinaus kommt es zu einer echten (aktiven) Kapillarisation, d. h. ruhende Kapillargebiete werden eröff-net. Äußerlich ist die reaktive Hyperämie an einer frischen, hellen Rötung der Haut zu erkennen. Der Gefäßtonus bleibt trotz Gefäßdilatation erhalten.

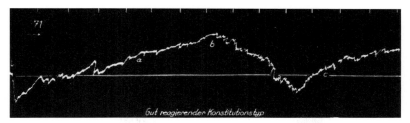

Abb. 4: Plethysmogramm bei guter Gefäßreaktion: Primäre Verkleinerung des Armvolumens, d. h. Gefäßkontraktion. Anschließend Vergrößerung des Armvolumens, d. h. reaktive Hyperämie der peripheren kapillaren und großen Gefäße (nach LAMPERT). Unterarmguß 43° C 10′ a=a Wärmegefühl, b = Abkühlung, c = Prickeln im begossenen Arm.

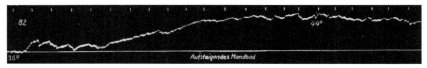

Abb. 5: Plethysmogramm bei aufsteigendem Handbad. Beginn mit einer Wassertemperatur von 35–36° C, langsam steigend bis 44° C (nach LAMPERT).

Erfolgt die Wärmeeinwirkung nicht plötzlich, sondern *allmählich-einschleichend* so bleibt die primäre Gefäßkontraktion aus und es kommt sofort zu einer Erweiterung der Blutgefäße (Abb. 5). Wirkt die Wärme längere Zeit auf die Gefäße ein, so läßt der Gefäßtonus nach. Es kommt dann auf der Basis der Gefäßerschlaffung zu einer starken Hyperämie und zu einer entsprechenden Volumenzunahme des erwärmten Körperteils. Als weitere Folge der langen Wärmeeinwirkung sinkt auch die Erregbarkeit der motorischen Nerven und der Muskelfasern. Doch kann durch anschließende kalte Güsse oder ähnliche Maßnahmen der Tonusverlust der Gefäße und der Erregbarkeitsabfall der Nerven und Muskeln bis zu einem gewissen Grade wieder ausgeglichen werden. Deshalb wäscht man beispielsweise den Patienten nach einem schweißtreibenden Wickel kurz kalt ab oder führt nach einem Saunagang eine rasche Abkühlung im kalten Tauchbecken, an kalter Luft oder unter der Schwallbrause durch.

Plötzliche, kurzdauernde *Kälteanwendungen* lösen praktisch die gleichen Gefäßreaktionen aus wie plötzliche kurze Wärmemaßnahmen. Auch hier kommt es zunächst zu einer kurzdauernden, primären Gefäßkontraktion, die von einer Kälteempfindung begleitet ist. Darauf erfolgt sekundär die Gefäßerweiterung und die reaktive Hyperämie, deren Eintritt durch ein Nachlassen der Kälteempfindung, manchmal sogar durch ein gewisses Wärmegefühl gekennzeichnet ist. Die Gefäßkontraktion auf Kälteanwendungen ist jedoch kräftiger und hält etwas länger an als die Wärmemaßnahmen (Abb. 6).

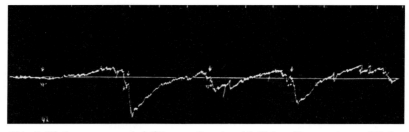

Abb. 6: Plethysmogramm bei Güssen mit unterschiedlichen Temperaturen. 10' dauernde Unterarmgüsse von 43°, 45° und 7°C. Je weiter sich die Temperatur vom Indifferenzpunkt der Haut (34°) entfernt, desto intensiver die Reaktion (nach LAMPERT).

Läßt man die Kälte noch längere Zeit auf den Körper einwirken, so ziehen sich die Gefäße wieder zusammen, die Haut verfärbt sich bläulich und die relative Wärmeempfindung, die mit der reaktiven Hyperämie gemeinsam aufgetreten war, weicht einem erneuten Kältegefühl. Diesen Vorgang hat man als »Zweiten Frost« bezeichnet. *Sehr lange* anhaltende Kälteeinwirkung ruft einen Gefäßkrampf hervor, als dessen sichtbare Folgeerscheinung (z. B. an den Fingern und an den Zehen) eine wächserne Blässe (Leichenblässe) sichtbar werden kann.

Konsensuelle Reaktionen

Die vasomotorischen Reaktionen bleiben nicht auf die Gefäße am Ort der Temperatureinwirkungen beschränkt, sie breiten sich vielmehr auf die gesamte Körperoberfläche aus. Auch die Gefäße der nichtbehandelten Seite reagieren gleichsinnig mit denen der behandelten. Man kann also z. B. die Blutgefäße des *linken* Unterarmes oder der Beine zur Erweiterung bringen, indem man den *rechten* Unterarm badet (Abb. 7). Dieser Vorgang, den man als *konsensuelle Reaktion* bezeichnet, läßt sich mit dem Kapillarmikroskop und durch thermoelektrische Messungen nachweisen. Die Gefäße der nichtgebadeten Extremität reagieren demnach im »gleichen Sinne«, womit aber nicht gesagt ist, daß sie in der gleichen Stärke reagieren.

Praktisch hat wohl jeder die konsensuelle Reaktion am eigenen Körper bereits kennengelernt, wenn er bei naßkaltem Wetter kalte Füße bekam und dann spürte, wie sich die Kälte über den ganzen Körper ausbreitete. Und umgekehrt empfand er beim anschließenden heißen Fußbad das sich über den ganzen Körper ausdehnende Wärmegefühl sicher als angenehme Auswirkung der konsensuellen Reaktion.

Bei *örtlichen* Kälte- und Wärmeanwendungen reagieren aber auch die Gefäße innerer Organe *gleichsinnig* zu den Hautgefäßen. Während man früher der Ansicht war, daß die Temperaturen ausschließlich durch Leitung von der Oberfläche her in die Tiefe dringen, ist man heute der Auffassung, daß sich die

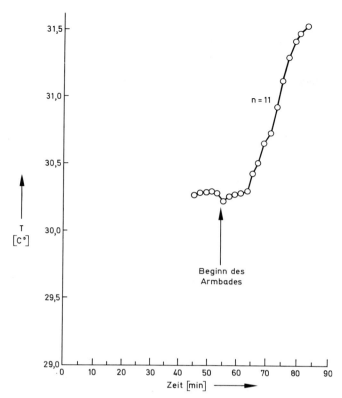

Abb. 7: Die Hauttemperatur am Fuß stellt sich bei Patienten mit arterieller Verschlußkrankheit nach längerer Lagerung auf ein Niveau (30,3° C) ein, steigt aber wenige Minuten nach Beginn eines temperaturansteigenden Armbades (RATSCHOWsches Fernteilbad) deutlich an als Zeichen der Steigerung der Fußdurchblutung (nach JUNGMANN und Mitarb. 1975).

thermischen Reize vorwiegend auf nervös-reflektorischem Wege fortpflanzen. Für diese Auffassung spricht die Sekundenschnelle, mit der die Tiefenwirkung zustande kommt.

Dem einfachen Eindringen der Temperaturen durch Leitung stehen ja auch die Haut und das Unterhautzellgewebe im Wege, die als schlechte Wärmeleiter eher isolierend wirken.

Der Ausbreitungsweg über die nervösen Reflexbahnen (cuti-viscerale Reflexe) ermöglicht die Beeinflussung tief gelegener Gewebe und innerer Organe durch die Behandlung der ihnen segmental zugeordneten Hautbezirke, wie es z. B. von der Bindegewebsmassage und anderen ähnlich auf reflektorischem Wege wirkenden Behandlungsmethoden her bekannt ist. So kann man beispielsweise durch Kälte- oder Wärmebehandlung der Hautgebiete vom Nabel abwärts die

Becken und Unterleibsorgane, die Keimdrüsen, die Nieren und die Harnblase beeinflussen oder über die Segmente zwischen dem VII. Brustwirbel und dem Darmbeinkamm die Därme, die Leber, die Galle, den Magen, die Milz und die Bauchspeicheldrüse erreichen. Weiterhin besteht die Möglichkeit, über die Haut des Oberkörpers und der Arme das Herz und die Lunge, über die Nacken- und Gesichtshaut die Nasenschleimhaut und die Nasennebenhöhlen zu behandeln.

Ganz anders als bei den *örtlichen* Maßnahmen, bei denen ein gleichsinniges Verhalten der oberflächlichen und der tiefen Gefäße zu beobachten ist, verhält sich das Gefäßspiel bei Maßnahmen, die mehr den *ganzen* Körper erfassen, wie das z. B. bei einem warmen Vollbad der Fall ist.

Infolge der gleichmäßigen Erwärmung der gesamten Hautoberfläche erweitern sich auch alle oberflächlichen Gefäße gleichmäßig; das bedeutet: es fließt mehr Blut zur Körperschale hin. Da aber der Körper nur über eine bestimmte Blutmenge verfügt, muß es zwangsläufig zu einer Verschiebung von Blut aus der Tiefe an die Oberfläche kommen. Je stärker und je anhaltender die Erwärmung der Oberfläche ist, desto mehr Blut muß den inneren Organen und den großen Blutspeichern im Körper entzogen werden. Die Gefäße der Tiefe, z. B. im Splanchnicusgebiet, in den Nieren und in der Muskulatur werden kompensatorisch geringer durchblutet. Unterbleibt diese Gefäßkontraktion im Körperinnern, so kann es zu einem gefährlichen Absinken des Blutdrucks und zum Kollaps kommen.

Umgekehrt ist es bei allgemeinen Kältemaßnahmen, bei denen sich die Gefäße der Oberfläche zusammenziehen und die in den Kompensationsgebieten erweitern, um die von der Haut abdrängende Blutmenge aufzunehmen (Dastre-Moratsche Regel).

Hauffe fand in einer großen Untersuchungsreihe gesetzmäßige Zusammenhänge zwischen der Hautdurchblutung und der Durchblutung innerer Organe. Er nutzte aufgrund seiner Untersuchungen diese Wechselbeziehungen gezielt zur therapeutischen Einflußnahme über die Haut auf die Funktion innerer Organe aus – bevorzugt durch die mit seinem Namen verbundenen temperaturvariierten Teilbäder.

Diese Erkenntnisse sind aber auch deshalb für die Praxis von großer Bedeutung, weil sie lehren, daß durch geeignete Maßnahmen große Blutmengen von dem einen Gebiet sowohl auf das andere umgeleitet werden können, als auch eine Be- oder Entlastung einzelner Kreislaufbezirke, gegebenenfalls sogar des Gesamtkreislaufs herbeigeführt werden kann.

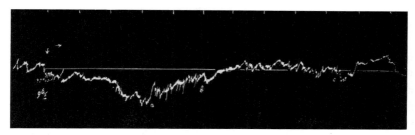

Abb. 8: Plethysmogramm eines Kranken mit diabetischer Gangrän. Der gleiche Versuch wie bei Abb. 4 ergibt eine krampfhafte Zusammenziehung der Gefäße (paradoxe Reaktion), die allmählich nachläßt, der aber keine reaktive Hyperämie folgt (nach Lampert).

Paradoxe Gefäßreaktion

Kranke, organisch veränderte Blutgefäße, insbesondere solche, die ihre Elastizität eingebüßt haben, reagieren ganz anders auf thermische Einwirkungen als gesunde Gefäße. Trifft solche Gefäße ein *plötzlicher, intensiver* Kälte- oder Wärmereiz, so ziehen sie sich zwar zusammen, aber sie erweitern sich nicht sekundär! Im Gegenteil: Sie geraten in einen krampfartigen Zustand, der sich erst ganz allmählich wieder löst (Abb. 8). Besonders ungünstig wirken sich auf derartige Gefäße intensive *wechselwarme* Maßnahmen aus. Und das ist durchaus verständlich, denn schon auf den Wärmereiz allein folgt – wie oben gesagt – eine langdauernde, krampfartige Kontraktion ohne reaktive Gefäßerweiterung. Setzt nun – wie es bei Wechselbädern der Fall ist – unmittelbar danach der Kältereiz ein, der bereits auf gesunde Gefäße stärker kontraktionsauslösend wirkt, so kann dadurch ein schwerer anhaltender Gefäßkrampf mit anschließendem Gewebsbrand (Gangrän) ausgelöst werden. Bei allen diabetischen, arteriosklerotischen und angiospastischen Erkrankungen sind demnach plötzliche, brüske Wärme- und Kälteanwendungen sowie wechselwarme Maßnahmen zu unterlassen! Hingegen sind allmählich temperaturansteigende, mäßig warme Teilbäder nach Schweninger-Hauffe bei diesen Leiden angezeigt, weil bei ihnen die primäre Gefäßkonstriktion ausbleibt. Besteht auf einer Seite bereits eine Gangrän, so kann man auf dem Wege der konsensuellen Gefäßreaktion die gangränöse Gliedmaße behandeln, d. h. man badet die nicht befallene Extremität im ansteigenden Teilbad.

Herztätigkeit und Blutdruck

Je nachdem, ob sich die Blutgefäße weiter oder enger stellen, ob mehr Blut aus den zentralen Gefäßbereichen in die Peripherie oder von dort zurückgeleitet wird, ändern sich Strömungsgeschwindigkeit und Widerstand im Gefäßnetz. Diese Schwankungen erfordern neben einem schnell reagierenden Kreislauf ein funktionstüchtiges Herz, das sich den wechselnden Verhältnissen rasch anpassen kann, indem es Schlagzahl und Schlagvolumen nach Bedarf ändert. *Örtliche Wärmeeinwirkungen* beeinflussen die Schlagzahl des Herzens kaum. *Örtliche Kältemaßnahmen* wirken beruhigend und verlangsamend auf die Herztätigkeit, besonders dann, wenn sie direkt auf die Herzgegend appliziert werden. Deshalb wendet man sie auch bei der vorwiegend nervös gesteuerten Herzbeschleunigung und bei Erregungszuständen in Form von kalten Umschlägen oder Kompressen, Eisbeuteln oder Kühlschläuchen an. Auch kalte Übergießungen der Arme, Abkühlung des Nackens und der Halsschlag-adergegend wirken in ähnlicher Weise. Sie sollen jedoch unterbleiben bei Erkrankungen der Herzkranzgefäße, da erfahrungsgemäß kalte Anwendungen im Bereich des linken oberen Körperquadranten einen Angina pectoris-Anfall auslösen können.

Allgemeine Wärmeeinwirkungen, wie heiße Vollbäder, Dampfbäder u. ä., beschleunigen den Puls um so mehr, je wärmer sie sind und je länger sie dauern. *Allgemeine Kältemaßnahmen*, wie z. B. kühle Vollbäder beruhigen und ver-langsamen die Herztätigkeit.

Größere Körpergebiete umfassende heiße oder sehr warme Bäder stellen ebenso wie sehr kalte Bäder große Anforderungen an die *Herzleistung*. Kran-ken mit *Herzmuskelschwäche* wird man daher solche Bäder nicht zumuten. Für sie sind mäßig warme und mäßig kalte Bäder geeignet. Jedoch soll man sich in jedem Falle erst davon überzeugen, ob diese Kranken überhaupt ein Vollbad – d. h. die durch den hydrostatischen Druck bedingte Herzbelastung – vertragen. Sollte die Belastung durch ein *Vollbad* zu groß sein, so kann man eventuell an Stelle der Vollbäder *Halb-* oder *Dreiviertelbäder* anwenden (vergl. S. 21).

Der *Blutdruck* verhält sich bei den verschiedenen Wärmegraden recht unter-schiedlich. In mild-warmen Bädern sinkt vor allem der *diastolische* Druck ab, was hauptsächlich auf die Gefäßerweiterung in der Peripherie und der damit zusammenhängenden Minderung des Kreislaufwiderstandes sowie der Strö-mungsgeschwindigkeit zurückzuführen ist. In heißen Bädern steigt der *systoli-sche* Druck kräftig, der *diastolische* mäßig an und in kalten Bädern ist mit einem Anstieg *beider* Werte zu rechnen. Allerdings hängt das Verhalten des Blut-drucks in hohem Maße von konstitutionellen und konditionellen Vorausset-zungen ab. Die verschiedenen Reaktionstypen und die jeweilige vegetative Reaktionslage des Kranken spielen dabei eine wichtige Rolle. Ganz allgemein wird man Hochdruckkranken keine Bäder zumuten, die einen weiteren Anstieg des Blutdrucks bewirken und andererseits wird man labilen, hypoto-nen Menschen keine Bäder mit ausgesprochen blutdrucksenkender Wirkung verabreichen.

Atmung

Thermisch indifferente, körperwarme Bäder bedingen nur eine unerhebliche Beeinflussung der Atmung. Steigt beispielsweise jemand aber zum ersten Male in ein kaltes Flußbad, so wird er zunächst zu einer vertieften Inspiration angeregt. Der Kältereiz wird über die Rezeptoren der Haut auf dem Nervenwege dem *Atemzentrum* übermittelt. Das daraus resultierende Einatmungsbedürfnis wird um so größer, je tiefer er in das Wasser steigt. Taucht er dann bis zum Halse unter, so setzen lange und tiefe Atemzüge ein, das Atemminutenvolumen steigt an, die Sauerstoffaufnahme ist überschießend und erst allmählich normalisieren sich Atemtiefe und Atemfrequenz, bis eventuell durch das kältebedingte Muskelzittern der Sauerstoffverbrauch und das Atemminutenvolumen wieder zunehmen. Manchmal ist die Wirkung noch deutlicher zu beobachten bei der Verabreichung eines kalten Gusses, z. B. eines KNEIPP-schen Rückengusses: nach einem tiefen Atemzug »stockt der Atem« auf der Höhe der Einatmung einen Augenblick. Dann folgt eine lange Ausatmung, der sich weitere tiefe Atemzüge anschließen.

Warme bis *heiße* Maßnahmen wirken bei kürzerer Anwendungsdauer ebenfalls fördernd auf die Atemtiefe. Bei längerer Dauer werden die Atemzüge wieder kürzer und oberflächlicher, die Frequenz wird schneller.

Im Verlauf von heißen Bädern oder Überwärmungsmaßnahmen kann es durch eine über den Sauerstoffbedarf hinausgehende *Ventilationssteigerung* zum Auftreten einer Hyperventilationstetanie kommen. Zum rechtzeitigen Erkennen – falls eine solche Störung droht – ist die regelmäßige Beobachtung des Patienten erforderlich.

Neuere Untersuchungen haben gezeigt, daß die *Sofortreaktionen* des Atmungssystems auf thermische Reize von konstitutionellen, tagesperiodischen und altersabhängigen Einflüssen sowie der Ausgangslage vor der Reizsetzung mitgeprägt werden. Diese Kenntnis bleibt nicht ohne Auswirkung auf die Dosierung, wenn es sich darum handelt, Atemfunktionsstörungen durch entsprechende Reize therapeutisch zu beeinflussen.

Bauchorgane

Bei *normal* funktionierendem Magen-Darm-Trakt bewirkt örtliche Wärme eine Anregung der Tätigkeit. *Krankhaft gesteigerte* Peristaltik jedoch wird durch *Wärme* gedämpft. Bei kolikartigen Zuständen und Spasmen der Bauchorgane wirkt Wärme beruhigend, krampflösend und schmerzlindernd. *Kältemaßnahmen* setzen den Tonus und die peristaltischen Bewegungen der Magen-

Darm-Muskulatur herab. Es ist bekannt, daß eine gewisse Mindestreizstärke erforderlich ist, um im Magen-Darm-Kanal motorische und sekretorische Funktionen auszulösen, und daß *nicht jeder* Reiz, der als warm oder kalt empfunden wird, bereits die Funktionen beeinflußt.

Auf die Durchblutung der *Nieren* wirken allgemeine und örtliche *Wärmemaßnahmen* anregend. Milde Wärme, über längere Zeit angewandt, fördert die Harnausscheidung, wie besonders bei Vollbädern von 36 bis 37 °C beobachtet werden kann. Es ist allerdings zu bedenken, daß bereits der hydrostatische Druck bei einem Vollbade schon eine vermehrte Harnabsonderung bewirken kann (vergl. S. 22). Hohe Wärmegrade, die zu einer starken Schweißbildung führen, vermögen die Harnausscheidung beachtlich zu vermindern, weil hierbei durch die Haut eine größere Wassermenge abgegeben wird. Kurzdauernde *Kältemaßnahmen* (kalte Tauchbäder) regen zwar ebenfalls die Harnproduktion an, haben aber therapeutisch nicht die Bedeutung wie Wärmeanwendungen.

Nervensysteme und Muskulatur

Das Nervensystem hat beim Zustandekommen der Gefäß- und Organreaktionen auf thermische Reize eine wichtige Mittlerrolle. Selbstverständlich wird das System, welches die Reize weiterleitet und die Reaktionen vermittelt, durch die gleichen Einwirkungen selbst ebenfalls therapeutisch angesprochen. So steigt die Nervenleitgeschwindigkeit unter Wärmeeinfluß deutlich an, während Kälteeinwirkung sie meßbar zu verringern vermag.

Ganz allgemein ist davon auszugehen, daß *Kältereize* vorwiegend auf den *Sympathicus, Wärmereize* hingegen auf den *Vagus* erregend wirken. Allerdings sind diese Wirkungen individuellen Schwankungen unterworfen. Überdies werden hohen Wärmegraden wiederum stärkere sympathikotone Effekte zugeschrieben.

Lauwarme bis indifferente, auch *länger dauernde mild-warme Anwendungen*, z. B. Vollbäder, wirken schlaffördernd, allgemein beruhigend und entspannend. Sie setzen Tonus und Erregbarkeit herab und werden deshalb gern bei *Nervosität* und leichten *Erregungszuständen* angewandt. Ebenfalls schaffen sie günstige Voraussetzungen für eine *nachfolgende Übungsbehandlung oder Massage* verspannter Muskulatur. Die myotonolytische Wirkung ist bei *kräftiger*, anhaltender, überwiegend lokal applizierter Wärme, z. B. durch Moor- oder Fangopackungen, noch ausgeprägter.

Auf die *sensiblen Nerven* wirken milde Wärmemaßnahmen *erregbarkeitsdämpfend* und, vorwiegend bei muskulären Schmerzen oder bei chronisch entzündlichen Veränderungen, *schmerzlindernd. Hohe Wärmegrade* dagegen bewirken bei neuritischen Schmerzen zumeist das *Gegenteil* und sind deshalb bei vielen akuten oder aktivierten entzündlichen, schmerzhaften Veränderungen nicht angezeigt.

Stärker ausgeprägt ist die schmerzlindernde Einflußnahme der *Kryotherapie*. Während *kurzfristige Kälteeinwirkung* durch Überlastung der zentralen Schmerzrezeptoren vermutlich im Sinne eines Verdeckungseffektes schmerzlindernd wirksam wird, erklärt man die Schmerzlinderung durch *mehrminütige Kaltanwendung* über eine Blockierung der peripheren Rezeptoren infolge der Temperaturerniedrigung.

Kurzfristige kräftige Kältereize sind allgemein anregend und erfrischend. Sie steigern die Erregbarkeit der motorischen Nerven und erhöhen den Tonus der Skelettmuskulatur.

Ist die *Kälteeinwirkung länger* dauernd (etwa über 30 Sekunden hinaus), so führt sie reflektorisch zu einer vorübergehenden Muskeltonusminderung. Soll dieser Zustand ausgedehnt werden, bedient man sich lokaler Kälteapplikation von etwa 10 bis 30 Minuten Dauer, etwa in Form eines temperaturabsteigenden, letztendlich kalten Teilbades oder durch Maßnahmen der Kryotherapie (s. S. 205 ff.). Die zu einer anhaltenden Tonusminderung der Skelettmuskulatur führende örtliche Kältelangzeitanwendung hat sich in Verbindung mit der *Bewegungsbehandlung spastischer Innervationsstörungen* mehr und mehr durchgesetzt.

Wendet man thermische Reize über längere Zeit kurmäßig oder in regelmäßiger Wiederholung an, so erreicht man damit eine allmähliche *Umstimmung* der vegetativen Reaktionslage: *es kommt zu einer funktionellen Anpassung durch Gewöhnung an den Reiz.* Auf dieser Grundlage beruhen auch die allgemeine Abhärtung und die Erhöhung der Widerstandskraft des Organismus. Hat sich der Körper an einen Reiz gewöhnt, so wird dessen Wirkung schwächer! Daraus geht hervor, daß man einen Reiz nicht endlos fortsetzen soll, sondern daß man entweder eine *Reizpause* eintreten lassen oder, falls man die Behandlung fortzusetzen gedenkt, einen *Reizwechsel* vornehmen muß.

Des öfteren wird auch die günstige Wirkung hydrotherapeutischer Anwendungen auf die *psychische* Stimmungslage betont. Diese Beobachtungen hängen wohl in erster Linie mit der tiefgreifenden allgemeinen Beeinflussung des Organismus zusammen, denn wenn die Blutzirkulation und der Blutdruck günstig verändert werden, wenn der Stoffwechsel eine Entlastung erfährt, wenn eine allgemeine Abhärtung, Erfrischung und Leistungssteigerung, auch eine Respektierung der inneren Ordnungskräfte zustande kommt, so bleiben diese Wirkungen nicht ohne Einfluß auf die seelische Grundhaltung.

Reaktionstypen, Reaktionslage, Reizstärke

Insbesondere bei hydrotherapeutischen Maßnahmen, aber auch bei anderen physikalischen Anwendungen, fällt immer wieder auf, daß nicht alle Menschen gleich reagieren, sondern daß sie zum Teil recht beachtliche Unterschiede in der Reaktionsstärke und in der Reaktionsgeschwindigkeit erkennen lassen. Robuste Personen reagieren anders als schwächliche und labile, junge anders als alte, kranke und genesende anders als gesunde.

Die unterschiedliche Art, in der die Reaktionen bei den einzelnen Menschen ablaufen können, erfordert seitens des Behandlers größte Aufmerksamkeit, damit keine Fehlreaktionen am Kranken ausgelöst werden.

Man hat die Reaktionsabläufe bei den verschiedenen Menschen lange beobachtet und versucht, auf dem Erfahrungswege eine ordnende Übersicht über die *Reaktionstypen* herauszufinden. Dabei stieß man auf zwei gegensätzlich reagierende *Grundtypen*, die eng mit der Konstitution des Individuums verbunden sind. So kann man der Konstitution nach zwischen *Wärmesatten* und *Wärmehungrigen* unterscheiden. Manche Autoren bezeichnen den Wärmesatten auch als *wärmeempfindlichen*, den Wärmehungrigen als *wärmebedürftigen* Konstitutionstyp.

Wärmesatte sind äußerlich an ihrer gut durchbluteten Haut kenntlich, die sich meistens warm anfühlt. Sie haben einen dauernden Wärmeüberschuß. Ihnen ist es daher meistens »zu warm«. Auf hydrotherapeutische Maßnahmen reagieren sie rasch und deutlich, vertragen aber intensive Wärmeanwendungen schlechter als die Wärmehungrigen: sie sind eben »wärmeempfindlicher«.

Die Wärmehungrigen haben ein dauerndes Wärmedefizit, sie neigen zur Hautblässe und zu kalten Gliedmaßen. Sie frösteln leicht und bevorzugen warme Kleidung sowie Wärmemaßnahmen überhaupt, kurz: sie sind »wärmebedürftiger«. Auf hydrotherapeutische Maßnahmen reagieren sie träger und weniger deutlich als die Wärmesatten.

Der Wärmehungrige entspricht etwa dem A-Typ der LAMPERTschen Reaktionstypenlehre, der als *asthenisch*, vegetativ labil, vorwiegend vagoton reagierend und zur Hypotonie neigend angegeben wird.

Der Wärmesatte hingegen entspricht dem B-Typ LAMPERTS, der zur Blutfülle und zur Hypertonie neigend beschrieben wird und dessen Körperbau mehr *pyknisch* ist. Er verträgt gut drastische Kaltanwendungen und wechselwarme Maßnahmen (Abb. 9).

Man trifft allerdings diese Reaktionstypen nicht immer in der Reinform an. Oftmals sieht man mehr oder weniger deutlich ausgeprägte Mischbilder, bei denen das eine oder das andere Merkmal vorherrschend ist. So steigt z. B. mit zunehmendem Alter das Wärmebedürfnis meistens an. Nach eingreifenden

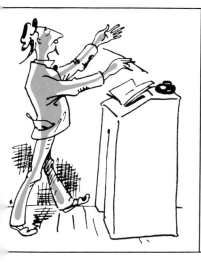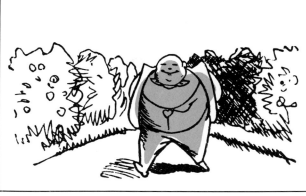

Abb. 9: Konstitutionstypen: li: Astheniker, re: Pykniker (Wilhelm Busch: Dichter Bählamm und Tobias Knopp).
Dunkel getönt angedeutet der Körperkern. Zwischen Körperbau und Thermoregulation bestehen enge Beziehungen:
Der *Astheniker* weist im Verhältnis zu seinem geringen Körperkern eine relativ große Oberfläche auf. Dadurch geringe Ausnutzung der Eigenwärme, relativ starke Wärmeabgabe. Der Astheniker friert leicht, verträgt Heißanwendungen gut.
Der *Pykniker* besitzt bei relativ großem Körperkern eine kleine Oberfläche. Die geringe Austauschfläche erschwert die Wärmeabgabe. Der Pykniker schwitzt leicht, er verträgt gut Kaltanwendungen.

Operationen, schweren Krankheiten, Hirntraumen usw. nimmt das Wärmebedürfnis ebenso zu wie die Wärmeempfindlichkeit auf höhere Temperaturen. Vor allem vertragen solche Patienten keine intensiven Wärmemaßnahmen, die sich über größere Hautgebiete oder gar über den ganzen Körper erstrecken und die über längere Zeit einwirken. Wesentlich besser reagieren sie auf milde Teilanwendungen.

Aber auch bei der gleichen Person kann die Reaktionslage von einer Behandlung zur nächsten, in wenigen Tagen folgenden Anwendung, eine wesentliche Änderung erfahren, etwa durch einen zwischenzeitlich aufkommenden Infekt, durch Übermüdung oder durch andere das Reaktionsverhalten belastende Faktoren. Dann kann eine anfangs gut vertragene Therapieform eventuell unerwünschte Reaktionen auslösen.

Bei Überarbeitung, auch bei reduziertem Ernährungs- und Allgemeinzustand ist eine vorsichtige Dosierung mit hydrotherapeutischen Maßnahmen ebenso angezeigt wie bei Kreislaufschwäche, im vorgeschrittenen Alter, nach Alkoholmißbrauch usw. Dabei ist bezüglich der Dosierung stets von der im Augenblick der Anwendung bestehenden *aktuellen Reaktionslage* auszugehen. In gewissem Umfang spielt aber auch die *Gewohnheit* eine Rolle und es kann jemand, der an kalte Waschungen, wechselwarme Duschen und dergleichen gewöhnt ist, solche Prozeduren besser vertragen als derjenige, der in diesen Dingen ungeübt ist.

Durch lange Gewöhnung kann sogar die Indifferenzzone individuell nach oben oder unten verschoben werden. Man tut daher stets gut daran, den Kranken zu befragen, was er als warm oder als kalt empfindet.

Anders verhält es sich in denjenigen Fällen, bei denen aufgrund eines Nervenleidens oder einer Nervenverletzung die Temperaturempfindung gestört ist. Solche Kranke haben oft Mißempfindungen und können nicht einwandfrei angeben, ob ihnen das Wasser zu warm oder zu kalt ist. Sie sind bei Heißanwendungen stets gefährdet (z. B. Brandblasen).

Eine *veränderte Reaktionslage* findet man ebenfalls bei organischen Gefäßerkrankungen. Brüske Kälte- und Wärmeanwendungen, insbesondere Wechselbäder sind hierbei zu vermeiden (s. S. 35), hingegen können langsam ansteigende Teilmaßnahmen verabfolgt werden.

Akute, heftige *Entzündungen*, etwa bei einer Neuritis oder Arthritis reagieren ausgesprochen schlecht auf intensive Heißmaßnahmen, besser auf milde Wärmeanwendungen. Die Entzündungszeichen werden gewöhnlich am nachhaltigsten durch länger einwirkende Kälteapplikation zurückgedrängt.

Neben dem Reaktionstyp und der jeweiligen Reaktionslage ist für den Ablauf der Reizbeantwortung die *Reizstärke* von größter Bedeutung. Während die beiden ersten Faktoren etwas Gegebenes sind, ist die Reizstärke etwas nach Bedarf Variables, etwas Dosierbares. Will man die Reizstärke bemessen, so muß man wissen, aus welchen Einzelfaktoren sie sich zusammensetzt. Die *Stärke* des *Reizes* ergibt sich aus der Höhe der Temperatur, genauer gesagt: aus dem gradmäßigen Abstand derselben von der Indifferenztemperatur nach oben oder unten auf der Meßskala, aus der *Einwirkungsdauer* und aus der *Größe* der zu behandelnden *Hautfläche*. Unter Berücksichtigung des temperaturtragenden Mediums vermag man also die Reizstärke zu erhöhen oder abzuschwächen, indem man diese Faktoren zugleich oder unabhängig voneinander verändert. So kann man z. B. einen brüsken Temperaturreiz mildern, indem man ihn nur kurze Zeit einwirken läßt und nur eine kleine Hautfläche damit behandelt. Man kann einen solchen Reiz wiederum allmählich steigern, indem man von Mal zu Mal ein größeres Hautgebiet behandelt oder die Behandlungszeit verlängert. Am deutlichsten wird die Differenzierung der einzelnen Reizkomponenten bei den KNEIPPschen Güssen. Für die Dosierung der Reizstärke und für die durch sie ausgelösten Wirkungen gilt unter Berücksichtigung des Tagesablaufs und der vegetativen Reaktionslage allgemein:

Kurze kalte Anwendungen wirken erfrischend und anregend. Mild-warme oder indifferente Bäder wirken beruhigend und schlaffördernd. Langdauernde sehr warme bis heiße Bäder hingegen verursachen Unruhe und Schlafstörungen, besonders, wenn sie abends genommen werden. Ferner kann es dadurch zum Nachschwitzen, zur Pulsbeschleunigung und zu herzbezogenen Beschwerden kommen und diese Störungen können die ganze Nacht über anhalten. Der kritische Wendepunkt, bei dem sich die schlaffördernde und beruhigende Wirkung mild-warmer Bäder in die erregende, schlafstörende umwandelt, liegt bei 38 (39)° C, wobei natürlich Reaktionstyp und Reaktionslage mit ausschlaggebend sind. Auf die sensiblen Nerven wirken die höheren Temperaturen häufig schmerzsteigernd, während mildere Wärmegrade, auch kühle und kalte Maßnahmen schmerzlindernd und beruhigend sind.

3 Anforderungen an die Gestaltung der Behandlungsräume

Räume

Die Räume, in denen Wasseranwendungen gegeben werden, müssen ausreichend erwärmt sein und eine *Lufttemperatur* von mindestens 24° C, im Bereich von Bewegungs- und Therapiebecken sogar bis 34° C aufweisen. Sie sollen gut zu belüften sein, doch darf während des Badebetriebes keinerlei Luftzug spürbar werden. Zweckmäßigerweise wird eine Be- und Entlüftungsanlage vorgesehen.

Die Räume insgesamt, aber auch die in ihnen vorhandenen Einzelkabinen, müssen gut beleuchtet sein. Dazu dienen in erster Linie ausreichend dimensionierte Fenster. Bei zusätzlichen *Lichtquellen* muß auf blendungsfreie Installation geachtet werden. Leuchtröhren sollten in Warmtonausführung verwendet werden. Eine gute, nicht zu grelle Beleuchtung fördert besonders bei nervösen Personen die angestrebte Entspannung im Bade. Für Maßnahmen, bei denen eine Beobachtung der unter der Behandlung auftretenden Gefäßreaktionen erforderlich ist, wie z. B. bei KNEIPPschen Güssen, sind besonders gut ausgeleuchtete Bereiche vorzusehen.

Die *Böden* der Räume, in denen Bäder und hydrotherapeutische Anwendungen abgegeben werden, sollen mit einem *rutschhemmenden Fliesenbelag* versehen sein, der leicht zu reinigen ist und damit den hygienischen Anforderungen entspricht. Eine ausreichende *Bodenentwässerung* ist unerläßlich, damit überfließendes Wasser sofort ablaufen kann. Außerdem wird durch eine einwandfreie Bodenentwässerung die Säuberung des Raumes erleichtert.

Bei einer (stets anzustrebenden) Trennung der verschiedenen Räume einer Bäderabteilung in Stiefel- und Barfußbereiche, sind zusätzliche *Bodenbeläge* meist entbehrlich. Lediglich dort, wo der Patient während der Behandlung im abfließenden Wasser stehen würde, sind entsprechende Auflagen angezeigt. Dabei wird man heute auf die früher üblichen, vom hygienischen Standpunkt aus bedenklichen Holzlattenroste verzichten. Es stehen *Kunststofflattenroste* mit rutschhemmender Oberfläche in verschiedenen Ausführungen zur Verfügung. Allerdings ist auch bei diesen eine sorgfältige Reinigung unerläßlich, da sich andernfalls auf ihrer Oberfläche Hautpartikel und Schmutzreste festsetzen können. Diese würden einen guten Nährboden für zahlreiche Hautkeime darstellen.

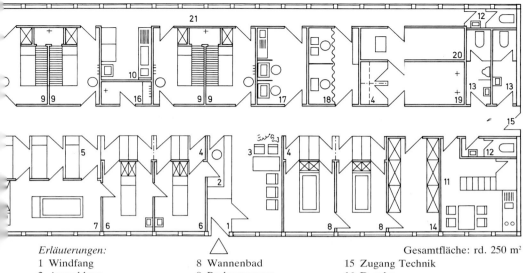

Erläuterungen:

Gesamtfläche: rd. 250 m²

1 Windfang
2 Anmeldung
3 Warteraum
4 Umkleidekabine
5 Kombinierte Umkleide-
   und Ruhekabine
6 Massageraum
7 Unterwasserdruck-
   strahlmassage
8 Wannenbad
9 Packungsraum
10 Packungszubereitungs-
   raum
11 Personalraum
12 WC Personal
13 WC Gäste
14 Wäsche- und Geräte-
   raum
15 Zugang Technik
16 Dusche
17 Inhalationen
18 Arm- und Fußbad
19 Kneippanwendungen
20 Gießraum
21 Behandlergang

Abb. 10: Beispiel für eine organisatorisch zweckmäßige An- und Zuordnung der Behandlungs- und Nebenräume einer medizinischen Badeabteilung (aus Baurichtlinien für Medizinische Bäder 1982).

Die *Wände* der Feucht- (beziehungsweise Naß-)räume müssen bis zur Höhe von mindestens 1,80 m mit *keramischem Belag* oder einem wasserundurchlässigen und pflegeleichten Anstrich versehen sein. Die *Eck- und Dehnungsfugen* werden mit einem pilzwachstumhemmenden dauerelastischen Kunststoff verschlossen. Auf anderen Materialien könnte sich leicht bei herabgesetzter Luftumwälzung ein unansehnlicher schwarzer Pilzrasen ausbilden.

Die *Decke* muß mit einem feuchtigkeitsaufsaugenden Anstrich versehen sein. (Eine Ausnahme bildet lediglich die Decke im Dampfbad). Bei einem *wasserabweisenden Anstrich* oder Deckenbelag würde sich Kondenswasser ausbilden und von der Decke herabtropfen.

Sowohl für die Organisation des Behandlungsablaufs als auch zur Sauberhaltung der Einrichtungen ist eine möglichst funktional gestaltete Zuordnung der Behandlungsplätze und der sonstigen Räume von wesentlicher Bedeutung. Bei der Planung oder Neugestaltung entsprechender Badebetriebe empfiehlt es sich, auf vorliegende Bau- und Einrichtungsrichtlinien zurückzugreifen (Abb. 10).

Badewannen

Die früher üblichen Wannen aus *Holz* sind heute kaum noch anzutreffen. Nur vereinzelt werden Holzwannen noch für kalte Tauch- oder Schöpfbäder, manchmal auch für Moorbäder genutzt. Zwar ist Holz ein schlechter Wärmeleiter und hat damit gewisse Vorteile gegenüber anderen Wannenmaterialien, doch sind diese Holzwannen nicht sehr dauerhaft, nur schwer einwandfrei sauber zu halten und von ihrem Äußeren her nicht mehr dem heutigen Geschmack entsprechend.

Auch *Fayencewannen*, dauerhaft und leicht zu reinigen, findet man lediglich noch vereinzelt in älteren Einrichtungen. Sie werden heute nicht mehr angeboten.

Dafür sind jetzt Wannen gebräuchlich, die aus *emailliertem Gußeisen oder Stahlblech*, aus *nichtrostenden Stahllegierungen* oder aus *Kunststoff* bestehen.

Die einzelnen Materialien werden von verschiedenen Seiten unterschiedlich beurteilt, und zwar je nachdem, ob vom Verwendungszweck, von der hygienischen Eignung, der Haltbarkeit oder dem Anschaffungspreis ausgegangen wird.

Emaillierte Gußeisen- und Stahlblechwannen sind oberflächen-säurefest, so daß auch aggressive Badezusätze nicht zur Verfärbung der Wanne führen. Wird allerdings die schützende Deckfläche der Emaille durch unsachgemäße Reinigung (Scheuerpulver) geschädigt, so ist damit der Oberflächenschutz wesentlich beeinträchtigt und die Reinigung erschwert. Gleiches gilt für Schlagschäden der Emaille.

Relativ unproblematisch bezüglich der Oberflächenreinigung sind Wannen aus poliertem *nichtrostendem Stahlblech* (»Edelstahl«, Chromnickelstahl V2A). Neben den guten Möglichkeiten der Reinigung zeichnen sie sich auch durch Säurefestigkeit und ganz allgemein durch große Haltbarkeit aus.

Weit verbreitet sind heute Wannen aus unterschiedlichen *Kunststoffen* (PVC, Acrylharz). Durchweg sind sie außerordentlich stoß- und säurefest sowie gut wärmeisolierend. Ihre Haltbarkeit ist ausgezeichnet. Das Problem, daß sich einige Kunststoffe durch gewisse Badezusätze, z. B. Eichenrindenextrakt, dauerhaft verfärbten, scheint inzwischen durch Verwendung geeigneter Materialien überwunden zu sein.

Für Vollbäder verwendet man gewöhnlich Wannen mit einem *Nutzinhalt* von mindestens 200 Litern. Es sind aber auch Wannen im Handel, bei denen die Anpassung ihrer Form an die Konturen des Körpers eine gewisse Wassereinsparung zuläßt. Wannen für hydroelektrische Vollbäder sind entschieden größer und fassen 600 oder mehr Liter Wasser. Auch für Unterwasserdruckstrahlmassagen sind Wannen mit 600 bis 800 Liter Nutzinhalt erforderlich, da nur in ihnen eine einwandfreie Lagerung des Patienten und Durchführung der Behandlung möglich wird.

Für *Teilbäder* haben sich Wannen aus Kunststoff und nichtrostendem Stahlblech ebenfalls durchgesetzt.

Badewannen für Vollbäder sollen möglichst von mehreren Seiten zugänglich sein, um dem Patienten einen leichten Zugang und dem Personal die Möglichkeit einer ungehinderten Hilfestellung sowie Arbeit am Patienten zu gewährleisten. Vorteilhaft ist die Montage von Zu- und Abflußarmaturen am Fußende der Wanne, wo sie am wenigsten stören.

Der besseren Sauberhaltung, aber auch einer gewissen Wärmeisolierung wegen, werden die Badewannen gewöhnlich mit Fliesen oder ähnlichem Material umkleidet. Diese *Verkleidung* sollte aber zumindest auf den Längsseiten der Wannen nicht ganz bis zum Boden reichen, sondern unten etwa 10 cm zurückspringen. Der Behandler kann dadurch dichter an die Wanne herantreten. Hierdurch wird ihm das Arbeiten, insbesondere bei Hilfestellung für den Patienten, wesentlich erleichtert.

Weiteres Zubehör

Nicht nur für die Hydrotherapie, sondern auch für die Behandlung mit medizinischen Teil- oder Vollbädern ist die Einhaltung und Kontrolle der verordneten Wassertemperatur unerläßlich. Thermostate am Wasserzulauf sind dazu nicht geeignet, da sie nur ungefähre Temperaturen gewährleisten können. So ist der Behandler nach wie vor auf ein zuverlässiges *Badethermometer* angewiesen. Vorteilhaft sind Thermometer mit einer übersichtlichen Skala, die von 0 bis 60° C reicht und ein rasches Ablesen der erreichten Temperatur ermöglicht.

Für jeden Wannenplatz ist außerdem ein *Kurzzeitmesser* vorzusehen, damit die verordnete Badedauer exakt eingestellt und eingehalten werden kann.

Entscheidend für die angestrebte Entspannung des Patienten im Wannenbad ist eine unverkrampfte *Lagerung*. Hierbei sind Nackenstützen unentbehrlich. Sie geben dem Badenden ein gewisses Sicherheitsgefühl und schützen im allgemeinen Nackenhaare vor dem Naßwerden, was besonders von Frauen als vorteilhaft angesehen wird. Es gibt eine Vielzahl unterschiedlicher Formen und Konstruktionen solcher Stützen. Praktisch bewährt hat es sich auch, als Nackenstütze einen nur schwach aufgeblasenen und in der Mitte gefalteten Luftring zu verwenden. Er kann dem Patienten wie ein Kragen um den Nacken gelegt werden und stützt diesen und den Kopf gut ab.

Kleineren Personen, die am Fußende der Wanne keinen Halt finden können, gibt man einen *Wannenverkürzer* als Fußstütze ins Bad. Diese Hilfen sind gewöhnlich den unterschiedlichen Körperlängen anzupassen. Sie werden zumeist aus – nichtleitenden – Kunststoffen hergestellt, so daß sie auch in der Wanne für hydroelektrische Vollbäder eingesetzt werden können.

Während der Ein- beziehungsweise Ausstieg bei den üblichen Badewannen für behinderte Personen keine besonderen Schwierigkeiten bereitet – der Kranke setzt sich auf den Wannenrand und führt die Beine dann aktiv oder mit Unterstützung des Personals über den Wannenrand hinweg –, erfordern große, höhergestellte Wannen, etwa für Unterwasserdruckstrahlmassagen oder hydroelektrische Vollbäder, den Einsatz einer *Einstieghilfe*. Bewährt haben sich nicht nur leicht an die Wanne zu setzende Böcke mit 2 bis 3 Treppenstufen, sondern besonders solche Konstruktionen, die noch an einer Seite ein Geländer aufweisen.

Eine große Hilfe für das Sicherheitsgefühl des Patienten beim Besteigen und Verlassen der Wanne sind *Haltegriffe*, die auf dem Wannenrand fest angebracht sind. Falls die Wanne nicht völlig frei steht, sondern mit einer Längsseite an einer Wand, so kann der Handgriff im Mauerwerk der Wand verankert werden. Auch von der Decke über der Wanne herabhängende Strickleitern können hilfreich sein.

Um auch solchen Kranken die Benutzung entsprechender Badeeinrichtungen zu ermöglichen, bei denen infolge ihrer Behinderung Einstieghilfen nicht ausreichen, stehen eine große Zahl unterschiedlicher *Hebeeinrichtungen* zur Verfügung. Man wird die Auswahl nach dem Erfordernis, nach der Zusammensetzung des Patientengutes usw. treffen. An Therapie- und Bewegungsbecken werden gewöhnlich fest im Boden verankerte hydraulische Hebevorrichtungen vorgesehen, es kann aber auch ein an einer Laufschiene an der Decke beweglicher elektrisch gesteuerter Hebezug eingerichtet werden (Abb. 11). Für den Transport von Patienten ins Wannenbad ist jedoch oftmals eine fahrbare Hebevorrichtung (Lifter) ausreichend.

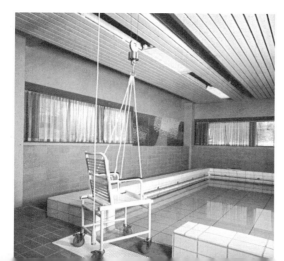

Abb. 11: Elektrisch steuerbarer Hebezug an einem Therapiebecken.

Bei manchen Kranken, z. B. solchen mit ausgedehnten Lähmungen, werden nicht selten weitere Stütz- und Halteeinrichtungen benötigt, die ein Abgleiten in der Wanne verhindern. Als solche sind *Badeschweben* aus breiten festen Leinen- oder Kunststoffgurten, auch Netze, in Gebrauch, die man in die Wanne hineinhängt und mit hakenähnlichen Konstruktionen am Wannenrand befestigt. Auf einer solchen Schwebeeinrichtung ruht der Patient sicher und entspannt.

Vom Badenden wird gewöhnlich ein Vorwärmen des Badetuches als sehr angenehm empfunden. In einem sorgfältig eingerichteten Badebetrieb wird man deshalb entsprechende Vorrichtungen bereit halten. Als einfachste Konstruktion bieten sich *Badetuchhalter* an, die aus querverlaufenden Warmwasser- oder Heizungsrohren bestehen. Es gibt aber auch, besonders für größere Betriebe mit hohem Wäscheverbrauch, *elektrisch beheizte Wärmschränke* für Bade- und Handtücher sowie Badelaken.

Zur Durchführung KNEIPPscher Güsse ist nicht nur die Installation einer Gießbatterie erforderlich, sondern auch die Verwendung eines *Gießbockes* mit einem entsprechenden *Schutzschild* für den Behandler. Auf die gute Ausleuchtung, eine einwandfreie Bodenentwässerung des Gießplatzes sowie auf die Möglichkeit, den Patienten durch Matten aus Kunststoffrosten vor dem Stehen in abfließendem Wasser zu schützen, wurde bereits hingewiesen (siehe S. 44).

Um die Verbreitung von Pilzinfektionen zu verhindern, sind *Fußdesinfektionseinrichtungen* mit entsprechenden antimykotisch wirksamen Lösungen vorzusehen. Sie sollen vor, besonders aber nach der Behandlung in den Baderäumen genutzt werden. Eine Fußbodenentwässerung ist unter der Sprühdüse erforderlich.

In allen Räumen sollten *Notrufanlagen* vorhanden sein. Vorteilhaft ist es, wenn diese bereits bauseitig vorgesehen werden können. Aber auch für die nachträgliche Installation gibt es verschiedene Systeme, die dem Patienten im Bedarfsfalle dazu dienen, schnelle Hilfe zu erhalten.

Bewegungsbecken, Therapiebecken, Gehbecken

Im Rahmen der aktiven *Bewegungstherapie* hat – bedingt durch die zunehmende Bedeutung der Übungsbehandlung und gefördert durch die Ausbreitung der technischen Möglichkeiten zu ihrer Durchführung – die *Gymnastik im Wasser* einen immer größeren Raum eingenommen. Wir finden heute entsprechende Einrichtungen zu ihrer Durchführung nicht nur in Krankenhäusern, Kurkliniken und Sanatorien, sondern ebenfalls in Kurmittelhäusern, medizinischen Badebetrieben und Krankengymnastikpraxen.

Natürlich spielt für die Größe einer solchen Anlage, aber auch für ihre bauliche und technische Gestaltung die voraussichtliche Frequentierung und die Aufgabenstellung hinsichtlich der zu behandelnden Erkrankungen eine wichtige Rolle. Ebenso muß bei der Planung die Frage berücksichtigt werden, ob nur Erwachsene oder lediglich Kinder beziehungsweise ob Kinder und Erwachsene abwechselnd in der Einrichtung behandelt werden sollen.

Es hat sich eingebürgert von *Bewegungsbecken* zu sprechen, wenn diese Anlagen von Badenden im Rahmen der Prävention ebenso wie von Patienten für die Durchführung therapeutischer Maßnahmen aufgesucht werden können. Bewegungsbecken, deren Größe, Form und Ausstattung sich letztlich aus den Anforderungen der Nutzung ergeben, sollen mindestens eine Wasserfläche von 24 m² aufweisen. Die *Wassertiefe* hat sich nach der Beckengröße, der Zusammensetzung der Benutzer und nach den therapeutischen Erfordernissen zu richten. Sie beträgt zur Behandlung erwachsener Personen im allgemeinen mindestens 80 cm und soll 1,35 m nicht überschreiten. Bei schräg abfallendem *Beckenboden* muß das Gefälle gleichmäßig sein und darf nicht mehr als 4% betragen. Zur Behandlung von Kindern ist eine Wassertiefe von mindestens 50 cm anzusetzen.

Eine *Veränderung der Wassertiefe* kann insbesondere beim Wechsel der Behandlung von Erwachsenen und von Kindern erwünscht sein. Das läßt sich einmal erreichen durch ein Absenken des Wasserspiegels, was allerdings mit Schwierigkeiten bezüglich der Einwirkungsmöglichkeiten durch außerhalb des Beckens befindliche Behandler verbunden ist, oder durch einen höhenverstellbaren Zwischenboden.

Die *Wassertemperatur* in Bewegungsbecken beträgt gewöhnlich 28 – 30° C, bei besonderen medizinischen Erfordernissen bis 32° C.

Als *Therapiebecken*, gelegentlich auch als Übungsbecken, bezeichnet man solche Einrichtungen, die der Therapie im Rahmen der Rehabilitation dienen. Sie sollen mindestens eine Wasserfläche von 12 m² aufweisen. Bei Gruppenbehandlungen sind pro Patient 4 m² Wasserfläche erforderlich. Die Angaben zur Wassertiefe sind mit denen bei Bewegungsbecken ausgeführten gleich. Die *Wassertemperatur* in Therapiebecken liegt gewöhnlich bei 32° C, sie kann aber für bestimmte Indikationen auch bis zu 36° C betragen.

Ist der Beckenrand dieser Anlagen nicht mindestens 80 bis 90 cm höher als der Beckenumgang – bei einem Wasserspiegel von 10 – 15 cm unterhalb der Oberkante der Trennwand –, so empfiehlt sich ein *Behandlergang*. Er wird im allgemeinen an einer Beckenseite vorgesehen, soll mindestens 75 cm breit und 80 bis 90 cm tief sein. Um den Behandler möglichst nahe an den Patienten heranzubringen, sollte die Wanddicke des Beckens an dieser Stelle nicht mehr als 25 cm betragen. Die Trennwand ist zweckmäßigerweise am Oberrand zum

Behandlergang hin abzuschrägen. Das erleichtert das Vorbeugen des Behandlers. Ein Untertritt ist vorzusehen. Im Behandlergang ist selbstverständlich auch ein Bodenablauf erforderlich, um überschwappendes Wasser abfließen zu lassen.

Zumeist ist für die Becken eine *Patienten-Hebeeinrichtung* unverzichtbar. Je nach Erfordernis und Möglichkeit wird man eine solche in Form einer Hubhydraulik, einer solchen mit Handantrieb oder als Kranbahn vorsehen.

Gehbecken sind schmale kanalähnliche Gänge von mindestens 5 cm Länge mit leicht abfallendem Boden oder zunehmender Wassertiefe von etwa 90 auf 135 cm durch stufenweise Absenkung des Bodens. Die *Breite* der Gehbecken beträgt 90 cm. Der Bodenbelag kann entweder – wie in den Bewegungs- und Therapiebecken – mit rutschhemmenden Mosaikfliesen oder auch mit groben Kieselsteinen versehen sein, die eine stärkere Beanspruchung der Fuß- und Wadenmuskulatur bedingen. Die Wassertemperatur in Gehbecken wird etwa zwischen 32 und 34° C gehalten.

Alle Becken werden aus hygienischen Gründen gefliest. Sie müssen den Erfordernissen entsprechende *Haltestangen* aufweisen, gewöhnlich etwa in Höhe des Wasserspiegels, bei Gehbecken auch niedriger, um ein gutes Abstützen zu gewährleisten, beiderseits etwa 95 cm und 60 cm über dem Beckenboden. Eine trittsichere, gut begehbare *Einstiegtreppe* mit einer Breite von mindestens 60 cm, Stufenhöhen zwischen 7 und 12 cm sowie Auftrittflächen von 30 cm ist zu fordern. Die Treppe erhält an beiden Seiten einen *Handlauf* in normaler Höhe und zweckmäßigerweise ca. 35 cm darunter einen zweiten Handlauf. Wird für bestimmte Kranke der Einstieg in Form einer *Rampe* vorgesehen, so darf die Neigung dieser Anlage 15% nicht überschreiten, auch ist ein beidseitiges Geländer erforderlich.

Die Ausführung der *Höhe des Beckenrandes* im Verhältnis zum Beckenumgang hängt von den jeweiligen Erfordernissen ab. Unter Umständen wird der Patienteneinstieg erleichtert, wenn der Wasserspiegel in Höhe des Beckenumganges liegt. Andererseits kann für Rollstuhlfahrer ein ca. 50 cm über den Beckenumgang angehobener Beckenrand praktisch sein.

Die Becken sollen möglichst allseitig eine *Überlaufrinne* aufweisen. Lediglich dann, wenn ein Behandlergang vorhanden ist, wird auf dessen Beckenseite darauf verzichtet. Zweckmäßig ist es, wenn die Überlaufrinne mit einer Handfasse ausgebildet ist.

Sowohl für Bewegungs-, Therapie- als auch Gehbecken ist der Anschluß an eine *Wasseraufbereitungsanlage* erforderlich, für deren Leistung die DIN 19 643 »Aufbereitung von Schwimm- und Badebeckenwasser« maßgebend ist. Es empfiehlt sich aber, besonders im klinischen Bereich, wo durch inkontinente Patienten beispielsweise eine höhere Belastung des Badewassers

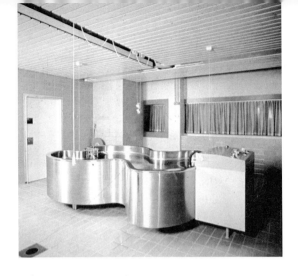

Abb. 12: Schmetterlingswanne mit angebautem Aggregat zur Durchführung von Unterwasserdruckstrahlmassagen. Ein Hebezug über der Wanne erleichtert das Einbringen von schwerbehinderten Personen.

erfolgt, zusätzliche Wasseraufbereitungs- oder -wechselverfahren vorzusehen.

Wieder andere Bedingungen hinsichtlich der Wasseraufbereitung bestehen dort, wo in Heilbädern mit ergiebigen warmen Quellen deren Wasser die entsprechenden Becken ständig durchströmt.

Für Einzelbehandlungen schwerbehinderter Erwachsener, aber auch für die Bewegungsbehandlung kleinerer Kinder sind zumeist Spezialwannen in der Art der *Schmetterlings-* beziehungsweise *Flügelbadewanne* ausreichend (Abb. 12). Diese Wannen – im englischsprachigen Raum als Hubbardtanks bekannt – haben den Namen von ihrer Grundform mit den großen seitlichen Ausbuchtungen im Schulter- und im Fußbereich her. Die Ausbuchtungen geben den für die Seitbewegungen der Gliedmaßen bei der Übungsbehandlung erforderlichen Bewegungsraum. Schmetterlingswannen haben gewöhnlich Außenmaße von 220 × 225 cm und eine Wassertiefe von 50-70 cm. Um ein bequemes Arbeiten am Patienten zu ermöglichen, stehen sie erhöht. Dadurch kann der Behandler nicht nur dicht genug an die Wanne herantreten, sondern es besteht auch die Möglichkeit mit dem Fußgestell von fahrbaren Patientenhebeeinrichtungen (Liftern) die Wanne zu unterfahren, was die Einbringung und das Herausheben von schwerbeweglichen Kranken erleichtert, wenn keine anderen Hebevorrichtungen, z. B. Kranbahnen, vorhanden sind.

Schmetterlingswannen sind meistens ausgerüstet mit verstellbarer Nackenstütze, mit Badeschweben oder vergleichbaren Liegen (mit denen der schwerbewegliche Patient in die Wanne hinein- beziehungsweise herausgehoben werden kann) und mit Haltegriffen.

In Bewegungsbädern, Therapiebecken und Schmetterlingswannen sind auch *Traktionsbehandlungen* durchführbar, wobei der detonisierende Effekt des warmen Wassers ebenso wie der Auftrieb des Bademilieus wichtige, den Erfolg des Zuges unterstützende Faktoren sind. Sowohl im Bewegungsbecken, als auch in Schmetterlingswannen sind vorwiegend in liegender Position ziehende Vorrichtungen in Gebrauch. Ist das Bewegungsbad ausreichend tief (1,35 m), so kann die Traktion ebenfalls mit Auftriebskörper (luftgefüllte Reifen oder Styroporgürtel) am Thorax oder unter den Achseln und durch einen mit Bleiplatten versehenen Hüftgürtel, beziehungsweise mit entsprechend beschwerten Schuhen durchgeführt werden. Eine Dehnung erfolgt dann zwischen dem zur Wasseroberfläche aufstrebenden Auftriebskörper und den zum Beckenboden ziehenden Gewichten. Da bei dieser Traktionsmethode dennoch Bewegungen im gewissen Umfang ausgeführt werden können, läßt sie sich oftmals wirkungsvoll in den übrigen Behandlungsablauf integrieren (Abb. 58). Ebenfalls sehr stark spannungslösend durch Aufhebung der Haltearbeit gegen die Eigenschwere des Körpers ist die *Lagerung* im Becken oder in der Schmetterlingswanne *mittels Auftriebskörpern*. Eine gezielte Bewegungsbehandlung wird dadurch wesentlich erleichtert (vergl. S. 23 ff.).

Eine weitere unterstützende Maßnahme zur Bewegungstherapie stellen Einrichtungen zur Abgabe von *Unterwasserdruckstrahlmassen* dar (s. Abb. 12). Diese Anlagen können entweder in stationärer oder in transportabler Form ausgeführt sein. Sie sollen aber nur so angeordnet sein, daß sie durch den Behandler bedient werden können. Gegenstrom-Schwimmanlagen sind nicht als Ersatz für Unterwasserdruckstrahlmassagen anzusehen.

4 Die hydrotherapeutische Praxis

Hydrotherapeutische Anwendungen dienen bevorzugt dazu die körpereigenen Reaktionen anzuregen, die von der Körperdecke ausgehen. Bevorzugt handelt es sich dabei um eine Förderung der Durchblutung, doch kann im Einzelfall auch eine Durchblutungsdrosselung, eine reflektorische Tiefenwirkung, eine Umstellung der gesamten Kreislaufregulation oder eine Senkung erhöhter Körpertemperaturen durch Ableitung über die Haut das angestrebte Behandlungsziel sein.

Ein besonderer Vorteil der hydrotherapeutischen Verfahren besteht in der Vielzahl der möglichen *Maßnahmen mit unterschiedlichen Dosierungsstufen.* So gibt es oft bei ein und der gleichen Anwendung eine Auswahl zwischen geringer und intensiver Reizsetzung, etwa zwischen einer Armwaschung oder einer Ganzkörperwaschung. Das erleichtert die Anpassung der Therapie an die jeweilige Reaktionslage des Kranken, es vermeidet Überdosierung und unerwünschte Fehlreaktionen. Mit der dosiert gesteigerten *Anpassung an den Funktionszustand des Organismus* läßt sich mit solchen Anwendungen ein Training der Reaktionsfähigkeit durchführen.

Sebastian KNEIPP (1821-1897) gebührt das Verdienst, durch eine Systematisierung und die damit verbundene fein dosierbare Reizstufung die hydrotherapeutischen Verfahren (die zu einem Großteil bereits in der Antike gepflegt wurden) an die Bedürfnisse der Medizin angepaßt zu haben. Dabei achtete er bevorzugt darauf, möglichst nur thermische Komponenten des Wassers zur Wirkung kommen zu lassen. Kombinationen thermischer und mechanischer Reize vermied er. Dementsprechend sind Waschungen den KNEIPPschen Methoden zuzurechnen, nicht aber Abreibungen, bei denen der thermische Reiz des kalten Wassers und der mechanische Reiz der Reibung miteinander zur Anwendung kommen.

Die Vielzahl der unterschiedlichen Wasseranwendungen einer Hydrotherapie nach KNEIPP umfaßt:

1. Waschungen
2. Wickel, Auflagen und Packungen
3. Güsse
4. Bäder
5. Dämpfe
6. andere Verfahren, wie Wassertreten oder Taulaufen.

Waschungen

Wie bei allen mit kaltem Wasser durchgeführten Behandlungen, so sind auch bei Waschungen einige *grundsätzliche Voraussetzungen* zu berücksichtigen: Der Patient muß bei Behandlungsbeginn *vorgewärmt* sein; das ist er gewöhnlich, wenn er morgens aus dem Bett steigt. Andernfalls muß er sich durch körperliche Betätigung, auch durch temperaturansteigende Teilbäder (s. S. 122) usw. erwärmen. Jedenfalls ist jede Kaltanwendung an einem frierenden Patienten kontraindiziert. Der Behandlungsraum sollte zwar gut gelüftet sein, seine Lufttemperatur aber trotzdem mindestens 24° C betragen. Der Patient muß *ausgeruht* und nicht kurz nach einer Mahlzeit zu einer Behandlung erscheinen, er soll möglichst *Blase und Darm entleert* haben. Jede *Kaltanwendung* wird *kurz und zügig durchgeführt,* damit die durch den Reiz ausgelöste Hautmehrdurchblutung nicht einen nachfolgenden Wärmeverlust begünstigt. Das könnte zu Fehlreaktionen und zum Frösteln des Patienten führen. Für alle Kaltanwendungen gilt der Grundsatz: *Vor der Anwendung* soll der Körper warm sein, *nach der Anwendung* muß er sich rasch wieder erwärmen!

Nach KNEIPP beginnt man Waschungen stets auf der rechten Körperseite.

Bei den Waschungen, welche die mildeste Anwendung aus dem Bereich der Hydrotherapie darstellen, wird zwischen *Einzel- und Serienwaschungen* unterschieden.

Einzelwaschungen werden in möglichst kurmäßiger Anwendung dazu eingesetzt, die Regulation der Hautdurchblutung und den Hautstoffwechsel anzuregen, gegebenenfalls fördernd auf den Gesamtkreislauf und die Atmung einzuwirken, dämpfend auf eine nervöse Übererregbarkeit Einfluß zu nehmen und ganz allgemein den Körper widerstandsfähiger zu machen im Sinne einer »Abhärtung«. Deshalb ergänzt man diese Behandlung im Verlauf der Kur in geeigneten Fällen gern durch Luftbäder, Gymnastik oder Massagen.

Gewöhnlich werden die Einzelwaschungen morgens vor dem Aufstehen durchgeführt, wenn der Patient noch bettwarm ist. Soll die Waschung zu einer anderen Tageszeit stattfinden, z. B. abends vor dem Schlafengehen, so muß der Kranke erst einige Zeit im Bett oder (falls nötig) in einer Trockenpackung vorwärmen.

Grundsätzlich deckt man für eine Waschung nur so viel vom Körper des Kranken auf, wie für die Anwendung unbedingt erforderlich ist. Dann geht die Manipulation rasch von statten. Mit einem mehrfach zusammengelegten, feuchten, aber keinesfalls mehr tropfenden Waschungstuch oder Waschhandschuh wird der entsprechende Körperteil *gleichmäßig benetzt,* jedoch nicht frottiert. Dann wird der benetzte Abschnitt sofort – noch feucht – wieder zugedeckt. Ist die Waschung beendet, packt man den Patienten nochmals fest ein, damit er sich rasch und gründlich erwärmt. Schon kurze Zeit nach dem Einpacken spürt der Kranke ein angenehmes Prickeln der Haut, das die reaktive Wiedererwärmung anzeigt. Der Kranke bleibt so lange liegen, bis der Körper völlig trocken und warm ist.

Nach einer abendlichen Unterkörperwaschung, die zur Begünstigung des Einschlafens durchgeführt wird, bleibt der Patient selbstverständlich im Bett.

Zumeist verwendet man zur Einzelwaschung etwa 15° C kaltes Wasser, nur bei älteren oder sehr empfindlichen Patienten wird leicht temperierte Flüssigkeit von ca. 20-25° C genommen, Man kann bei empfindlichen Personen oder solchen mit einem gestörten Reaktionsvermögen aber auch das subjektive Kältegefühl mindern und dennoch die Hautreaktion fördern, wenn man dem Wasser etwas Essig (150-200 ccm auf 1 Liter) zufügt.

Da sich bei der Waschung größerer Körperabschnitte das Waschungstuch selbst erwärmt, wird es zwischendurch immer wieder kurz in kaltes (oder bei empfindlichen Personen in temperiertes) Wasser eingetaucht und entsprechend ausgewunden.

Es gibt noch eine von der kurmäßigen Durchführung der Einzelwaschung abweichende Ausführung: *Aus Schwitzpackungen* werden die Patienten »herausgewaschen« und dann zur Nachruhe nur locker zugedeckt. Durch dieses Vorgehen wird die kräftige Steigerung des Hautstoffwechsels infolge der Schwitzpackung etwas abgemildert, die Schweißsekretion verringert und damit die Nachschwitzzeit abgekürzt.

Als *Serienwaschungen* bezeichnet man solche Anwendungen, die in Abständen von 20 bis 30 Minuten mehrfach, gewöhnlich 4 bis 6 × wiederholt durchgeführt werden. Man wendet sie nur bei hohem Fieber an. Der Sinn dieser Maßnahme besteht darin, mit diesen mehrfach nacheinander applizierten kalten Waschungen möglichst viel Wärme vom Körper abzunehmen, gleichzeitig aber auch den fiebersenkenden Schweißausbruch zu fördern. Bevorzugt wendet man Serienwaschungen bei Kindern oder alten Menschen an. Ist der Kranke sehr geschwächt, wird man möglichst nur Teilwaschungen (s. S. 59) kleiner Körperabschnitte ausführen und auf die Ganz- beziehungsweise Ober- oder Unterkörperwaschungen verzichten.

Im technischen Ablauf wird auch bei Serienwaschungen so vorgegangen, wie es nachfolgend für die verschiedenen Waschungen beschrieben ist.

Bei *Schüttelfrost* sollen keine kalten Waschungen angewendet werden. Der Kranke friert – trotz Fieber. Sein natürliches Bedürfnis weist den Weg, nämlich in solchem Fall eine *heiße Waschung* durchzuführen.

Selbstverständlich kann es im Einzelfall, etwa bei geringer Reaktionsfähigkeit des Kranken durchaus angezeigt sein, die Behandlungsserie mit der Waschung einzelner Extremitäten einzuleiten, doch wird man auch dann zumeist im

Verlauf der Behandlungsserie bald in der Lage sein, auf die Waschungen größerer Körperabschnitte überzugehen.

Oberkörperwaschung

Dazu taucht man ein mehrfach zusammengelegtes grobkörniges Handtuch (oder einen Waschhandschuh) in möglichst kaltes Wasser (gewöhnlich fällt es schwer, Leitungswasser zu erhalten, das kälter als 15° C ist) und drückt es danach nur so weit aus, daß es nicht mehr tropft.

Wenn möglich setzt sich der Kranke im Bett auf. Man beginnt die Waschung am rechten Handrücken, führt das Tuch mit nur geringem Druck an der Außenseite des Armes bis zur Schulter hoch und an der Innenseite des Armes wieder bis zur Handfläche zurück. Dann fährt man an dem noch nicht benetzten Streifen der Innenseite des Armes nochmals bis zur Achselhöhle und wäscht diese aus. Jetzt wendet man das Tuch, und wäscht zunächst den Hals von rechts nach links und fährt dann mit 4 bis 6 Längsstrichen über die Seiten, Brust und Leib jeweils bis zum Becken hinunter, und zwar rechts beginnend und auf der linken Körperseite mit diesen Längsstrichen endend. Anschließend taucht man das Tuch wieder ein oder bedient sich eines zweiten bereitgehaltenen Tuches. Man wäscht nun den linken Arm in gleicher Weise wie rechts. Ist auch die linke Achselhöhle ausgewaschen, wird das Tuch gewendet, man befeuchtet jetzt, von rechts nach links fortfahrend, mit großen Längsstrichen den Rücken bis zum Beckenkamm.

Nach Beendigung dieser Oberkörperwaschung zieht der Patient, ohne sich abzutrocknen, sofort wieder das trockene Hemd über. Er legt sich zurück und wird gut zugedeckt. Es folgt eine *Bettruhe bis zur gründlichen Wiedererwärmung*.

Oberkörperwaschungen wendet man vornehmlich an bei akuten und chronischen Erkrankungen der Atemwege (Bronchitis, Asthma, Pneumonie oder Pleuropneumonie), zur Entlastung des Herzens und bei Kreislaufschwäche sowie zur Förderung der Reaktionsfähigkeit und zur Abhärtung.

Unterkörperwaschung

Sie wird als isolierte Maßnahme fast ausschließlich bei *Bettlägerigen* vorgenommen.

Begonnen wird am rechten Fußrücken. Von dort streicht man mit dem Tuch an der Außenseite des Beines hoch bis zur Hüfte beziehungsweise bis zum Beckenkamm. Dann fährt man über die Leistenbeuge und die Vorderseite des Beines abwärts bis zum Fuß, wäscht die Fußsohle und wendet das Tuch.

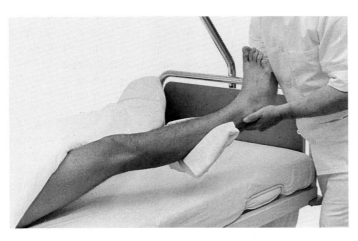

Abb. 13: Beginn der Unterkörperwaschung am rechten Bein.

Anschließend führt man das Tuch an der Innenseite des Beines hoch bis zur Leistenbeuge und an der Rückseite der Extremität wieder abwärts zur Ferse (Abb. 13). Danach deckt man das rechte Bein zu, taucht das Tuch erneut ein, drückt es soweit aus, daß es gut feucht ist, aber nicht mehr tropft, wäscht das linke Bein in der gleichen Weise. Anschließend wird auch dieses Bein gut zugedeckt. Man taucht das Tuch erneut ein und wäscht dann – bei Seitenlage des Patienten – das Gesäß und die Kreuzgegend. Nach nochmaligem Benetzen des Tuches oder Wechsel der Tuchseite wird in Rückenlage des Patienten der Unterleib mit kreisförmigen Bewegungen abgewaschen. Anschließend wird der Kranke fest eingepackt, damit die Wiedererwärmung ungestört vonstatten gehen kann.

Mit Unterkörperwaschungen will man bevorzugt die Blutzirkulation im Bekkenbereich und in den Beinen anregen, geringfügig den Kreislauf entlasten und – bei abendlichen Waschungen – das Einschlafen begünstigen.

Ganzwaschungen

Ganzwaschungen lassen sich auf zwei verschiedene Arten durchführen: Entweder verbindet man Ober- und Unterkörperwaschung, wie sie vorstehend beschrieben sind, zu einer Ganzwaschung – diese Art wird vorzugsweise bei Bettlägerigen angewendet, rasch durchgeführt, wobei jeweils nur die zu waschenden Körperabschnitte freigelegt und nach der Behandlung sofort wieder zugedeckt werden – oder man wäscht *Gesunde und Aufstehkranke stehend* vor dem Bett.

Bei der Ganzwaschung *im Stehen* fährt man vom rechten Handrücken am Arm außen hoch bis zum Schultergelenk, an der Innenseite wieder zurück, wendet das Tuch, geht über die Handinnenfläche hoch bis zur Achselhöhle und wäscht diese aus. Nachdem das Waschungstuch wieder eingetaucht und so ausgedrückt

58

worden ist, daß es nicht mehr tropft, wird der linke Arm in gleicher Weise gewaschen. Dann wird das Tuch erneut eingetaucht, der Hals von rechts nach links umfahren, an der rechten Körperseite außen bis zum Fußgelenk herabgestrichen, das Tuch gewendet und an der Innenseite des rechten Beines und weiter in Verlängerung über Leib und Brust bis zum Hals gewaschen. Anschließend werden ein bis zwei Längsstriche über die Thoraxvorderseite bis zur Gürtellinie ausgeführt. Nach erneutem Eintauchen des Tuches wird die linke Körperseite in gleicher Weise behandelt. Der Patient dreht sich dann um. Mit einem frisch benetzten Tuch wird die Halsseite von rechts nach links umfahren, dann das Tuch an der rechten Körperseite außen bis zum Fußgelenk herabgeführt und gewendet. Danach geht man an der Rückseite des Beines und in Verlängerung davon über Gesäß und Rücken bis zum Hals hoch, führt ein bis zwei Längsstriche über die rechte Rückenseite aus, taucht das Tuch erneut ein und fährt dann auf der linken Körperseite außen bis zum Fußgelenk hinab. Nachdem das Tuch gedreht wurde, wäscht man ebenfalls an der Beinrückseite und in der Verlängerung über Gesäß und Rücken bis zum Hals hinauf, macht noch ein bis zwei Längsstriche über die linke Rückenpartie bis zur Gürtellinie und schließt diese Form der Ganzwaschung mit dem Waschen der Fußsohlen, zuerst der rechten, dann der linken, ab.

Die Indikationen für Ganzwaschungen – sie wurden am Anfang des Kapitels oder in den einzelnen Abschnitten angesprochen – sind Erkrankungen der Atemwege, z. B. chronische Bronchitis, auch asthmatische Beschwerden, leichte Herz- und Kreislaufstörungen, insbesondere Fehlregulationen der peripheren Durchblutung, aber auch Nervosität und Schlafstörungen. Regelmäßig und über lange Zeiträume durchgeführte Waschungen sind auch im Sinne einer Umstimmungsbehandlung und zur Abhärtung dienlich.

Bei Erkältung oder bei fieberhaften Infekten kann man Ganzwaschungen ebenfalls vorteilhaft einsetzen, um den – gewöhnlich fiebersenkenden – Schweißausbruch zu fördern.

Teilwaschungen

Bei geschwächten Personen, die vielleicht ausgedehntere Waschungen noch nicht vertragen – bevorzugt zu Beginn einer Kur –, kann die Hydrotherapie mit örtlich begrenzten Teilwaschungen eingeleitet werden. Man beginnt dann eventuell nur mit Armwaschungen, dehnt diese später auf Unterschenkel- oder Beinwaschungen aus, schließt zu gegebener Zeit auch Leibwaschungen mit ein und kann dann im Kurverlauf auf Unterkörper-, Oberkörper- oder Ganzwaschungen übergehen. Die Technik bei den Teilwaschungen deckt sich mit derjenigen, wie sie bei den größeren Waschungen beschrieben ist.

Wickel, Packungen, Auflagen

Als *Wickel* bezeichnet man ein feuchtes Tuch, mit welchem Teile des Körpers (Wadenwickel, Brustwickel) umhüllt werden und das mit einem trockenen Leinentuch und einem Wolltuch abgedeckt wird. Als *Packungen* werden in der Hydrotherapie solche Anwendungen angesprochen, bei denen zwei Drittel oder mehr der Körperoberfläche in Wickelart bedeckt werden (Ganzpackung). Es besteht also zwischen Wickel und Packung nur ein Größenunterschied, im Wirkprinzip sind sie gleich. Diese hydrotherapeutischen Packungen sind nicht identisch mit den Kälte- oder Wärmepackungen aus thermophysikalisch günstigen Materialien, z. B. Torf, Fango, Kryogel. *Auflagen* – auch der Begriff *Aufschläge* beziehungsweise *Aufschläger* ist noch im Gebrauch – unterscheiden sich von Wickeln dadurch, daß das feuchte Tuch nicht um den Körper oder die Extremität herumgewickelt, sondern nur von einer Seite her aufgelegt wird, während das trockene Leinen- und das Wolltuch um den Körperabschnitt wie beim Wickel herumgeführt werden. Als *Kompressen* werden mehrfach zusammengefaltete feuchte Tücher bezeichnet, die entweder ohne weitere Bedeckung oder mit einem trockenen Wolltuch abgedichtet auf die zu behandelnde Körperpartie aufgelegt werden.

Durchführung von Wickeln, Packungen und Auflagen

Grundsätzlich werden Wickel, Packungen und Auflagen nur im Bett und in einem gut gewärmten Raum verabreicht. Es ist darauf zu achten, daß der Patient vorher Blase und Darm entleert hat. Auch soll der Wickel nicht auf vollem Magen verabfolgt werden. Gewöhnlich ist davon auszugehen, daß der Wickel *kalt angelegt* wird. Der Kältereiz bewirkt nach kurzer Vasokonstriktion eine Gefäßerweiterung und Mehrdurchblutung, die sich insbesondere bei größeren Wickeln auch auf den Gesamtstoffwechsel auszuwirken vermag. Aber allein schon die gesteigerte Stoffwechselaktivität in der Haut unter dem Wickel führt zu einer ganz erheblichen Mehrung der Ausscheidungen der Talg- und Schweißdrüsen.

Wenn ein Patient fröstelt und sich kalt fühlt, sind kalte Maßnahmen nicht angezeigt; hier empfehlen sich *temperierte*, beziehungsweise *warme Wickel*. Auch neuritische Reizerscheinungen reagieren besser auf temperierte und warme als auf kalte und heiße Wickel. *Heiße Wickel* werden zur Behandlung von Koliken, z. B. des Magen-Darm- oder des Urogenitaltrakts, gelegentlich auch bei chronisch entzündlichen Gelenkveränderungen eingesetzt, dann aber so heiß wie gerade noch verträglich.

Bei bestimmten Indikationen sind *Zusätze zur Wickelflüssigkeit* gebräuchlich, überwiegend um die Wirkung des Wickels zu verstärken.

Weinessig (etwa 100 bis 300 ccm auf 1 Liter Wasser) mildert das subjektive Kältegefühl des Wickels und erhöht die Hautreaktion. Essigzusatz wird besonders von Personen, die unter einer ausgesprochen schlechten Hautdurchblutung leiden, als angenehm empfunden. Gleichfalls den Hautreiz verstärkend wirkt eine Zugabe von 2 bis 3 Eßlöffeln *Salz* auf 1 Liter der Wickelflüssigkeit. Sowohl von KNEIPP als auch von FELKE (1856-1926) wurde ein *Lehm*zusatz zum kalten Wickel dann verwendet, wenn dieser entzündungshemmende Wirkung entfalten sollte, z. B. bei phlebitischen Reizerscheinungen. Bereitet wird dieses Lehmwasser, indem man mehrere Handvoll pulverisierten Lehm in etwa 2 bis 3 Litern Wasser verrührt.

Heiß angelegte Wickel bei chronisch-entzündlichen Gelenkveränderungen können – da sie die örtliche Gefäßreaktion begünstigen – auch mit einem *Heublumenabsud* getränkt werden. Dieser wird hergestellt, indem man 1 bis 3 Handvoll Heusamen (Heublumen) in einen Leinenbeutel füllt, diesen verschließt und etwa eine halbe Stunde in 4 bis 5 Litern Wasser kocht. Da hinein wird das – vorher zusammengerollte – Wickeltuch getaucht.

Auch *Haferstroh* läßt sich in gleicher Zubereitung und mit vergleichbarer Wirkung einsetzen.

Ebenfalls heiß angelegt wird der sogenannte *Senfwickel*, der sich als Brustwickel bei chronischer Bronchitis, besonders aber auch bei schlecht sich lösenden Pneumonien und bei Pleuritis bewährt hat. Er wird zubereitet, indem 3 bis 6 gehäufte Eßlöffel Senfmehl mit 5 Litern etwa 50° C heißem (keinesfalls mit kochendem!) Wasser übergossen werden. Einige Minuten ziehen lassen, dann Wickeltuch eintauchen, gut auswinden und anlegen. Achtung! Wenn der Patient über das *Auftreten eines Brenngefühls* an der Haut berichtet, muß der Wickel abgenommen werden, da andernfalls Hautschäden auftreten könnten. Gewöhnlich wird der Senfwickel 10 bis 20 Minuten vertragen. Nach dem Abnehmen des Wickels ist eine starke Hautreizung im Sinne einer ausgeprägten Hyperämie zu erkennen. Eventuell der Haut noch *anhaftende Senfkörnchen* müssen durch eine warme Waschung entfernt werden.

Ein Senfwickel kann auch bereitet werden durch Zusatz einer geringen Menge Senföl zur Wickelflüssigkeit.

Der Behandler hat beim Umgang mit Senfwickeln gewisse Vorsichtsmaßregeln einzuhalten: Er muß die Hände nach dem Umgang mit Senfwickeln sorgfältig waschen, keinesfalls darf er mit den mit Senfmehl verunreinigten Fingern ins Gesicht fassen, sich die Augen wischen etc.!

Während der von PRIESSNITZ (1799-1841) angegebene *Umschlag* zwischen dem feuchten Leinentuch und dem bedeckenden Wolltuch einen wasserdichten

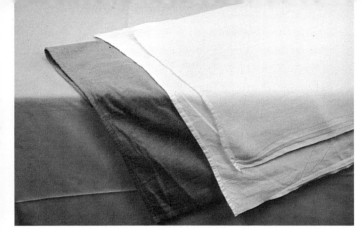

Abb. 14: Vorbereitung eines Kurzwickels (beachte die Anordnung der Tücher).

Stoff, z. B. Gummi- oder Plastiktuch hat, weshalb die Feuchtigkeit nur sehr schwer verdunsten kann, weist der von KNEIPP angegebene Wickel folgenden Aufbau auf:
– dem Körper liegt ein nasses Tuch aus möglichst grob-porösem Leinen an, dieses wird bedeckt von einem trockenen Leinen- oder Baumwolltuch, das zum Schutz des äußeren Wolltuches allseitig etwa 2 bis 3 cm größer als das nasse Tuch sein soll, die äußere Abdeckung besteht aus einer Wolldecke, gegebenenfalls auch einem Flanelltuch in der Größe des nassen Wickeltuches, die aus hygienischen Gründen nicht direkt mit der Haut des Kranken in Berührung kommen soll (Abb. 14). Der Wickel nach KNEIPP gewährleistet eine gute Ausdunstung während der Liegedauer.

Alle Wickelschichten müssen dicht und möglichst *glatt* dem Körper angelegt werden. Zweckmäßigerweise geht man dabei so vor: Man breitet über das Ruhebett in Höhe der zu wickelnden Körperpartie zunächst das Wolltuch aus, und zwar so, daß es auf der einen Seite etwas weiter herunterhängt, als auf der anderen. Dann legt man über das Wolltuch das trockene Zwischentuch (es überragt die Wolldecke am oberen und unteren Rand um 2 cm!) und dann darauf das nasse Wickeltuch. Nun legt sich der völlig entkleidete Patient auf diesen Wickel. Mit schnellen Griffen schlägt der Behandler den länger herabhängenden Teil des nassen Wickeltuches um den Körper des Kranken und steckt ihn straff mit der Außenkante der linken Hand unter den Patienten, während die rechte Hand im Zug-Gegenzugverfahren den noch herabhängenden Teil des Wickeltuches strammzieht, der dann ebenfalls glatt und straff um den Körper des Patienten herumgeführt und untergesteckt wird. In gleicher Weise wird danach mit dem Zwischen- und dann mit dem Wolltuch verfahren. Abschließend wird der Kranke mit einer Woll- oder Bettdecke zugedeckt. Alle Handgriffe dürfen nur wenige Sekunden dauern. Der fertige Wickel muß fest anliegen und dem Körper anmodelliert sein. Nirgendwo darf der Patient das Gefühl haben, daß es in den Wickel »hineinzieht«, weil sonst die Wiedererwärmung behindert und die Wickelwirkung gefährdet wird. Der Wickel soll möglichst *faltenlos* angelegt sein. Lediglich an Körperteilen, deren Umfang sich zwischen dem oberen und unteren Wickelrand ändert, etwa zwischen Lendenbereich, Gesäß und Oberschenkel, ist es erforderlich, Schrägfalten zu legen. Dadurch können sich trotz der Umfangsänderung keine Lufträume zwischen Wickel und Haut bilden, durch die der Wärmestau andernfalls ungünstig beeinflußt werden würde.

Die Maße für die gebräuchlichsten Wickel sind:

Wadenwickel	80 × 80 cm	Kurzwickel	80 × 180 cm
Beinwickel	80 × 130 cm	Ganzpackung	190 × 210 cm
Lendenwickel	40 × 180 cm	Armwickel	60 × 90 cm
Brustwickel	40 × 180 cm		

Beim Anlegen eines Wickels ist – wie bei anderen hydrotherapeutischen Anwendungen zumeist in gleicher Weise – darauf zu achten,

daß der Raum gut temperiert ist,

daß Fenster und Türen geschlossen sind,

daß während der Wickelzeit absolute Ruhe herrscht, insbesondere kein Radio die entspannende Wirkung des Wickels beeinträchtigt,

daß der Kranke vor Zugluft geschützt ist.

(Das erreicht man am besten, wenn der Patient entweder morgens früh im Bett die Anwendung erhält oder zumindest eine halbe Stunde vor dem Wickel gut zugedeckt ruht; gegebenenfalls wird diese Erwärmung unterstützt durch eine Wärmflasche).

Kranke und geschwächte Personen sollen nie ohne Aufsicht sein, gegebenenfalls wird eine Klingel dem Patienten in die Hand gegeben und mit eingepackt. Sowohl das grobporöse Wickeltuch als auch das Zwischentuch werden nach Gebrauch in die Wäscherei gegeben. Die Wolldecke, die durch das Zwischentuch vor Verunreinigung geschützt wurde, wird zum Austrocknen in einem gut belüfteten Raum aufgehängt.

Je nach Temperatur, Feuchtigkeitsgehalt und Anwendungsdauer der Wickel lassen sich recht unterschiedliche *Wirkungen* erzielen:

a) Mit einem nur gering ausgewundenem, eine große Menge kalten Wassers enthaltendem Wickeltuch mit kurzer Liegedauer läßt sich dem Körper *Wärme entziehen.*

b) Bleibt ein gut ausgewundener Wickel über den Zeitpunkt des Temperaturausgleichs zwischen Haut und Wickelflüssigkeit hinaus angelegt, so kommt es unter dem Wickel zu einem *Wärmestau* und es setzt eine leichte Stoffwechselsteigerung, zunächst lokal, dann über den gesamten Körper ausgebreitet, ein.

c) Wird die Wärmestauung nicht zeitlich begrenzt, bleibt der wärmestauende Wickel weiter angelegt, so führt das zum gründlichen und anhaltenden Schweißausbruch = *schweißtreibender Wickel.*

Wärmeentziehender Wickel (Packung)

Das befeuchtete Tuch soll nur so weit ausgedrückt werden, daß es beim Anlegen nicht mehr tropft. Je mehr kaltes Wasser das Tuch enthält, desto mehr Wärme vermag es vom Körper abzunehmen. Daraus leitet sich auch die Indikation des wärmeentziehenden Wickels ab. Er wird bei *Fieber* angewendet. Ist ein Temperaturausgleich zwischen Körperdecke und Wickel erfolgt, nimmt der Wickel also keine Wärme mehr ab, so muß er entfernt und erneuert werden. Je nachdem wie hoch das Fieber und wie kalt das verwendete Wasser ist, variiert dieser Zeitpunkt des Temperaturausgleichs etwas. Im allgemeinen wird man jedoch davon ausgehen dürfen, daß nach etwa 20 Minuten der wärmeentziehende Wickel gewechselt werden muß, wenn er nicht mehr als kalt empfunden wird. Nach drei- bis viermaliger Erneuerung ist eine deutliche Minderung der erhöhten Körpertemperatur festzustellen. Je nach Intensität des fieberauslösenden Krankheitsprozesses steigt die Körpertemperatur evtl. nach wenigen Stunden wieder an; dann muß die Serie wärmeentziehender Wickel wiederholt werden. Bevorzugt setzt man hierzu Waden-, Lenden- oder Brustwickel ein.

Wärmestauender Wickel (Packung)

Er wird *kurmäßig* angewandt, um eine leichte Steigerung des Stoffwechsels zu erreichen, um eine reduzierte Reaktionsfähigkeit des Kreislaufs zu aktivieren und um nervöse Fehlsteuerungen abzubauen, d. h. es wird eine allmähliche Umstimmung der allgemeinen Reaktionslage angestrebt. Der Erfolg liegt also weniger in dem Effekt der einzelnen Anwendung, sondern in deren Summation im Rahmen einer sich über die Kur erstreckenden Behandlungsserie.
Man kann wärmestauende Wickel selbstverständlich auch durchführen, wenn am gleichen Tage noch andere Behandlungen zur Anwendung kommen. Gewöhnlich gibt man den Wickel morgens früh im Bett. Man hat dann die Gewähr, daß der Patient ausreichend vorgewärmt ist. Wärmestauende Wickel können aber auch zu jeder anderen Tageszeit angelegt werden, z. B. abends als »Schlafwickel«, nur ist dann ggf. für die nötige Vorwärmung des Patienten Sorge zu tragen.
Das nasse Tuch wird beim wärmestauenden Wickel stark ausgewrungen, der Kältereiz, der die Reaktion »herausfordert«, ist nur von kurzer Dauer. Der

Wärmeentzug ist gering, das nasse Tuch nimmt bald die Körperwärme an, und danach kommt es zum Wärmestau unter dem Wickel. Der gut zugedeckte Patient kann die gestaute Wärme nur ungenügend nach außen abgeben. Bevor es jedoch zum allgemeinen Schweißausbruch kommt, wird der Wickel abgenommen. Die ersten leichten Schweißspuren auf der Stirn der eingewickelten Person geben den Zeitpunkt dafür an. Im Durchschnitt ist das nach etwa 45-60 Minuten Liegedauer der Fall. Lose zugedeckt sollte der Patient noch mindestens eine halbe Stunde nach dieser Anwendung Bettruhe einhalten.

Schweißtreibender Wickel (Packung)

Er wird eingesetzt zur Kupierung von Erkältungskrankheiten oder – auch wieder *serienmäßig* – zur intensiven Stoffwechselanregung bei Fettsucht. Der schweißtreibende unterscheidet sich vom wärmestauenden Wickel nur durch die Liegedauer. Man läßt den Kranken so lange im Wickel, bis er kräftig schwitzt. Das ist nach etwa 1 ½ bis 2 Stunden der Fall. Bei Fieber kann die Schweißbildung allerdings auch schon einmal früher eintreten. Wichtig ist, daß auch bei diesem Wickel das nasse Tuch stark ausgewrungen wurde.
Entscheidend ist, daß der Patient innerhalb der ersten halben Stunde im Wickel warm wird. Das kann nur erreicht werden, wenn der Wickel fest anliegt. Unter einem zu locker gelegten Wickel, der Luftzutritt von außen ermöglicht, bleibt die reaktive Wiedererwärmung aus, der Patient friert in der Packung. Wird der Patient jedoch trotz gut anliegenden Wickels in der vorgesehenen Zeit nicht warm, so muß man zusätzlich Wärme zuführen. Das geschieht am besten, indem man ihm heißen Tee oder heißen Fruchtsaft zu trinken gibt und Wärmflaschen mit einpackt. Auf keinen Fall dürfen alkoholische Getränke gereicht werden, da durch sie die typischen Reaktionsabläufe unabschätzbar verändert werden. Bleibt trotz aller Bemühungen die Wiedererwärmung aus, so muß der Wickel abgenommen werden.
Nach beendeter Schwitzprozedur wird der Patient aus dem Wickel mit einem temperiert befeuchteten Tuch »herausgewaschen« (siehe S. 56), um das Nachschwitzen etwas einzudämmen. Nur lose zugedeckt soll der Kranke dann mindestens eine Stunde Nachruhe einhalten, damit der Wärmestau sich allmählich wieder zurückbilden und die weiteren im Körper angeregten Reaktionen abklingen können.
Es würde den Rahmen dieses Abschnittes überschreiten, sollten alle Wickelformen detailliert geschildert werden. Deshalb werden nur einige der typischen und gebräuchlichsten Wickel und Packungen eingehender beschrieben, weitere werden lediglich kurz erwähnt.

Halswickel

Er wird gern eingesetzt bei entzündlichen Erkrankungen im Hals- und Rachen-bereich, auch bei Heiserkeit im Gefolge eines grippalen Infektes. Hierbei wird der gut ausgewrungene Wickel vorwiegend im Sinne der *Wärmestauung* ange-wendet. Liegt allerdings eine hochfieberhafte Störung, z. B. eine akute Ent-zündung der Mandeln vor, so ist es zweckmäßig, den gut feuchten Wickel häufig zu wechseln zur *Fiebersenkung* und *Entzündungsdämpfung*.

Das Innentuch des Halswickels soll ca. 10 cm breit und so lang sein, daß es mindestens zweimal um den Hals herumreicht (etwa 90 cm). Man kann gegebe-nenfalls auf ein trockenes Zwischentuch verzichten, wenn man für diesen Wickel ein in der Länge gefaltetes Handtuch nimmt, das nur auf der einen Längshälfte befeuchtet wurde. Die andere trockene Hälfte dient dann als Zwischentuch. Ein Wolltuch oder Wollschal bildet den Abschluß des Wickels.

Brustwickel

Als unterstützende Maßnahme wird er empfohlen bei chronischer und akuter Bronchitis, bei Pleuritis und Pneumonie, auch bei massiver Beteiligung der Atmungsorgane im Verlauf einer Grippe.

Bei hochfieberhaften Zuständen kann der Brustwickel – häufig gewechselt – *wärmeentziehend* und *fiebersenkend* genutzt werden. Handelt es sich um subakute oder chronische Zustände, etwa nach einer Pleuritis oder um eine sich schlecht lösende Pneumonie, so wird man den kalt angelegten Wickel *wärme-stauend* wirken lassen. Bei diesen Indikationen kann aber auch ein sogenannter *Senfwickel* eingesetzt werden, d. h. ein Wickel, der mit einem Senfmehlzusatz (s. S. 61) versehen wurde. Der Senfwickel hat jedoch eine deutlich *verkürzte Liegezeit*! Er muß abgenommen werden, wenn der Patient über das Auftreten eines deutlichen *Brenngefühls* klagt.

Der Brustwickel reicht von den Achselhöhlen bis unter den Rippenbogen. Nach Aufrichten des Patienten im Bett werden die drei Tücher des Wickels so auf das Bett gelegt, daß sie beim Zurücklegen des Kranken in der richtigen Lage am Oberkörper appliziert werden können. Die Tücher werden nachein-ander im Zug-Gegenzugverfahren um den Oberkörper gewunden. Sie sind glatt und faltenlos, aber auch stramm anzulegen, da nur das feste Anliegen eine rasche und ausreichende Wiedererwärmung garantiert. Das nasse Innentuch soll seitlich um mindestens 2 cm vom trockenen Zwischentuch überdeckt werden, damit keine örtliche Auskühlung entsteht, die der Wiedererwärmung entgegenwirken würde.

Der Brustwickel darf, auch wenn er stramm und fest anliegt, die Atmung nicht beeinträchtigen. Deshalb zieht man die Tücher bei *mittlerer Atemstellung* an – und nicht bei tiefer Ein- oder Ausatmung.

Wadenwickel

Wenn auch dieser Wickel – wie der Arm- oder Beinwickel – bei örtlichen Entzündungen oder rheumatischen Beschwerden je nach Indikation wärmeentziehend oder wärmestauend verordnet werden kann, so wird er doch überwiegend als wärmeentziehender Wickel zur Fiebersenkung eingesetzt.

Er reicht von der Ferse bis zur Kniekehle (Abb. 15a und b) und ist einfach anzulegen. In der häuslichen Krankenpflege haben sich anstelle des dreischichtigen Wickels die sogenannten »*nassen Socken*« eingebürgert. Dabei werden nasse, mäßig ausgewrungene Baumwollsocken über Fuß und Wade gezogen und – ohne eine Zwischenlage – trockene Wollstrümpfe darübergestreift (Abb. 16).

Gewöhnlich wird der Wadenwickel kalt angelegt, lediglich bei Schüttelfrost ist ein warmer Wickel angezeigt.

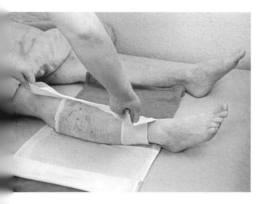
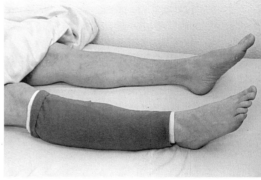

Abb. 15a–b: a) Anlegen eines Wadenwickels, b) Fertiger Wadenwickel.

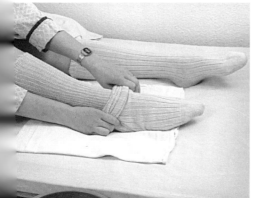

Abb. 16: »Nasse Socken«.

Arm- oder Beinwickel

Vorwiegend werden diese Wickel angewendet zur örtlichen Behandlung, z. B. bei Entzündungen der Venen oder der Lymphbahnen. Daneben lassen sich Bein- oder Armwickel auch – häufig gewechselt – zu Fiebersenkung oder als wärmestauender Wickel (s. S. 64) bei *Schlaflosigkeit* einsetzen.

Zur *Linderung örtlicher Entzündungen*, etwa einer Thrombophlebitis oder Lymphangitis werden die Wickel *kalt angelegt*. Der kühlende Effekt kann verlängert werden, wenn das Innentuch des Wickels mit *Lehmwasser* (s. S. 61) getränkt wird. Es ist sorgfältig darauf zu achten, daß der Wickel abgenommen und erneuert wird, sobald der Temperaturausgleich zwischen Wickeltuch und Haut erfolgt ist. Würde der Wickel über diese Zeit hinaus liegenbleiben, so käme es unter ihm zum Wärmestau, der die Entzündung noch verstärken würde.

Soll der Wickel zur Linderung von *rheumatischen Beschwerden* oder von *Überlastungsreaktionen* an Sehnen, Bändern und Muskeln dienen, so wird er entweder als wärmestauender Wickel *kalt oder gegebenenfalls auch warm* angelegt. *Bei anfallsweisem Hinken* auf der Basis arterieller Durchblutungsstörungen sollte der Beinwickel *warm* verwendet werden. *Warme Armwickel* kommen *bei Angina pectoris* zur Anwendung. Achtung, bei entsprechenden Herzbeschwerden niemals kalte Wickel verwenden, sie könnten anfallsauslösend oder beschwerdeverstärkend wirken! Darüber hinaus ist bei der Anwendung von Kaltwickeln stets auf die Grundregel zu achten, die für alle Kaltmaßnahmen gilt: Niemals kalte Anwendungen bei kalten Füßen oder kalten Händen.

Technisch bestehen zwischen dem Bein- und dem Armwickel keine nennenswerten Unterschiede. Man benötigt die üblichen drei Wickeltücher. Der Beinwickel umhüllt das ganze Bein, einschließlich des Fußes, bis zur Hüfte. Die Tücher werden durch Umschlagen am körpernahen Ende so abgeschrägt, daß man eine längere und eine kürzere Seite zur Verfügung hat. Dadurch läßt sich ein genaues Anlegen an der Leistenbeuge erreichen. Die längere Seite kommt an die Außenseite des Beines, die kürzere an die Innenseite. Zuerst werden Fuß und Waden umwickelt, dann der Oberschenkel.

Der *Armwickel* reicht von der Hand bis zur Schulter. Die Tücher werden zur Schulter hin schräg nach außen umgeschlagen, so daß die längere Seite des Wickeltuches an der Außenseite, das kürzere Ende an der Innenseite des Armes liegt. Man beginnt die Einwicklung durch sorgfältige Faltenlegung an der Hand und packt dann den Arm ein, wobei auf einen guten Abschluß des Wickels an der Schulter zu achten ist.

Lendenwickel

Als kalt angelegter wärmestauender Wickel wird er empfohlen bei Einschlaf-störungen, bei funktionellen Magen-Darm- oder Leber-Gallenbeschwerden. Dazu gehört auch der gastro-cardiale Symptomenkomplex, ebenso aber die chronische Verstopfung oder ein akuter Magen-Darmkatarrh. Ferner wird der Wickel bei subakuten und chronischen Entzündungen im Bauch- und Becken-raum angewandt. Bei Koliken, Meteorismus, Menstruationsbeschwerden, chronischer Nierenentzündung oder chronischer Leberschwellung werden *warme oder heiße* Wickel eingesetzt.

Der Lendenwickel reicht vom unteren Rippenbogen bis zur Mitte der Ober-schenkel. Beim Anlegen ist darauf zu achten, daß er fest anmodelliert ist. Das ist durch entsprechende Faltenlegung zu erreichen.

Eine mildere Wirkung als der Lendenwickel entfaltet die *Leibauflage*, deren Heilanzeigen sich mit denen des Lendenwickels decken. Sie kommt vorwie-gend dann zur Anwendung, wenn die sorgfältige Anlage des Lendenwickels am bewegungsbehinderten oder geschwächten Patienten nicht möglich ist.

Die Leibauflage kann sowohl als *örtliche Heiß-* als auch als *Kaltanwendung* dienen. Wolldecke und trockenes Zwischentuch werden unter dem Kranken hindurchgeschoben. Ein mehrfach zusammengelegtes feuchtes Leinentuch wird so aufgelegt, daß es vom Rippenbogen bis zur Leistenbeuge reicht. Dann wird der Leib mit Zwischen- und Wolltuch umwickelt.

Kurzwickel

Er wird besonders wegen seiner guten Beeinflussung des Wärmehaushalts und des Stoffwechsels angewendet. Im übrigen ist er bei den gleichen Beschwerde-bildern angezeigt, bei denen ein Lenden- oder Brustwickel eingesetzt wird. Verschiedentlich wird der Kurzwickel auch als Stamm- oder Rumpfwickel bezeichnet.

Er reicht von der Achselhöhle bis zur Mitte der Oberschenkel. Diese untere Grenze ist deshalb einzuhalten, weil sich hier der Wickel am besten dicht anmodellieren läßt, denn ein allseits festes Anliegen ist für die Wiedererwär-mung unerläßlich.

Kann man den Wickel nicht entsprechend anlegen, weil der Patient zu immobil ist, so sollte man auf den *Stammaufschlag* oder den *Oberaufschläger* zurück-greifen. In diesem Fall werden nur das Woll- und das trockene Zwischentuch unter dem Rücken des Patienten hindurchgeschoben und das nasse Tuch, das man der Größe entsprechend gefaltet hat, auf die Vorderseite des Rumpfes – auf den seitlichen Körperpartien etwas herabhängend – aufgelegt. Mit dem trockenen Zwischentuch wickelt man die nasse Auflage fest und schließt den Aufschlag mit der zirculär geführten Wolldecke ab. Die Wirkung ist milder als die des Kurzwickels, im Prinzip aber die gleiche.

Dreiviertelpackung

Sie kann zwar auch bei hohen Körpertemperaturen zum Wärmeentzug dienen, doch ist der erforderliche mehrfache Wechsel umständlich und bringt auch für den Kranken die Gefahr mit sich, daß er, wenn der Wechsel nicht rasch durchgeführt wird, zwischendurch abkühlt. Bevorzugt wird die Dreiviertelpakkung als *kurmäßige Anwendung* genutzt zur Umstimmung und zur Stoffwechselsteigerung, zur Beeinflussung rheumatischer Beschwerden von Seiten der Wirbelsäule und der Gelenke der unteren Extremitäten und – hierbei allerdings als Einzelmaßnahme – zur Förderung des Schweißausbruchs bei Erkältungskrankheiten. Je nach angestrebter Wirkung kann man die Dreiviertelpakkung wärmeentziehend, wärmestauend oder schweißtreibend anwenden (s. S. 164 ff.).

Die Packung beginnt in Höhe der Achselhöhlen und reicht von dort bis um die Füße herum. Sie läßt also nicht nur Nacken und Schultern, sondern auch die Arme frei, was von vielen Patienten, die unter *Beklemmungsgefühlen* leiden, als angenehm empfunden wird. Am oberen Rand ist wieder darauf zu achten, daß das trockene Zwischentuch das nasse Wickeltuch zum Schutz der äußeren Wolldecke und zur Vermeidung von Abkühlung um 2 bis 3 cm überragt. Sonst ist die Technik wie bei der Ganzpackung (s. dort). Auch hier muß durch Zug und Gegenzug für das feste Anliegen der Packung gesorgt werden.

Ganzpackung

Ganzpackungen können zwar als *Einzelanwendungen* zur Anregung des Schweißausbruchs bei Erkältungs- und Infektionskrankheiten dienen, doch werden sie überwiegend *im Rahmen einer Kur* zur Umstimmungsbehandlung und zur Stoffwechselsteigerung eingesetzt. Sie decken sich in ihren Heilanzeigen weitgehend mit denen der Dreiviertelpackung, wirken allerdings noch intensiver.

Die Ganzpackung umschließt den ganzen Körper mit Ausnahme des Kopfes. Zur Vorbereitung breitet man über ein Ruhebett zunächst eine große Wolldecke aus, und zwar derart, daß sie auf einer Seite etwas weiter herabhängt als auf der anderen. Am Kopfende wird die Wolldecke etwa handbreit nach unten umgeschlagen. Dann breitet man über die Wolldecke erst das trockene Zwischentuch und darüber das nasse Laken. Auch diese beiden Tücher schlägt man am Kopfende handbreit nach unten um. Am oberen Rand läßt man das trockene Zwischentuch gut handbreit die Wolldecke und auch das nasse Tuch überragen. Dadurch wird verhindert, daß die Wolldecke beim Einpacken mit der Haut des Patienten in Berührung kommt. Gleichzeitig ist auch das nasse Innentuch gut abgedeckt. Würde nämlich das nasse Tuch nach außen hervorragen, so könnte der Körper an dieser Stelle auskühlen und die Erwärmung in der Packung würde in Frage gestellt sein.

Auf das nasse Laken legt sich nun *der völlig entkleidete Patient*, und zwar so, daß ihm das nasse Laken im Nacken bis zum Haaransatz reicht. Dann hebt er beide Arme hoch. Mit schnellen Griffen schlägt der Behandler den weniger herabhängenden Teil des nassen Tuches glatt um den Körper des Patienten, so daß der obere Rand des Lakens in Höhe der Achselhöhlen zu liegen kommt. Auf der gegenüberliegenden Seite steckt er das Laken faltenlos unter den Rücken und unter das Gesäß des Kranken. Dann legt er es eng um und zwischen die Beine, so daß der Körper allseitig vom nassen Tuch bedeckt ist und *nirgends Haut auf Haut* liegt. Jetzt darf der Patient die Arme locker seitlich an den Rumpf legen und der Behandler schlägt nun den weiter herabhängenden Teil des Lakens ebenfalls glatt um den Körper des Patienten. Dabei müssen beide Schultern so eingepackt werden, daß das Laken auch am Hals gut anliegt. Der Rest des Lakens wird straff um den Rumpf und um die Beine gewickelt und das untere Ende um die Füße geschlagen. In gleicher Weise folgt dann das Einpacken mit dem trockenen Zwischentuch, das mit einer besonderen Umschlagtechnik glatt über die Schultern gelegt wird, so daß es am Hals gut anliegt. Auch Rumpf und Bein werden mit raschen Griffen glatt und faltenlos eingepackt. Zuletzt hüllt man den Patienten in die Wolldecke ein. Bei Einsetzen der Wärmestauung wird es von vielen Patienten als angenehm empfunden, wenn sie ein *kaltes nasses Tuch auf die Stirn* gelegt bekommen. Bei einer schweißtreibenden Packung ist sorgfältig darauf zu achten, daß dem Kranken regelmäßig in kurzen Abständen der Schweiß mit einem trockenen Tuch vom Gesicht und von der Stirn getupft wird.

Spanischer Mantel

Er stellt eine *Variante der Ganzpackung* dar, die besonders in solchen Behandlungsstätten verwendet wird, in denen in größerem Umfang Ganzpackungen abgegeben werden. Beim spanischen Mantel ist an die Stelle des nassen Tuches ein weites bademantelähnliches Gewand aus grobem Leinen getreten, das vom Hals bis *über die Füße* reicht und dessen Ärmel die *Fingerspitzen überragen*. Der weite Mantel ist nach vorne offen, die Seitenteile werden aber beim Anziehen übereinander geschlagen. Der mit kaltem Wasser getränkte Mantel wird vom Patienten außerhalb des Bettes angezogen. Dann legt sich der Kranke in das wie zur Ganzpackung mit Zwischentuch und Wolldecke hergerichtete Bett, der Leinenmantel wird glatt gestrichen und die Einwicklung wie zur Ganzpackung durchgeführt. Die Wirkung des spanischen Mantels läßt sich mit derjenigen der Ganzpackung vergleichen, entsprechend sind auch die Indikationen identisch.

Salzhemd

Es ist gewissermaßen ein *verkürzter spanischer Mantel*, bei dem Hände und Füße vom nassen Tuch nicht bedeckt werden. Das Hemd wird getränkt mit einer 2 bis 5%igen *Solelösung* (d. h. 20 bis 50 Gramm Haushaltssalz pro Liter Wasser). Die Sole übt einen kräftigen Hautreiz aus, begünstigt den Schweißausbruch und fördert die rasche Entwicklung des Ausschlages bei Infektionskrankheiten, wie Masern oder Scharlach.

Weitere Wickelformen

Beim *Kopfwickel* werden Augen, Nase und Mundpartie freigelassen.
Der *Fußwickel* bedeckt den Fuß bis zum oberen Sprunggelenk.
Ein *Handwickel* reicht von den Fingerspitzen bis zur Mitte des Unterarms.
Der *Unteraufschläger* ist mit dem Oberaufschläger hinsichtlich der Einwicklung vergleichbar, allerdings wird das nasse Tuch auf der Rückseite des Kranken angelegt und reicht von der Schulterblatthöhe bis zur Kniekehle.
Einen *T-Wickel* verabfolgt man bei Blasen-, Prostata- oder ähnlichen Leiden: Man führt beim Lendenwickel noch ein schmales nasses Tuch vom Kreuzbein zwischen den Beinen des Kranken hindurch bis zum Unterleib.
Als *Schottenwickel* bezeichnet man eine Abart des Brustwickels, bei welcher an das gewöhnliche Wickeltuch trägerartige Schulterbinden angenäht sind. Damit lassen sich die Lungenspitzenbereiche mit in den Wickel einbeziehen. Außerdem wird durch die Träger ein fester Sitz des Wickels gewährleistet. Der Brustwickel kann auch durch den *Kreuzwickel* ersetzt werden. Besonders für den weniger geübten Behandler läßt sich damit eine faltenlose, gut anliegende, dem Brustwickel vergleichbare Anwendung erreichen. Man benötigt für den Kreuzwickel eine 2 ½ bis 3 Meter lange und (je nach Schulterbreite) 15 bis 20 cm breite Leinenbinde, die man in kaltes Wasser taucht, gut auswindet und in folgender Weise um Brust und Schultern wickelt: Den Kopf der Binde nimmt man in die rechte Hand, das freie Ende in die linke. Dann führt man die Binde von der rechten Brustwandseite (also unterhalb der Achselhöhle) schräg nach oben zur linken Schulter und von da aus schräg über den Rücken zum Ausgangspunkt zurück. Darauf läßt man die Binde quer über die Brust zur

linken Brustkorbseite laufen, führt sie unter der linken Achselhöhle hindurch zum Rücken, überquert den Rücken schräg aufwärts bis zur rechten Schulter und über diese hinweg bis zur Brustmitte. Mit einer zweiten, trockenen und etwas breiteren Binde wickelt man die nasse fest.

Kneipp-Güsse (Flachgüsse)

Schon im Altertum wandte man örtliche und allgemeine Übergießungen mit kaltem und warmem Wasser zur Behandlung krankhafter Zustände an, wobei man das Wasser aus mehr oder minder großer Fallhöhe mittels verschiedener Zuleitungen auf den Körper goß. Unter anderem waren auch Gießkanne und Schlauch später schon im Gebrauch, bevor KNEIPP seine berühmt gewordenen Güsse entwickelte. Dennoch ist das, was wir heute unter einem KNEIPPschen Guß verstehen, ausschließlich seine eigene Erfindung! Er hat die Begießung zu einem hochdifferenzierten System entwickelt, ihre Indikationsbreiten empirisch ermittelt und die Einteilung der Güsse in Knie-, Schenkel-, Rücken-, Oberguß usw. vorgenommen. Auch der Name »Guß« stammt von KNEIPP. Unter einem KNEIPPschen Guß verstehen wir die Anwendung eines *gebundenen*, nahezu *drucklosen* Wasserstrahls, der sich beim Auftreffen auf den Körper als »Wasserplatte« über die Hautoberfläche ausbreitet oder wie ein »Wassermantel« um die begossene Extremität herumlegt (Abb. 17). Niemals darf bei den KNEIPPschen Flachgüssen das Wasser auf den Körper *gespritzt* werden. Anders verhält es sich bei den Blitzgüssen (s. S. 90 ff), bei denen bewußt eine zusätzliche starke mechanische Beeinflussung der Hautoberfläche in Kauf genommen wird.

Ursprünglich benutzte man für den Guß ausschließlich die Gießkanne (ohne Brausenkopf), später ging man mehr und mehr zum Gießen mit einem

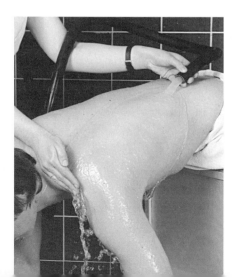

Abb. 17: Beim Flachguß breitet sich das Wasser »mantelförmig« über dem behandelten Hautbezirk aus.

73

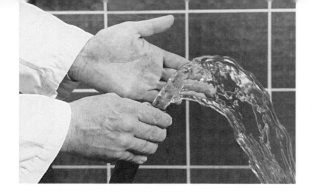

Abb. 18: Beim Flachguß soll der Wasserstrahl praktisch drucklos nur etwa handbreit aus der Schlauchöffnung hervorquellen.

Schlauch über. Die Arbeit mit der Kanne ist ziemlich umständlich, weil man stets eine ausreichende Wassermenge in Kübeln bereithalten muß, da der Inhalt einer Kanne nicht ausreicht. Bereits für einen Kniegguß benötigt man 2 bis 4 Kannen, für einen Schenkelguß sogar 6 bis 8 Kannen voll Wasser. Das Gießen mit dem Schlauch ist weitaus weniger anstrengend für den Behandler, da das Heben der Kannen entfällt.

Man nimmt also heute zum Gießen den Schlauch. Dieser soll ungefähr 2 bis 2½ Meter lang sein und eine lichte Weite von 2 cm aufweisen. Da der Wasserdruck nahezu ausgeschaltet werden soll, damit sich das Wasser auch flach wie ein Mantel oder eine Platte auf der Körperdecke ausbreitet, darf man den Wasserleitungshahn nicht sehr weit aufdrehen. Den richtigen Druck hat man erreicht, wenn das Wasser aus dem mit der Öffnung senkrecht nach oben gehaltenen Schlauch etwa handbreit hervorsprudelt (Abb. 18). Man geht mit dem Schlauch beim Gießen ziemlich nahe an den Körper heran. Der Abstand soll etwa 5 bis 10 cm betragen. Man hält den Schlauch zwischen Daumen und den ersten beiden Fingern, mit der Öffnung nach unten (Federhalterstellung), so daß das Wasser in einem Winkel von ungefähr 45° auf den Körper auftrifft. Nur beim Brust-, Rücken- oder Vollguß hält man den Schlauch zeitweilig mit der Öffnung nach oben (Kletterhaltung).

Abb. 19a: Gießraum mit Gießböcken.

Abb. 19b: Gießschläuche.

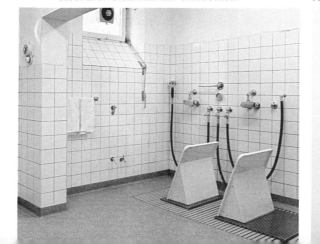

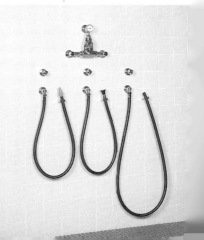

An technischen Hilfsmitteln benötigt man ein Schutzbrett oder einen Gießbock (Abb. 19 a), über den der Patient sich (z. B. beim Oberguß) hinwegbeugt. Weiterhin braucht man einen Lattenrost, weil der Patient nicht auf dem nassen Boden im ablaufenden Wasser stehen darf. Anstelle der hygienisch nicht ganz einwandfreien hölzernen Lattenroste verwendet man heutzutage Rostmatten aus Gummi oder Kunststoff. Arm- und Obergüsse kann man anstatt über einem Gießbock oder einem Schutzbrett auch über einer Badewanne ausführen.

Die KNEIPPschen Güsse beruhen auf dem *Prinzip des Einschleichens* mit einem an sich starken Reiz, d. h. daß bei gleichbleibender Wassertemperatur nach und nach eine größere Hautfläche begossen wird. Man beginnt beim Gießen *stets an der Peripherie* des Körpers (und zwar immer an der rechten Seite) und läßt den Guß langsam und gleichmäßig zentralwärts ansteigen. Auch im Verlaufe einer Gießkur verfolgt man das Einschleichprinzip: Man beginnt mit Güssen, bei denen eine kleine Hautfläche übergossen wird, z. B. mit dem Kniguß, und geht dann zu größeren Güssen über (Schenkelguß, Unterguß usw.).

Der kalte Guß ist demnach keine schroffe Gewaltmaßnahme, wie vielfach irrtümlicherweise angenommen wird, sondern eine in weiten Grenzen *fein dosierbare Anwendung*. Freilich dürfen Güsse nicht schematisch oder gar kritiklos angewandt werden, denn bei den verschiedenen Reaktionstypen sowie bei veränderter Reaktionslage (vergl. S. 40 ff.) tritt die Reaktion nach unterschiedlich langer Reizdauer auf. Es lassen sich daher für die *Dauer eines Gusses* keine festen Zeiten vorschreiben. Je nach Ausdehnung des Gusses (ob Knie-, Ober- oder Vollguß) sowie nach der Reaktionsfähigkeit des Patienten kann ein kalter Flachguß etwa zwischen einer halben und zwei Minuten dauern. Das Aufsteigen mit dem Wasserstrahl geschieht langsam und zügig, das Absteigen etwas schneller. Grundsätzlich gießt man bis zum Eintritt der Reaktion, bis also eine leichte Hautrötung einsetzt. Nur bei schwächlichen, nervösen, in ihrer Reaktion gestörten Personen macht man eine Ausnahme, indem man den Eintritt der Reaktion nicht abwartet. Bei solchen Kranken müssen sich die nervösen Reflexvorgänge, die für den Ablauf der Reaktion verantwortlich sind, erst nach und nach einspielen. Wenn sich im Verlauf des Gusses eine livide Verfärbung der Haut einstellt, muß der Guß sofort abgebrochen werden. Das hat aber nicht zu bedeuten, daß jede Gießkur bei diesen Personen kontraindiziert ist, man sollte vielmehr versuchen, durch Wiederholung des Gusses in den nächsten Tagen allmählich die Reaktion zu wecken. Ausgesprochen kälteempfindlichen Personen gibt man anfangs auch *leicht temperierte Güsse* und geht erst nach einer gewissen Gewöhnungszeit über mehrere Behandlungen zu den kalten Güssen über. Man kann zum Einspielen der Gefäßreaktion auch *heiße oder wechselwarme Güsse* verabfolgen. Die abhärtende Wirkung dieser Güsse ist ähnlich, wie die der kalten. Kalte Güsse aber haben darüber hinaus noch eine allgemeine tonisierende und erfrischende Wirkung.

Es gibt Patienten, die bei kalten Güssen einen kneifenden oder stechenden *Kälteschmerz* angeben. Dieser ist aber nicht unbedingt ein Zeichen für schlechte Verträglichkeit. Die Reaktion kann sogar nach dem Kälteschmerz noch intensiver sein als sonst. Immerhin ist dieser Schmerz aber ein Zeichen dafür, daß der Guß zunächst abgebrochen werden sollte. Für kalte Güsse gelten übrigens die gleichen Richtlinien wie für alle anderen Kälteanwendungen. Also: Niemals bei ausgekühltem Körper kalt gießen! Nicht unnötig unbekleidet umherstehen! Kalte Güsse nie in kalten Räumen oder bei Zugluft ausführen! Vor dem kalten Guß muß der Körper (auch Füße und Hände) warm sein, nach dem Guß muß er sich wieder rasch erwärmen. Bei kalten Füßen oder Händen vor dem Guß ein warmes Fuß- oder Handbad oder einen warmen Guß verabfolgen. KNEIPP betont: »Wenn kalt, dann kurz und kalt!«

Der *Gießraum* muß auf etwa 18 bis 20° C *temperiert* sein. Aber auch dann soll der Patient vor der Anwendung nicht zu lange entblößt warten, damit er nicht auskühlt. Während des Gusses wird er aufgefordert ruhig ein- und auszuatmen. Keinesfalls darf er während der Benetzung des Oberkörpers dem Kaltreiz nachgeben und die Luft anhalten. Der Behandler wird darauf achten und gegebenenfalls den Patienten freundlich ermuntern weiterzuatmen.

Bei Teilgüssen entkleidet sich der Patient nur so weit, wie es der Guß erfordert. Nach dem Guß werden Lenden- und Kreuzbeingegend zwar abgetrocknet, sonst reibt man den Körper nur dann trocken, wenn die Reaktion nicht prompt einsetzt, wie es bei nervösen, reaktionsgeschwächten Patienten der Fall sein kann. Im Allgemeinen wird die *Feuchtigkeit nur mit der Hand abgestreift*, der Körper trocken bekleidet und der Kranke fördert die Wiedererwärmung durch Gymnastik oder schnelles Gehen, wenn er es nicht vorzieht, sich ins (eventuell vorgewärmte) Bett zu legen.

Die günstigste Zeit für die Durchführung von Güssen ist am Morgen etwa zwischen 7.00 und 9.00 Uhr. Wenn am Nachmittag eine entsprechende Behandlung durchgeführt wird, sollte dies zwischen 15.00 und 16.00 Uhr erfolgen. Zur Mittagszeit, auf vollen Magen, sind Güsse nicht angezeigt.

Die bevorzugte *Wirkung* der Güsse ist auf die Beeinflussung der Blutzirkulation gerichtet. Man hat KNEIPP aus diesem Grunde auch als »Meister der Blutbewegung« bezeichnet. Die als »Reaktion« angestrebte Mehrdurchblutung der Körperdecke bleibt nicht ohne Auswirkung auf den *Gesamtkreislauf*, auf Blutdruck und Herztätigkeit. Darüber hinaus ist die hydrotherapeutische Behandlung auch als *Trainingsprogramm* für die periphere Gefäßregulation im

Sinne einer Adaptation beziehungsweise Readaptation einzustufen, besonders dann, wenn funktionelle Regulationsstörungen auf diesem Sektor bestehen. Selbstverständlich werden auf nervalem Wege durch den mit dem Guß verbundenen Reiz an der Haut neben *reflektorischen Vorgängen* an zugeordneten inneren Organen auch allgemein *umstimmende Wirkungen* am Nervensystem ausgelöst, vorwiegend im Sinne einer Aequilibrierung. Das heißt, daß es durchaus möglich ist, mit Güssen auf nervöse Personen beruhigend, dämpfend einzuwirken, während bei erschöpften Kranken ein entmüdender Effekt erzielt werden kann. Das setzt natürlich einen engen Kontakt zwischen Behandler und Patient voraus. Der Gießende sollte den *Guß niemals routinemäßig ausführen*, sondern einmal milder, einmal stärker dosiert, wobei Konstitution und Reaktionsweise des Patienten Richtschnur für die Dosierung sein müssen. Deshalb sollte der Behandler sich während der Anwendung mit dem Kranken unterhalten, über die von diesem wahrgenommenen Empfindungen sich unterrichten lassen. Wichtig ist ebenso die Beobachtung der Reaktion.

Gibt der Patient an, daß er den Guß als unangenehm empfindet, muß gegebenenfalls die Intensität verringert oder sogar der Guß abgebrochen werden. Bei zimperlichen Kranken wird der Bademeister unschwer durch aufmunternde oder gar energische Worte zur Fortsetzung der Behandlung beitragen können.

Zu einer sogenannten *Kälteallergie* (es handelt sich genaugenommen nicht um eine Allergie, sondern um eine durch physikalische Faktoren, hier Kälte, ausgelöste Urticaria) kann es bei besonders empfindlichen Personen durch Freisetzung von Histamin und anderen H-Substanzen über eine Kapillarerweiterung ohne Eröffnung von Arteriolen und Venolen kommen. Man beobachtet dann die Entwicklung eines urticariellen Exanthems und eines lokalen Oedems. Diese Reaktionsweise zwingt zum *Abbruch der Kaltreizbehandlung*.

Daß *Kinder* mit ihrem nur ungenügend entwickelten Unterhautfettpolster und ihrem veränderten Reaktionsmuster sehr viel empfindlicher auf kalte Güsse reagieren, deshalb einer besonders sorgfältigen Dosierung bedürfen, sei an dieser Stelle hervorgehoben.

Einfache Güsse wie Knie-, Schenkel- und Armgüsse kann jeder an sich selbst ausführen. Für die übrigen Güsse benötigt man die Hilfe eines Behandlers. Kalte, wechselwarme und heiße Güsse haben die gleichen Verlaufsrichtungen. Es werden daher im Folgenden die Verhaltensmaßregeln und die Verlaufsrichtungen bei den kalten Güssen beschrieben. Auf anders temperierte Güsse wird nur insofern eingegangen, als besondere Abweichungen oder Gesichtspunkte gelten. Bei Wechselgüssen gießt man erst warm und dann kalt. Gewöhnlich wird zweimal gewechselt.

Kniebuß

Vorbereitungen: Der Patient entblößt nur die Füße und die Unterschenkel, sonst bleibt der Körper bekleidet. Beinkleider beziehungsweise Röcke werden am Oberschenkel so weit zurückgehalten, daß sie nicht naß werden. Männer sollten jedoch lange und enge Unterhosen besser ausziehen und niemals umkrempeln, weil dadurch die Blutzirkulation behindert werden würde.
Kalte Füße erst vorwärmen (mit einem warmen oder ansteigenden Fußbad oder mit einem warmen bis heißen Guß). Niemals bei kalten Füßen kalt gießen!

Gießfolge:
Beginn an der *Rückseite* (Abb. 20 a).

Rechtes Bein: von der Kleinzehenseite des Fußes wird der Wasserstrahl über die Außenseite der Wade aufsteigend bis kurz über die Kniekehle geführt. Hier einige, gegebenenfalls bis zu 5 Sekunden verweilen (dabei den Wasserstrahl nicht auf einen Punkt gerichtet lassen, sondern leicht bewegen), die Wasserplatte über die Wade laufen lassen und dann an der Innenseite des Unterschenkels wieder absteigen bis zur Ferse.

Linkes Bein: es wird wie rechts, von der Kleinzehenseite ausgehend bis über die Kniekehle aufsteigend gegossen, hier wieder bis zu 5 Sekunden verweilt, dann mit dem Wasserstrahl zur rechten Kniekehle übergewechselt, verweilt und wieder zurück zur linken Kniekehle gegangen. Dann abwärts über die Innenseite des Unterschenkels zur Ferse.

Nun macht der Patient eine Kehrtwendung und es erfolgt die Begießung der *Vorderseite* (Abb. 20 b).

Rechtes Bein: von der Außenseite des Fußes kommend am Unterschenkel seitlich aufsteigen bis oberhalb der Kniescheibe. Diese ein paarmal mit dem Strahl umkreisen und an der Innenseite des Unterschenkels abwärts zur Ferse ziehen. Der Wasserstrahl soll nicht direkt über die Knochenkante des Schienbeines fließen, sondern mehr die Muskelpartien überspülen.

Linkes Bein: zunächst wie rechts; nach Umkreisen der Kniescheibe kurz nach rechts überwechseln, verweilen und dann den Wasserstrahl zurück zur linken Kniescheibe und abwärts zur Ferse führen.

Dann dreht sich der Patient noch einmal kurz um, damit *zum Abschluß die rechte und linke Fußsohle* begossen werden können.

Man rechnet je Vorder- und Rückseite eines Unterschenkels ungefähr 8-10 Sekunden Gießdauer, d. h., der Kniebuß wird 40 Sekunden zeitlich kaum überschreiten. Danach soll die *normale Reaktion* als helle gleichmäßige Hautrötung an Füßen und Unterschenkeln sichtbar sein. Kommt es dagegen zu

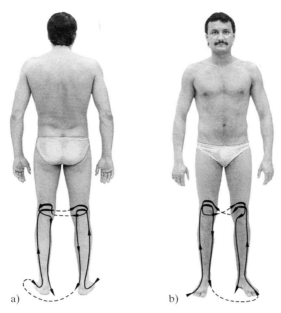

a)　　　　　　　　　　　b)

Abb. 20a und b: Gießfolge Kniguß (= verstärkte Linie:
hier jeweils ca. 5 Sekunden verweilen).

einer *abweichenden Reaktion*, ist die Haut fleckig, bläulich-marmoriert, so ist
das häufig ein Zeichen dafür, daß der Guß zu lange gedauert hat.

Bei *Wechsel-Kniegüssen,* die bevorzugt bei verzögerter Reaktionsweise des
Patienten zur Anwendung kommen, wird im Warm-Kaltwechsel praktisch die
gleiche Gießfolge eingehalten, lediglich das *Überwechseln* von der linken
Rückseite und von der linken Vorderseite zur rechten Kniekehle beziehungsweise zur rechten Kniescheibe *unterbleibt* und die Fußsohlen werden erst beim
letzten Kaltguß begossen.

Indikationen: als einleitende Maßnahme zum Beginn von Gießkuren. Zur
Durchblutungsanregung im Bereich von Füßen und Unterschenkeln. Bei
chronisch kalten Füßen und anderen Regulationsstörungen der peripheren
Durchblutung. Gelegentlich werden Kniegüsse auch noch als ableitende Maßnahme, insbesondere bei Stauungszuständen im Pfortaderkreislauf empfohlen.

Schenkelguß

Vorbereitungen: Beinbekleidung und Unterwäsche werden bis zur Gürtellinie
abgelegt. Der Oberkörper bleibt bekleidet. Kalte Füße vorwärmen! (vergl.
Kniguß)

Gießfolge:

Rückseite (Abb. 21a).

Rechtes Bein: an der Außenseite des Fußes beginnend den Wasserstrahl am Unter- und Oberschenkel außen hoch bis zum Gesäßmuskel führen. Hier etwa 5 Sekunden verweilen und das Wasser in breitem Wassermantel über das Bein abwärts fließen lassen. Dann an der Innenseite des Beines absteigen zur Ferse.

Linkes Bein: wie rechts, hoch zum Gesäßmuskel, verweilen, dann den Wasserstrahl in leichtem Abwärtsbogen über Mitte Oberschenkel zum rechten Gesäß führen, hier wieder verweilen und im Bogen nach links zurück. Über dem linken Gesäß erneut 5 Sekunden verweilen und dann an der Innenseite des Beines abwärts zur Ferse.

Vorderseite (Abb. 21b).

Rechtes Bein: vom Fuß her an der Außenseite des Beines hoch bis zur Leistenbeuge, dort kurz verweilen und an der Innenseite abwärts zum Fuß.

Linkes Bein: in der gleichen Weise wie rechts, jedoch von der Leistenbeuge aus in leichtem Bogen über Mitte Oberschenkel den Wasserstrahl nach rechts zur Leistenbeuge führen, hier verweilen und zurückwechseln. Wieder im Bereich der linken Leiste verweilen und den Strahl über die Oberschenkelinnenseite zum Fuß zurückführen.

Anschließend *Begießung der Fußsohlen.*

Abb. 21a und b: Gießfolge Schenkelguß.   Abb. 22a und b: Gießfolge Unterguß.

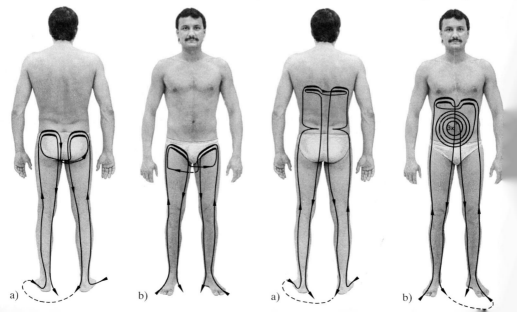

Indikationen: im Rahmen einer Gießkur die auf den Knieguß folgende stärkere Anwendung. Zur Zirkulationsanregung im ganzen Bein mit Auswirkung auf die Beckenorgane. Bei Blutverteilungsstörungen. Blutunterdruck. Krampfadern. Als ableitende Maßnahme bei Stauungen im Pfortaderkreislauf.

Der *Wechsel-Schenkelguß* verzichtet sowohl auf der Rückseite als auch an der Vorderseite auf ein Überwechseln jeweils von links nach rechts und zurück im Gesäß- beziehungsweise Leistenbereich. Die Füße werden nur beim letzten Kaltguß mit begossen.

Er wird empfohlen bei rheumatischen Beschwerden in der Beinmuskulatur, bei Parästhesien, bei Durchblutungsstörungen, die durch schlaffe Lähmungen bedingt sind.

Unterguß

Vorbereitungen: der Patient muß den Unterkörper entkleiden. Entweder Hemd oder Bluse und Unterwäsche bis zur Achselhöhle hochnehmen oder ebenfalls ablegen.

Gießfolge:

Rückseite (Abb. 22a).

Rechte Seite: zunächst wie beim Schenkelguß bis zum Beckenkamm gießen, dann den Strahl weiter hochführen bis zum rechten unteren Schulterblattwinkel. Hier verweilen und das Wasser in breiter Platte über die rechte Rückenpartie und das Bein abfließen lassen. Rechts neben der Wirbelsäule und an der Innenseite des rechten Beines abwärts bis zur Ferse führen.

Linke Seite: vom Fußrücken an der Außenseite hoch bis zum Beckenkamm und dann weiter bis zum unteren Schulterblattwinkel. Verweilen, im leichten Bogen nach rechts überwechseln, wieder etwa 5 Sekunden verweilen, zurück zum linken Schulterblattwinkel, erneut einige Sekunden verweilen, links neben der Wirbelsäule und an der Innenseite des Beines bis zur Ferse abwärts.

Vorderseite (Abb. 22b).

Rechte Seite: vom rechten Fußrücken an der Außenseite des Oberschenkels und des Bauches hoch bis zum Rippenbogen oder auch bis handbreit darüber, ca. 5 Sekunden verweilen, die Wasserplatte über die rechte Leibseite und das rechte Bein abfließen lassen und dann über Leibmitte und Innenseite des Beines absteigen zur Ferse.

Linke Seite: zunächst wie rechts bis zum Rippenbogen hoch, dort bis zu 5 Sekunden verweilen, überwechseln zum rechten Rippenbogen (oder handbreit darüber), erneut verweilen, zurück zum linken Rippenbogen, wieder einige

Sekunden verweilen, dann mehrmals (3 bis 6 ×) eine Leibspirale im Uhrzeigersinn (Dickdarmverlauf) ausführen und über Leibmitte und Innenseite des linken Beines absteigen. Als Abschluß Fußsohlen begießen.

Die Wirkung des Untergusses ist stärker als die des Schenkelgusses.

Indikationen: wie bei Knie- und Schenkelguß. Im Rahmen einer Gießkur als die auf den Schenkelguß folgende stärker dosierte Anwendung. Krampfartige Beschwerden im Magen-Darmbereich. Meteorismus. Obstipation. Stauungen im Pfortader-Lebergebiet.

Beim *Wechsel-Unterguß* wird ähnlich wie bei den Wechsel-Knie- und Wechsel-Schenkelgüssen auf das Überwechseln von der linken zur rechten Seite bei Erreichen des unteren Schulterblattwinkels beziehungsweise des Rippenbogens verzichtet.

Rückenguß

Vorbereitungen: da der Rückenguß einer der stärksten KNEIPPschen Güsse ist, soll man ihn niemals ohne entsprechende Vorbereitung und Gewöhnung durch kleinere, allmählich sich steigernde Güsse verabfolgen. Beim Rückenguß entkleidet sich der Patient völlig. Kalte Füße sind vorzuwärmen!

Gießfolge (Abb. 23):

zur Einleitung erfolgt zunächst ein kurzes Vorgießen der Beine. Vom rechten Fuß zur Hüfte aufsteigen, ohne Verweilen sofort an der Innenseite des rechten Beines abwärts, dann am linken Bein außen hochfahren bis zum Gesäß, im Bogen über die Mitte der Oberschenkel zur rechten Hand, dem Patienten Wasser in die hohle Hand geben, damit er sich damit *Herzgegend und Stirn vorkühlen* kann. Der Behandler selbst wäscht mit seiner linken Hand dem Patienten den Rücken kurz ab, um ihn auf den Kältereiz vorzubereiten.

Dann steigt der Guß (der Schlauch wird mit der Öffnung nach oben in sogenannter *Kletterhaltung* geführt) am rechten Arm hinauf über die Schulter zum Schulterblatt, verweilt dort etwa 5 Sekunden, während das Wasser in breiter Platte über die rechte Rückenhälfte abfließt. Es darf kein Wasser nach vorne überfließen. Der Strahl steigt dann in der Mitte der rechten Rückenseite abwärts, wechselt unterhalb des Gesäßes zur linken Hand, steigt am linken Arm über die linke Schulter zum Schulterblatt auf, verweilt hier und wird weiter in der Mitte der linken Rückenseite abwärts geführt bis zum Gesäß. Hier erneuter Wechsel zur rechten Seite, neben der Wirbelsäule hoch bis zur rechten Schulter, verweilen und auf der rechten Rückenseite wieder abwärts, abermals Wechsel unterhalb des Gesäßes zur linken Seite, ebenfalls hoch bis zur Schulter, verweilen, kurzes Überwechseln zur rechten Schulter und wieder zurück nach links. Darauf in der Mitte der linken Rückenseite und an der

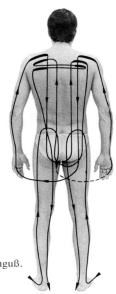

Abb. 23: Gießfolge Rückenguß.

Innenseite des linken Beines abwärts. Zum Abschluß rechte und linke Fuß-sohle begießen.

Wichtig bei der Durchführung des Rückengusses ist es, daß das Wasser als breite Platte die jeweilige Rückenpartie bedeckt, und daß der Patient ruhig weiteratmet. »Verschlägt« es ihm den Atem, so ist er energisch zum Weiterat-men aufzufordern.

Der Rückenguß kann notfalls auch *im Sitzen* durchgeführt werden. Der Patient sitzt auf einem Hocker. Zunächst gibt man ihm etwas Wasser in die hohle Hand, damit er sich die Herzgegend vorwaschen kann. Außerdem wäscht man ihm den Rücken ab, um auf den Kältereiz vorzubereiten.

Der Guß beginnt an der rechten Hand, steigt an der Außenseite des rechten Armes hoch bis über die Schulter zum Schulterblatt (es darf kein Wasser nach vorn überfließen). In breiter Wasserplatte läßt man den Guß etwa 5 Sekunden von der Schulter aus über die rechte Rückenhälfte fließen, dann steigt man mit dem Strahl auf der rechten Seite abwärts bis zum Gesäß. Es folgt die Begießung des linken Armes und der linken Rückenhälfte wie rechts.

Indikationen: Anregung und Training von Atmungsfunktion und Kreislauf bei Gesunden. Allgemeine Durchblutungsförderung. Tonisierung der Rücken-muskulatur. Förderung des Auswurfs bei Asthmatikern (hier nur im anfalls-freien Stadium gießen!).

Beim *Wechsel-Rückenguß* unterbleibt sowohl in der Warm- als auch in der Kaltphase das Wechseln in Schulterblatthöhe.

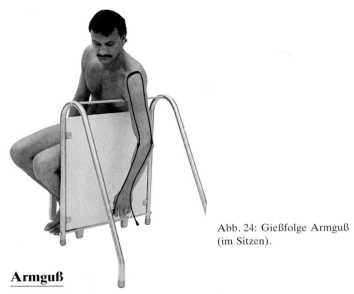

Abb. 24: Gießfolge Armguß
(im Sitzen).

Armguß

Vorbereitungen: zum Armguß beugt sich der Patient über das Schutzbrett des Gießbockes und stützt sich mit beiden Händen an den dort angebrachten Halterungen beziehungsweise an den seitlichen Verstrebungen ab, oder er sitzt, wenn die gebückte Haltung nicht möglich ist oder nicht gut vertragen wird, neben dem Gießbock und hält jeweils nur einen Arm über das Schutzbrett. Der Oberkörper wird vollständig entblößt. Bei kalten Händen muß vorgewärmt werden, z. B. durch ein warmes oder heißes Armbad, eventuell auch durch einen heißen Guß.

Gießfolge (Abb. 24):

Vom rechten Handrücken aus in Kletterhaltung an der Außenseite des Armes hoch bis zur Schulter, dort ca. 5 Sekunden verweilen und das Wasser in glattem Mantel über den Arm ablaufen lassen. An der Innenseite des Armes absteigen bis zur Hand. Anschließend den linken Arm in gleicher Weise gießen.

Soll der Reiz etwas kräftiger ausfallen, so kann der Guß zwei- bis dreimal wiederholt werden.

Wird der Guß über die Schulter hinaus (beim stark vorgebeugten Patienten) bis zum unteren Schulterblattwinkel geführt (hier verweilen), so bezeichnet man ihn als *verlängerten Armguß.*

Indikationen: Zirkulationsanregung. Bei Regulationsstörungen der Durchblutung der Hände. Blutunterdruck. Ableitend bei Kopfschmerzen. Bei Katarrh der oberen Luftwege.

Bei Angina pectoris als warmer Guß (Temperatur langsam ansteigen lassen!). Warmer, heißer oder wechselwarmer Guß ist angezeigt bei muskulären (rheumatischen) Beschwerden in den Armen.

Oberguß

Vorbereitungen: Gewöhnlich entkleidet der Patient lediglich den Oberkörper. Zum Schutze der Unterkörperbekleidung wird ihm ein trockenes Handtuch ringsum in die Gürtellinie, besonders am Rücken, gesteckt. Der Oberkörper wird weit über den Gießbock gebeugt, die Hände werden aufgestützt und der Kopf hochgehalten, ohne die Nackenmuskulatur zu verkrampfen. Letzteres erreicht man am besten, wenn man den Patienten »Nein-Nicken« läßt (Kopf locker nach links und rechts drehen).

Gießfolge (Abb. 25 a-c):

von der rechten Hand aufsteigend bis zur Schulter und von dort an der Innenseite des Armes hinab zur Hand. Dann führt man den Schlauch zur linken Hand.

Nun gibt man dem Patienten in die linke Hand etwas Wasser zum Vorwaschen der Herzgegend. Mit dem Strahl steigt man an der Innenseite des linken Armes hoch zur Brust, wobei man den Schlauch mit der Öffnung allmählich nach oben (in Kletterhaltung) dreht. An der Brust führt man den Strahl dreimal in Form einer liegenden 8, macht dann 3 Querstriche über die Brust im Bereich der Schlüsselbeine und wandert langsam unter der rechten Achselhöhle hindurch zur rechten Rückenhälfte. Während dieses Überganges von der Brust zum Rücken wechselt der Schlauch von der rechten Hand des Gießers in die linke

Abb. 25 a–c: Gießfolge Oberguß.

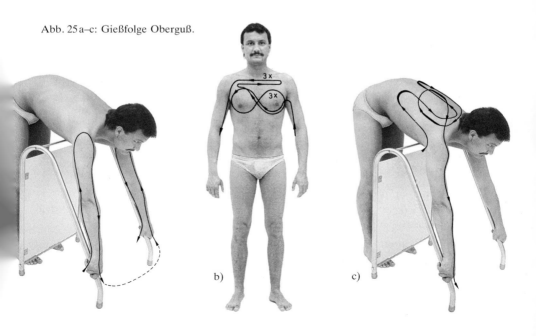

b) c)

und gleichzeitig wird der Schlauch mit der Öffnung in Richtung zum Kopfe des Patienten gewendet. Der Gießer legt seine (freigewordene) rechte Hand in den Nacken des Patienten, um dessen Haare vor dem Naßwerden zu schützen. Frauen benutzen dennoch vorteilhafter eine Badehaube.

Dann folgt die *Begießung des Rückens*:

Von der rechten seitlichen Thoraxwand aufsteigend führt man den Strahl bis zum Rippenbogen, verweilt hier und geht dann neben der Wirbelsäule bis zum 7. Halswirbel, wechselt von dort nach links, geht bis zum linken Rippenbogen und verweilt wieder einige Sekunden. Zur Verstärkung des Reizes läßt man eine Wasserplatte auch quer über den Rücken fließen. Abschließend wird der Strahl über die rechte Schulter und die Innenseite des rechten Armes zur Hand geführt.

Indikationen: Allgemeine Abhärtung. Bei Neigung zu Katarrhen der oberen Luftwege. Zur Anregung von Atmung und Kreislauf. Bei Bronchialasthma. Zur Entmüdung. Zur Tonisierung der Rückenmuskulatur.

Der *Wechsel-Oberguß* wird in gleicher Weise ausgeführt, es wird lediglich auf die »Verstärkung« des Reizes durch die Wasserplatte quer über den Rücken verzichtet.

Brustguß

Vorbereitungen: wie beim Oberguß.

Beim Brustguß wird der Rücken nicht begossen.

Gießfolge:

In gleicher Linienführung wie beim Oberguß werden rechter Arm, Brust und linker Arm gegossen.

Indikationen: Sie sind weitgehend mit denen des Obergusses identisch.

Vollguß

Vorbereitungen: da der Vollguß einen recht kräftigen Reiz mit entsprechender Reaktion bewirkt, ist er nur bei kreislaufstabilen Personen, und zwar nur nach guter Vorbereitung und Gewöhnung durch kleinere Güsse, durchzuführen. Es wird der ganze Körper mit Ausnahme des Kopfes begossen.

Gießfolge:

Rückseite (Abb. 26a).

Man beginnt an der Außenkante des rechten Fußes, steigt an der Außenseite des rechten Beines hoch bis zum Gesäß und sofort wieder an der Innenseite des Beines ab zur Ferse. Dann folgt das linke Bein bis zum Gesäß. Ist dieses

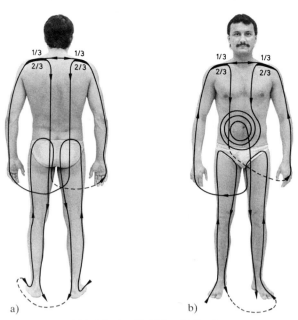

a)   b)

Abb. 26a–b: Gießfolge Vollguß.

erreicht, führt man in leichtem Bogen unter dem Gesäß hinweg den Strahl zur rechten Hand, gibt der zu begießenden Person die Möglichkeit mit der rechten Hand Wasser zu schöpfen und damit die Herzgegend zu benetzen. Der Gießende wäscht gleichzeitig mit seiner linken Hand den Rücken des Patienten vor.

Dann steigt man mit dem Schlauch in Kletterhaltung am rechten Arm hoch bis zur Schulter, verweilt hier 5 Sekunden und läßt ein Drittel des Wassers nach vorn und zwei Drittel nach hinten abfließen. Anschließend wandert man in der Mitte der rechten Rückenhälfte abwärts zum Gesäß, wechselt unterhalb des Gesäßes zur linken Seite und steigt am linken Arm bis zur Schulter hoch. Auch hier verweilt man und läßt ein Drittel der Wassermenge nach vorn und zwei Drittel nach hinten abfließen. Anschließend wird über den Nacken zur rechten Schulter gewechselt, dort einige Sekunden verweilt und der Strahl zur linken Schulter zurückgeführt. Auch hier kurzes Verweilen, dann steigt man über die Mitte der linken Rückenhälfte über Gesäß und Innenseite des linken Beines hinab bis zur Ferse.

Vorderseite (Abb. 26 b).

Beginnend am rechten Fußrücken wird der Wasserstrahl wie beim Schenkelguß an der Außenseite des Beines bis zur Leistenbeuge aufwärts und an der Innenseite wieder zurückgeführt. Danach vom linken Fußrücken außen zur

Leistenbeuge hochsteigen und über die Mitte der Oberschenkel zur rechten Hand wechseln. Am rechten Arm aufsteigen zur rechten Schulter, hier 5 Sekunden verweilen und dabei ein Drittel des Wassers nach hinten, zwei Drittel des Wassers nach vorn über den Körper ablaufen lassen. Über die Mitte der rechten Brustseite wird der Strahl dann bis zur Leistenbeuge abwärts geführt. In Mitte des Oberschenkels wird zur linken Hand gewechselt, am linken Arm zur Schulter hochgefahren, hier verweilt, wobei wieder ein Drittel des Wassers nach hinten und zwei Drittel nach vorn ablaufen. In Höhe der Schlüsselbeine noch einmal zur rechten Schulter wechseln, dort 5 Sekunden verweilen, anschließend den Strahl zur linken Schulter zurückführen, ebenfalls verweilen und über die Mitte der linken Brustseite absteigen. Gegebenenfalls noch mehrere Leibspiralen ausführen und weiter den Guß über die Innenseite des linken Beines abwärts lenken. Den Abschluß macht die Begießung der rechten und der linken Fußsohle.

Indikationen: Zur Abhärtung bei kräftigen, kreislaufstabilen Personen. Zur Anregung des Stoffwechsels. Zur Entmüdung. Zur Tonisierung der Rumpf-muskulatur.

Bei sonst gleicher Linienführung entfällt beim *Wechsel-Vollguß* jeweils das Überwechseln von links nach rechts und zurück im Bereich des Nackens und der Schlüsselbeine. Die rechte und linke Fußsohle werden nur zum Abschluß des Kaltanteils begossen.

Im Rahmen kurmäßiger Anwendungen werden gelegentlich noch weitere Flachgüsse ausgeführt, von denen hier nur einige kurz angesprochen werden sollen.

Gesichtsguß

Vorbereitungen: Der Patient hält den Oberkörper weit vornüber gebeugt. Die Kleider werden durch Umhang oder durch Gummischürze vor Spritzwasser geschützt.

Gießfolge:

Von der rechten Schläfe aus wird in Kletterhaltung der Guß über die Stirn und zurück geführt. Mit 3 längsverlaufenden Strichen wird die rechte Gesichts-hälfte begossen. Dann fährt man über die Stirn zur linken Gesichtshälfte, führt hier ebenfalls 3 längsverlaufende Striche aus und umrandet dann das Gesicht 3mal. Während des Gusses darf die Atmung des Patienten nicht behindert werden.

Nach dem Guß wird das Gesicht abgetrocknet.

Indikationen: bei Migräne. Bei Gesichtsneuralgien. Zur Entmüdung. Zur Durchblutungsanregung der Gesichtshaut. Bei Blutandrang zum Kopfe.

Heiße Güsse werden bei *rheumatischen Beschwerden* eingesetzt, bevorzugt, um *muskuläre Verspannungen* zu lindern oder zu beseitigen. Es sind aber auch *reflektorische Auswirkungen* zu erwarten, beispielsweise vom LWS-Bereich ausgehend auf die Beckenorgane.

Heißer Nackenguß

Vorbereitungen: Der Patient beugt sich wie beim Oberguß über den Gießbock. Der Oberkörper ist unbekleidet.

Gießfolge:

Der Schlauch wird so gehalten, daß bei Beginn des Gusses das Wasser in breiter Wasserplatte etwa von der Mitte der Brustwirbelsäule aus über Nacken und Schulter abfließen kann. Begonnen wird mit indifferenter Temperatur, die während des mehrere Minuten dauernden Gusses langsam bis zur Erträglichkeitsgrenze hochreguliert wird. Die Behandlung wird beendet, wenn eine kräftige Durchblutungssteigerung aufgetreten ist.

Heißer Lumbalguß

Vorbereitungen: Der Patient nimmt völlig entkleidet auf einem Hocker Platz. Dabei soll das Gesäß die Sitzplatte des Hockers überragen, damit das Wasser gut ablaufen kann.

Gießfolge:

Es wird mit dem Guß am thoraco-lumbalen Übergangsbereich der Wirbelsäule begonnen. Die Wasserplatte muß Lenden und Gesäß gleichmäßig bedecken. Die anfänglich indifferente Temperatur wird während der Behandlung langsam *bis zur Erträglichkeitsgrenze* angehoben. Der Guß wird mehrere Minuten durchgeführt, bis sich eine starke Mehrdurchblutung eingestellt hat.

Abgießungen nach Heißanwendungen

Insbesondere dann, wenn nach Heißanwendungen kein Nachschwitzen erfolgen soll, gegebenenfalls auch am Ende einer Schwitzpackung, kann anstelle einer Waschung eine Abgießung durchgeführt werden. Diese nur flüchtige Kaltanwendung hat das Ziel, das unter Wärme eingetretene Ermüdungsgefühl aufzuheben, »die Poren der Haut zu schließen« und damit die Schweißproduktion zu bremsen.

Bei der Abgießung des ganzen Körpers geht man entsprechend der Linienführung wie beim Vollguß vor, allerdings sehr viel rascher, ohne zu verweilen oder zu verstärken.

Blitzgüsse

Bei dieser, auch als Druckstrahlguß bezeichneten Gießform, wird der thermische Reiz des Flachgusses verstärkt durch die mechanische Kraft eines mit erheblichem Druck (etwa 1 bis 2 atü) auf den Körper treffenden Wasserstrahls.

Eine gewisse Verwandtschaft der KNEIPPschen Blitzgüsse mit zumeist beweglichen Duschen, wie sie mit entsprechenden Duschenkathedern besonders in Frankreich im Gebrauch sind, aber auch mit den in der früheren deutschen Literatur beschriebenen Sturzbädern, ist nicht zu übersehen. Dennoch sind Blitzgüsse in ihrer sorgfältig abgestuften Dosierung und ihrer strengen Linienführung eine typische Entwicklung der KNEIPPschen Hydrotherapie. Durch sie sind Duschenanwendungen, etwa in Form der Strahl-, Fächer-, Regen-, Staub- oder Schottischen (wechselwarmen) Dusche völlig verdrängt worden.

Zur Durchführung von Blitzgüssen verwendet man einen Gießschlauch mit aufgesetztem *Blitzgußkopf* (Abb. 27). Dieser ist etwa 10 cm lang und verjüngt den Wasserstrahl von 20 mm auf ca. 5 mm Durchmesser. Der Druck des Wasserstrahls wird gewöhnlich so einreguliert, indem man den Blitzgußkopf in etwa 1 Meter Bodenabstand waagerecht hält und dann den Wasserzulauf so weit aufdreht, daß der Strahl zunächst eine mindestens 3 bis 4 Meter lange Strecke geradeaus strömt und sich erst danach langsam zum Boden absenkt und in ungefähr 6 bis 7 Meter Entfernung vom Blitzgußkopf auf den Boden trifft.

Während der Anwendung nimmt man den Gießkopf in die rechte Hand und hält den *Zeigefinger vorgestreckt über die Austrittsöffnung*, damit man jederzeit Einfluß auf den Wasserstrahl nehmen kann. Ein Druck mit der Fingerkuppe auf den Strahl erlaubt es, diesen abzuschwächen, ihn »aufzufächern« bis hin zu einem fast drucklosen »*Sprühregen*«.

So, wie man durch mehr oder minder starkes »Fächern« den Blitzgußstrahl *abschwächen* kann, was hauptsächlich in Bereichen der ungenügend durch Muskulatur geschützten Weichteile, aber auch im Bereich von frischen Narben oder von Krampfadern der Fall ist, kann man die mechanischen Wirkungen des Strahles noch durch das sogenannte »*Peitschen*« verstärken. Letzteres wird dort eingesetzt, wo kräftig ausgeprägte Muskulatur im Sinne einer Vibration gelockert werden soll. Das »Peitschen« wird erzielt, indem der Gießer mit der Gußhand locker im Handgelenk schnelle Wackelbewegungen ausführt. Dadurch wird der Blitzgußstrahl gewöhnlich seitlich weg und sofort wieder herangeführt; der Strahl prallt dann mit verstärkter mechanischer Kraft auf die betroffene Körperpartie auf. Man unterscheidet also bei der Anwendung von Blitzgüssen »Peitschen« von vollem Strahl (v), abgeschwächtem, gefächertem Strahl (a) und stark abgeschwächtem Regen.

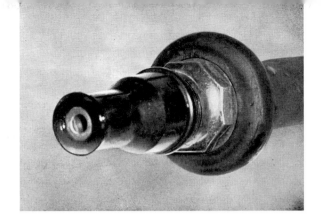

Abb. 27: Blitzgußkopf.

Die Gießfolge der Blitzgüsse ist derjenigen der drucklosen Flachgüsse vergleichbar, es werden allerdings bei Blitzgüssen noch die seitlichen Bein- und Körperabschnitte mit begossen. Dazu nimmt der Patient zunächst eine rechtsseitige *Schrittstellung* ein, später wendet er die linke Körperseite dem Gießenden zu. Dabei wird der jeweilige Arm waagerecht bis in Schulterhöhe angehoben, damit die Flanken- und seitlichen Brustkorbabschnitte unbehindert »beblitzt« werden können.

Zu den Blitzgüssen, selbst beim Knieblitz, muß der Patient *völlig entkleidet* sein. Bei Frauen wird das Kopfhaar durch eine Duschhaube vor Spritzwasser geschützt. Der Patient steht auf einem Rost, so daß die Füße nicht in dem am Boden abfließenden Wasser stehen (Abb. 28). Die Entfernung zwischen dem Ausführenden und dem Patienten soll etwa 3 bis 5 Meter betragen.

Die Beschreibung der Gießfolgen geschieht in Anlehnung an die vom Kneipp-Verlag. herausgegebene »Gußfibel für Schule und Praxis« (zusammengestellt von G. Schleinkofer).

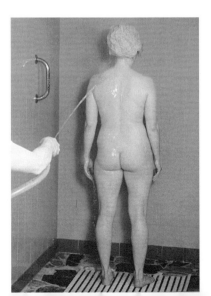

Abb. 28: Blitzguß (voller Strahl).

Knieblitz

Gießfolge (Abb. 29 a-k):

Rückseite: Zuerst wird das rechte, dann das linke Bein von unten bis zur Mitte der Oberschenkel »beregnet« (d. h. der Strahl wird durch die vorgehaltene Zeigefingerkuppe so weit abgemildert, daß er wie ein Sprühregen niederfällt). Das Beblitzen der Unterschenkel bis etwa handbreit über die Kniekehle hinaus geschieht in ähnlicher Weise wie beim Kni6guß. Dabei ist jedoch bedeutungsvoll, daß zwischen vollem und abgeschwächtem Strahl variiert wird. Deshalb wird die Linienführung detailliert dargestellt:

Vom rechten Fußrücken mit vollem Strahl (v) über die Außenseite der Wade zur Kniekehle, hier abgeschwächt (a), bis handbreit oberhalb der Kniekehle (v) und an der Innenseite des rechten Beines ab (a). Anschließend in gleicher Weise am linken Bein verfahren und den Knieblitz an der Rückseite noch 1 oder 2mal wiederholen. Dann wird die Außenseite und der distale Teil des Oberschenkels rechts und links von lateral her gepeitscht.

Vorderseite: Nachdem der Patient sich gedreht hat, erfolgt wieder ein Regen bis zur Mitte der Oberschenkel. Anschließend mit vollem Strahl vom rechten Fußrücken an der Außenseite des Schienbeines hochfahren, 3mal mit abgeschwächtem Strahl die Kniescheibe umkreisen und an der Innenseite des rechten Beines abwärts zum Fuß gehen (a). Der linke Unterschenkel wird in gleicher Weise »beregnet« und beblitzt und das Ganze je nach Verträglichkeit noch 1 bis 2mal wiederholt. Es folgt das Peitschen von lateral her.

Schrittstellung: Der Patient nimmt Schrittstellung ein und wendet dem Gießenden zunächst die rechte Seite zu. Beginnend vom rechten Fußrücken wird mit vollem Strahl der rechte Knöchel umkreist und an der Rückseite der Wade hochgefahren bis handbreit oberhalb des Knies und abwärts an der Vorderseite des rechten Beines. Dann an der Innenseite des linken Beines (a) den Strahl hochführen und wieder abwärts zur Ferse (a). Gegebenenfalls 1 bis 2mal wiederholen, dann Peitschen der Außenseite des rechten und (eventuell abgeschwächt) des linken Unterschenkels.

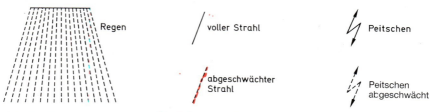

Abb. 29: Erläuterung der unterschiedlichen Druckvariationen während der Linienführung bei Blitzgüssen.

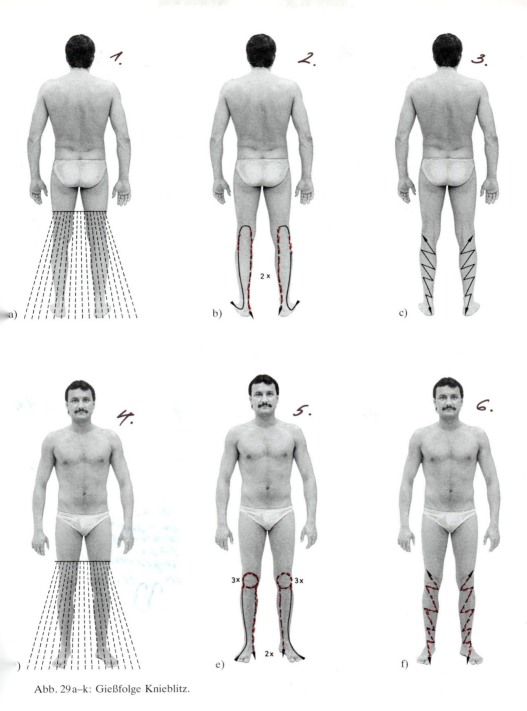

1.   2.   3.

4.   5.   6.

a)   b)   c)

)   e)   f)

2 x   3x   3x   2x

Abb. 29 a–k: Gießfolge Knieblitz.

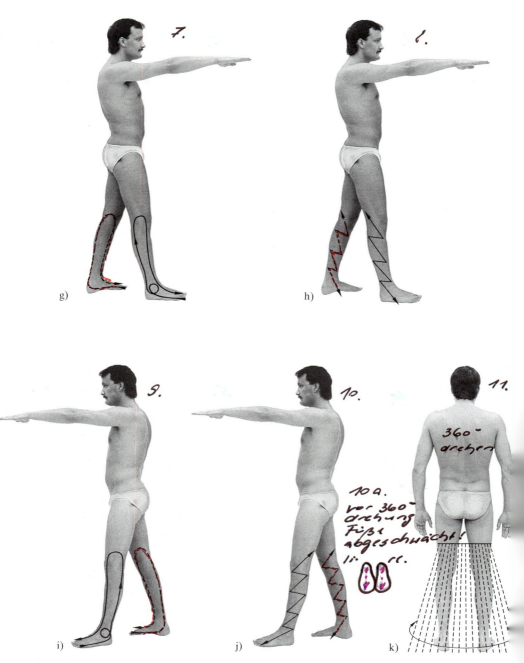

Abb. 29 a–k: Gießfolge Knieblitz. (Fortsetzung vorige Seite)

Der Patient dreht sich und wendet dem Gießenden die linke Körperseite zu. Die Blitzfolge ist: Linker Fußrücken (v), linken Knöchel umkreisen (v), Rückseite des linken Beines (v) bis handbreit über das Knie und an der Vorderseite abwärts zur Ferse (v). Anschließend (a) die Innenseite des rechten Beines beblitzen. Es folgt Peitschen des linken Unterschenkels an der Außenseite, von der Ferse bis kurz unterhalb des Kniegelenks und, gegebenenfalls abgeschwächt, der Innenseite des rechten Unterschenkels.

Zum Abschluß kehrt der Patient dem Gießer wieder den Rücken zu und es werden die angehobenen Fußsohlen rechts und dann links beblitzt. Danach dreht sich der Patient einmal ganz langsam um die eigene Achse (um 360°), wobei die Unterschenkel von allen Seiten beregnet werden.

Vorsicht bei Krampfadern! In ihrem Bereich ist der Blitzstrahl stark zu fächern, d. h. abzuschwächen. Bei großen Krampfadern und bei Venenentzündung ist ein Knieblitz zu unterlassen.

Indikationen: Funktionelle Durchblutungsstörungen der Füße und der Unterschenkel. Muskuläre Beschwerden in Verbindung mit arthrotischen Veränderungen oder bei Überlastung (nach Abklingen der akuten Reizerscheinungen), Retropatellararthrose, »Muskelkater«.

Zur Verstärkung des Reizes und zur Intensivierung der Reaktion kann auch ein *Wechsel-Knieblitz* angezeigt sein. Der einleitende Warmanteil wird in gleicher Linienführung wie beim Knieblitz ausgeführt, jedoch *ohne Regen und Peitschen.* Der Kaltanteil erfolgt ebenfalls an Rück- und Vorderseite sowie in rechter und linker Schrittstellung wie bei der Strahlführung Knieblitz, allerdings ohne, daß die Gießfolge in den einzelnen Abschnitten nochmals wiederholt wird. Die Beblitzung der Fußsohle und der allseitige Regen bilden auch beim Wechsel-Knieblitz den Abschluß.

Die Wassertemperatur in der Warmphase sollte so eingeregelt werden, daß sie den Patienten mit etwa 38° C erreicht, nicht heißer, da der thermische Reiz durch die mechanische Komponente eine erhebliche Verstärkung erfährt, wodurch bei heftig reagierenden Patienten eine erhebliche anhaltende Hautreizung im Sinne einer Verbrennung 1. Grades auftreten kann. Temperaturen bis 40° sind in dieser Hinsicht oft noch unbedenklich. Um mögliche Schwankungen der Warmwassertemperatur sofort erkennen zu können, läßt der Gießende seinen Zeigefinger stets im Kontakt mit dem aus dem Gießkopf austretenden Wasserstrahl.

Schenkelblitz

Gießfolge (Abb. 30 a-k):

Rückseite: Nach einleitendem Regen wird mit vollem Strahl vom rechten Fußrücken an der Wade hochgefahren, in der Kniekehle abgeschwächt und weiter mit vollem Strahl an der Außenseite des Oberschenkels hoch bis zum Gesäß. Dieses 3mal umkreisen (v) und (a) an der Innenseite des rechten Beines abwärts. Gleiches Vorgehen am linken Bein bis zum Gesäß. Diese Gießfolge 1 bis 2mal wiederholen und beide Beine peitschen.

Vorderseite: Beginn mit Regen, dann mit vollem Strahl vom rechten Fußrücken an der Außenseite der Wade hoch, gefächert (a) die rechte Kniescheibe umkreisen, mehrfach kreisförmig (v) die Vorderseite des Oberschenkels beblitzen und (a) an der Innenseite des Beines abwärts. In gleicher Weise das linke Bein beblitzen, die Gießfolge 1 bis 2mal wiederholen und abschließend peitschen.

Schrittstellung: Am rechten Bein und an der rechten Körperseite mit vollem Strahl vom Fußrücken über den rechten Außenknöchel (umkreisen), an der Rückseite des Beines hoch bis zum Oberschenkel. Auf dessen Außenseite 3 Kreise ausführen und auf der Vorderseite des Beines abwärts (v). Darauf (a) Innenseite linkes Bein. Dann rechtes Bein an der Außenseite (v), linkes Bein auf der Innenseite (a) peitschen. Gleichsinnig in der linksseitigen Schrittstellung behandeln.

Den Abschluß bildet das Beblitzen der rechten und linken Fußsohle und der allseitige Regen.

Abb. 30a–k: Gießfolge Schenkelblitz. (Fortsetzung nächste Seite)

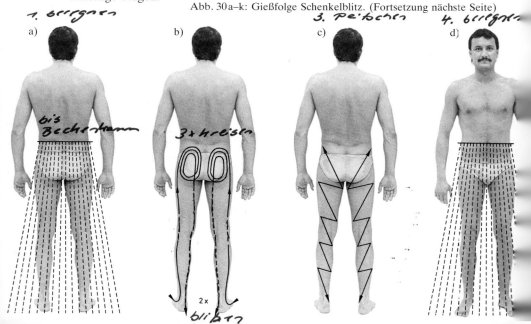

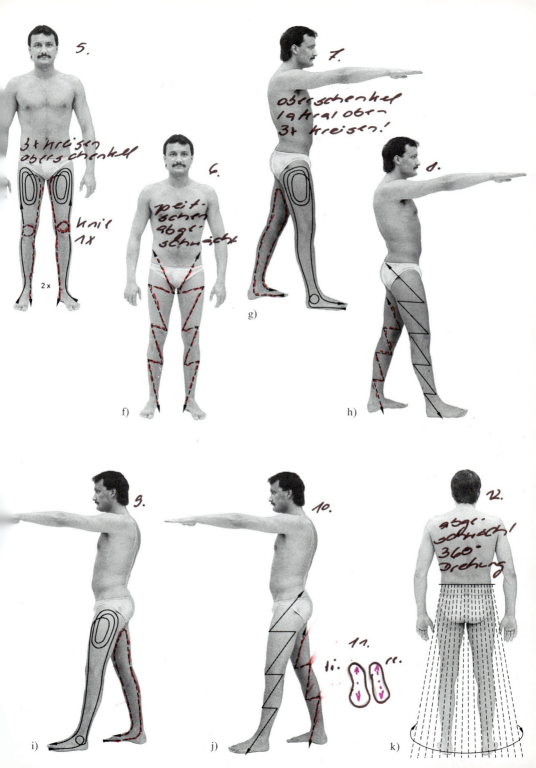

Indikationen: Funktionelle und leichtere organische arterielle Durchblutungs-störungen der Beine. Muskelschmerzen bei Überlastung oder bei Knie- und Hüftarthrose. Ischias (nach Abklingen der akuten Reizerscheinungen). Chronische Gelenkbeschwerden.

Vorsicht bei Krampfadern! Kein Schenkelblitz bei Venenentzündung oder ausgeprägten Krampfadern.

Beim *Wechsel-Schenkelblitz* wird in der Warmphase bei gleicher Strahlführung wie beim Schenkelblitz auf Regen und Peitschen verzichtet. Während des Kaltanteils entfällt die Wiederholung der Gießfolge in den einzelnen Abschnitten.

Rückenblitz (kalt)

Gießfolge (Abb. 31 a–g):
Man beginnt auf der Rückseite mit einem Regen bis in Nackenhöhe. Mit vollem Strahl vom rechten Fußrücken an der Außenseite der rechten Wade über die Kniekehle (a) hochfahren an der Außenseite des Oberschenkels (v) bis zum Beckenkamm (v), danach an der Innenseite des rechten Beines wieder abwärts (a). Das linke Bein in gleicher Weise behandeln und noch einmal zum rechten Fußrücken wechseln. Wieder an der Außenseite des rechten Beines mit dem Strahl bis zur Oberschenkelmitte wandern, zur rechten Hand überwechseln (v), weiter hoch an der Außenseite des rechten Armes (v) zum rechten Schulterblatt. Hier 3 Kreise ziehen (v) und über die Innenseite des rechten Armes abwärts gehen (a). Unterhalb des Gesäßes wird nach links gewechselt (a) und der linke Arm mit Schulterblatt in gleicher Weise wie rechts beblitzt. Erneut unterhalb des Gesäßes wechseln (a) und über das rechte Gesäß hochgehen auf dem Rückenstrecker (v-a-v) bis zur Schulterhöhe, seitlich versetzt den Strahl wieder bis zum Gesäß führen (v-a-v), erneut seitlich versetzt noch einmal bis zur Schulterhöhe hoch (v-a-v) und lateral davon absteigen (v-a-v). Unterhalb des Gesäßes wieder nach links wechseln (v-a) und die linke Rückenhälfte in gleicher Weise behandeln. Es folgen dann vom Gesäß quer über den Rücken ausgeführte Striche (v-a-v) bis zur Schulterhöhe und zurück zum Gesäß. Von hier wird über die Innenseite des linken Beines abwärtsgefahren (a). Danach Peitschen (v), rechtes Bein – Arm – Rücken, dann linkes Bein – Arm – Rücken. Zum Abschluß werden rechte und linke Fußsohle beblitzt und ein bis zum Nacken hochgeführter Regen gegeben.

Indikationen: zur Stoffwechselaktivierung. Für Kreislaufgesunde auch zur Abhärtung. Muskuläre Schmerzbilder bei degenerativen Wirbelsäulenveränderungen. Durchblutungs-Regulationsstörungen. Zur vegetativen Umstimmung.

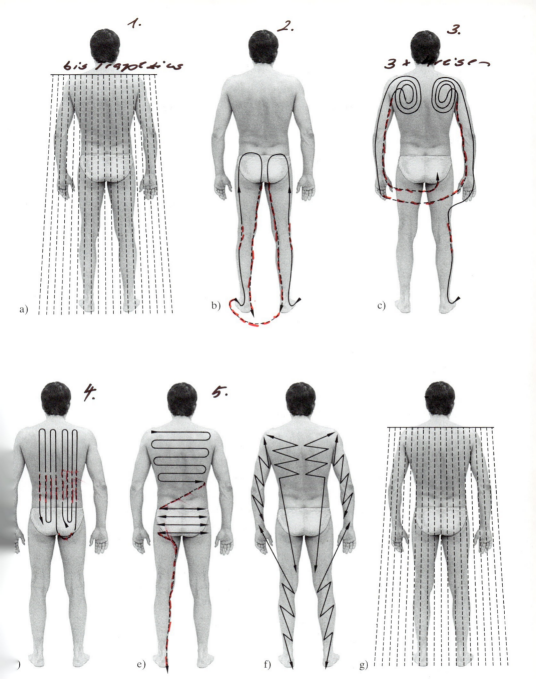

Abb. 31 a–g: Gießfolge Rückenblitz.

Beim *Wechsel-Rückenblitz* ist die Strahlführung im Warmanteil die gleiche wie beim kalten Rückenblitz, es entfallen aber Regen und Peitschen. Beim Kaltanteil unterbleibt die jeweilige Verstärkung: Über den Schulterblättern wird statt der 3 Kreise nur ein einfacher Bogen gefahren und statt der 4 Längsstriche auf jedem Rückenstrecker werden nur 2 ausgeführt.

Vollblitz

Gießfolge (Rückseite analog Abb. 31 a-g, weiter s. Abb. 32 a-h):

Rückseite: Der Regen wird von den Fersen bis in Nackenhöhe geführt. Es folgt das Beblitzen des rechten Fußrückens und der rechten Wade mit vollem Strahl. Abgeschwächt wird durch die Kniekehle gegangen und weiter mit vollem Strahl an der Außenseite des Oberschenkels und am Beckenkamm entlang. Dann abwärts über das Gesäß (a) (keine Kreise!) an der Innenseite des rechten Beines. Genauso verfahren am linken Bein. Anschließend wieder wie vorher vom rechten Fußrücken (v) an der Außenseite des rechten Beines noch einmal hochfahren bis zum Oberschenkel, überwechseln bis zur rechten Hand (der Patient kann sich die Herzgegend vorwaschen) und an der Außenseite des rechten Beines aufsteigend (v) zum rechten Schulterblatt. Hier 3 Kreise ausführen (v) und an der Innenseite (a) des rechten Armes abfahren. Unterhalb des Gesäßes (a) zur linken Hand überwechseln. In gleicher Weise wie rechts den linken Arm und das linke Schulterblatt beblitzen. Wieder unterhalb des Gesäßes nach rechts wechseln (a). Dann über das Gesäß und die Rückenmuskulatur bis zur Schulterhöhe hochfahren (v), nur im Bereich des Nierenlagers – auch bei den folgenden Längsstrichen – (a); gering nach lateral versetzt wieder bis unter das Gesäß absteigen und erneut – daneben – bis zur Schulter hoch und rechts daneben abwärts. Unterhalb des Gesäßes (a) zur linken Seite wechseln und die linke Rückenpartie wie rechts beblitzen. Es folgen Querstriche vom Gesäß bis zur Schulter und wieder bis zum Gesäß absteigend (v), nur in Höhe des Nierenlagers (a). zunächst auf der rechten, dann auf der linken Rückenseite. Schließlich wird an der Innenseite des linken Beines abgefahren, dann zuerst die rechte und darauf die linke Körperhälfte (Beine, Arme, obere dorsale Thoraxpartien) gepeitscht (v), rechts und links die Fußsohle beblitzt und ein Regen bis zum Nacken ausgeführt.

Vorderseite: Hier wird der Regen ggf. bis zur Schulter, sonst nur bis zur Bauchhöhe gegeben. Der Blitzguß beginnt wie üblich (v) am rechten Fußrücken und wandert über die Außenseite der Wade und des Oberschenkels bis zur Leistenbeuge hoch und (a) an der Innenseite zurück. In gleicher Weise wird am linken Bein vorgegangen. Erneut wird am rechten Fußrücken angesetzt und lateral bis

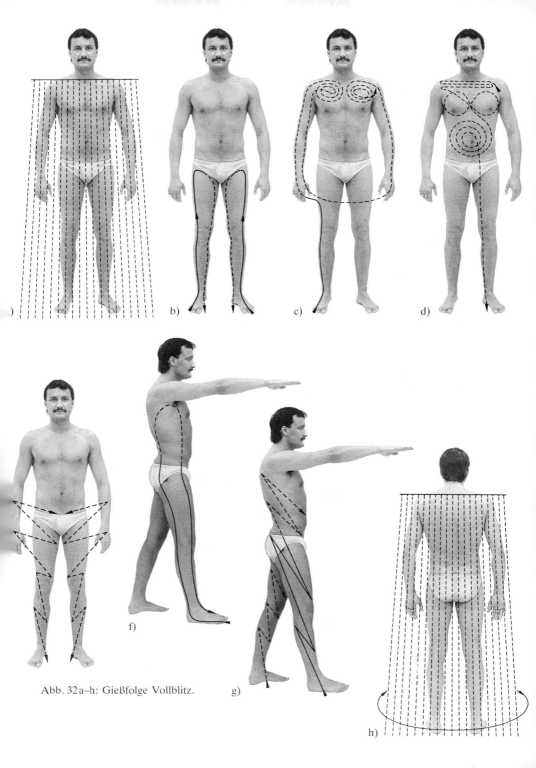

Abb. 32 a–h: Gießfolge Vollblitz.

zur Leiste hochgefahren. Hier überwechseln zur rechten Hand (a) und am rechten Arm aufsteigen bis zur Brust. Über dem rechten Brustmuskel (a) 3 kleine Kreise ausführen und an der Innenseite des rechten Armes (a) abwärts gehen. Über der Mitte des Oberschenkels wird (a) zur linken Hand gewechselt, am linken Arm hochgefahren und es werden 3 kleine Keise über dem Brustmuskel ausgeführt. Es schließen sich 3 Querstriche über die Schlüsselbeinpartien (a) und eine liegende 8 um die Brust (a) an. Danach wird mehrere Male eine Leibspirale (a) gegeben und an der Innenseite des linken Beines abwärts geblitzt (a). Abschluß für die Vorderseite ist ein abgeschwächtes Peitschen bis in Bauchhöhe.

Schrittstellung rechts: Vom rechten Fußrücken wird mit vollem Strahl über die Rückseite des Beines bis zum Gesäß geblitzt, weiter (a) bis zur rechten Achsel gegangen und abwärts dann an den Vorderpartien der rechten Körperseite bis in Beckenhöhe und (v) weiter an der Vorderseite des rechten Beines. Darauf wird die Innenseite des linken Beines an der Innenseite der Oberschenkelrückseite aufsteigend und an der Vorderkante wieder abwärtsfahrend behandelt. Ein überwiegend abgeschwächtes Peitschen bis zur Achsel hoch schließt den Blitzguß auf dieser Seite ab.

Schrittstellung links: Die Linienführung ist die gleiche wie auf der rechten Seite.

Zum Abschluß stellt sich der Patient so, daß rechte und linke Fußsohle beblitzt werden können, dann dreht er sich langsam vor dem Behandler einmal um seine Körperlängsachse und erhält den Regen, der auf der Rückseite bis zum Nacken, auf der Vorderseite oft nur bis etwa Nabelhöhe ausgeführt wird.

Die *Dauer* eines Vollblitzgusses soll nicht länger als 5 Minuten dauern.

Indikationen: zur kräftigen Stoffwechselanregung. Zur Abhärtung (nur für Kreislaufstabile!). Muskuläre Beschwerden bei Überlastung oder bei degenerativen Gelenk- und Wirbelsäulenerkrankungen. Funktionelle Durchblutungsstörungen in Beinen und Armen.

Die *Kontraindikationen* des Schenkelblitzes sind auch beim Vollblitz zu beachten. Der Vollblitz ist nicht geeignet zur Anwendung bei schwächlichen Personen. Seine starke Auswirkung auf den Gesamtkreislauf muß beachtet werden.

Der *Wechsel-Vollblitz* verzichtet beim Warmanteil auf den einleitenden Regen und generell auf das Peitschen. In der Kaltphase wird der Blitzguß verkürzt: Statt der 3 Kreise über den Schulterblättern wird jeweils nur 1 Kreis gezogen, ebenso wird mit den Kreisen über den Brustmuskeln verfahren. Auf dem Rücken werden statt der 4 Längsstriche auf jeder Rückenseite nur jeweils 2 gezogen und die Querstriche unterbleiben völlig.

$\rightarrow$

Abb. 33 a–c: Gießfolge Segmentblitzguß »Raute«.

Segmentblitzgüsse

Sie sind besonders dazu entwickelt worden, um von »Zonen« der Körperdecke aus Einfluß auf bestimmte segmental den Hautarealen zugeordnete innere Organe zu nehmen. Sie werden heiß verabfolgt.

Der *Segmentblitzguß »Raute«* (Abb. 33 a-c) umrandet mit vollem Strahl die Lendenraute, bearbeitet sie dann mit diagonalen Strichen, führt den Strahl über den Beckenkamm und mehrmals schräg über die rechte Gesäßhälfte, anschließend über die linke Gesäßhälfte. Im Bereich der Raute, der rechten und der linken Gesäßhälfte wiederholt sich der Blitzguß noch einmal. Dann dreht sich der Patient um. Auf der Vorderseite werden mit abgeschwächtem Strahl 4 senkrechte Striche über den rechten geraden Bauchmuskel gezogen, dann über den linken Bauchmuskel und das Ganze noch einmal wiederholt. Es folgt eine Reihe von lateral nach medial abfallende Schrägstrichen an der Innenseite des rechten und anschließend des linken Oberschenkels mit einmaliger Wiederholung.

Beim *Segmentblitzguß »Magen-Darm«* (Abb. 34 a-b) beginnt man mit mehreren senkrechten Strichen auf dem linken Rückenstrecker, etwa zwischen dem 12. und 6. Brustwirbel, gibt dann eine Reihe von medial nach lateral abfallende Schrägstriche im Bereich der »Zone«. Weiter werden Schrägstriche (a) entlang der Rippen bis auf die vordere Brustwand (Magengrube) geführt. Die Strichführung beim *Segmentblitzguß »Leber-Galle«* (Abb. 35 a-b) wird in ähnlicher Weise auf der rechten Thoraxpartie im Bereich der »Zone« gehandhabt, dazu noch das rechte Schulterblatt und die Schulterkugel (a) in die Gießfolge einbezogen.

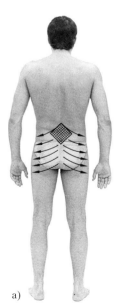 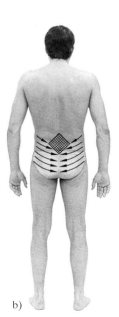 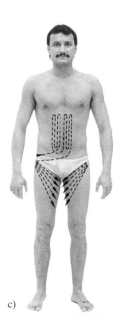

a)   b)   c)

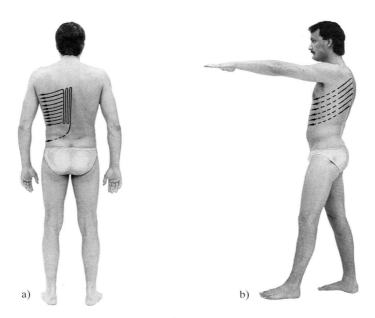

Abb. 34a–b: Gießfolge Segmentblitzguß »Magen-Darm«.

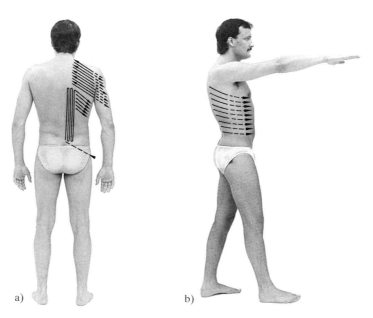

Abb. 35a–b: Gießfolge Segmentblitzguß »Leber-Galle«.

Heißblitz Rücken

Diese Anwendung unterscheidet sich von den kalten Blitzgüssen ganz erheblich. Mit ihr lassen sich nicht nur Reaktionen im Sinne einer vegetativen Gesamtumschaltung, sondern auch ausgeprägte cuti-viscerale Reizantworten und tiefgreifende muskuläre Tonusminderungen auslösen.

Die Temperatur des Heißblitz Rücken hat sich nach der Verträglichkeit zu orientieren. Der Behandler muß die Temperaturkonstanz ständig durch seinen mit dem Strahl in Kontakt gebrachten Zeigefinger kontrollieren.

Gießfolge (Abb. 36a-e):

Der Heißblitz wird lediglich an den Beinen mit abgeschwächtem, sonst stets mit vollem Strahl ausgeführt. Ein einleitender Regen entfällt. Man fährt mit dem Strahl vom rechten Fuß über die Außenseite des rechten Beines zum Gesäß hoch, beschreibt hier einen Bogen und geht an der Beininnenseite wieder abwärts. Gleiches wiederholt sich am linken Bein. Dann wird erneut am rechten Bein hochgegangen, im Zick-Zack über die rechte, dann über die linke Gesäßhälfte gefahren. Anschließend werden lange Querstriche über das ganze Gesäß ausgeführt und Längsstriche über dem rechten Rückenstrecker bis zum Nacken aufsteigend und wieder zum Gesäß abfallend. Wechsel auf die linke Gesäßseite und ebenfalls 2 Längsstriche über den Rückenstrecker. Wechsel zum rechten Trochanter. Von hier aus beginnend werden schräg von lateral nach medial ansteigende Striche über die rechte Rückenhälfte ausgeführt bis etwa in Höhe des unteren Schulterblattwinkels. Von dort führt man die Schrägstriche dann abwärts bis zum Ausgangspunkt zurück. Die linke Rückenhälfte wird in gleicher Weise heiß beblitzt und dann über das Gesäß zur rechten Seite zurückgekehrt. Hier gibt man von lateral nach medial abfallende Schrägstriche auf der rechten Gesäß- und Rückenhälfte bis zum Brustkorbrand hochfahrend und zurück. Anschließend in gleicher Weise auf der linken Gesäß- und Rückenseite. Überwechseln zum rechten unteren Brustkorbrand. Von hier aus über das rechte Schulterblatt bis zur Schulterhöhe aufsteigend und zurück zum Ausgangspunkt werden Zick-Zack-Linien (ähnlich einem Tannenbaum) ausgeführt, dann zur linken Seite gewechselt und ein »Tannenbaum« auch hier nachgezeichnet. Der Strahl endet an der linken Schulter.

Indikationen: Hexenschuß, Ischialgie. Osteochondrosen. M. Bechterew. Magen- und Zwölffingerdarmschleimhautentzündungen. Subakute Leber-Gallenleiden. Blasenfunktionsstörungen. Menstruationsbeschwerden. Fettsucht. Vegetative Regulationsstörungen.

Kontraindikationen: alle akuten Erkrankungen (mit Ausnahme des Hexenschusses). Fieberhafte Zustände. Herz- und Kreislaufschwäche.

Nach einem Heißblitz soll – um dem Körper Gelegenheit zu geben, die durch die Anwendung ausgelösten Reaktionen auch ungestört verarbeiten zu können – eine ausgedehnte Nachruhe gehalten werden.

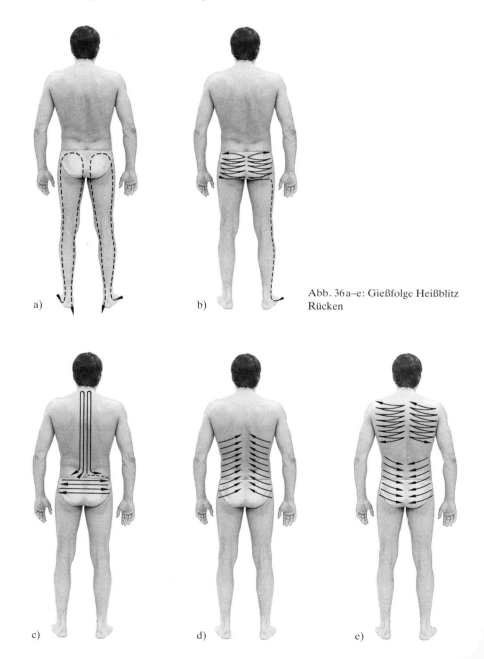

a)

b)

Abb. 36a–e: Gießfolge Heißblitz Rücken

c)

d)

e)

Blitzgußbad

Diese von FEY angegebene Anwendung läßt die Heißeinwirkung noch ausgeprägter als der Heißblitz zum Tragen kommen. Dementsprechend sind besonders die Einflüsse auf die verspannte Muskulatur des Rückens außerordentlich stark. Das Bad kann nur bei herz- und kreislaufgesunden Personen angewendet werden.

Das Blitzgußbad beginnt mit einem *Dreiviertelbad* von 37°C für etwa 5 Minuten. Danach stellt sich der Patient auf und erhält in der Wanne einen *Heißblitz Rücken*. Anschließend legt er sich wieder für 5 Minuten in das Badewasser und bekommt den 2. Heißblitz Rücken. In einer Trockenpackung soll er dann für längere Zeit nachschwitzen und ausruhen.

Die *Indikationen* und *Kontraindikationen* des Blitzgußbades decken sich mit denen des Heißblitz Rücken.

Abreibungen

In der hydrotherapeutischen Praxis spielen über die von KNEIPP bevorzugten und systematisierten Anwendungen hinaus noch weitere Verfahren eine gewisse Rolle. Dazu zählen Abreibungen und Abklatschungen – also hydrotherapeutische Techniken, bei denen ein nur flüchtiger Kaltreiz durch kräftige mechanische Einwirkungen ergänzt wird.

Rein technisch versteht man unter Abreibungen diejenige Methode, bei der der Körper ganz oder teilweise mit einem nassen Tuch umhüllt wird, über das man mit der flachen Hand so lange kräftig und mit möglichst langen Strichen hin- und herreibt, bis das Tuch sich warm anfühlt. Der Patient wird ebenfalls die durch die Reibung ausgelöste Mehrdurchblutung in der Haut als angenehme, wohlige Wärme empfinden.

Mit Abreibungen, die meistens *kurmäßig* und in steigender Dosierung angewandt werden, verfolgt man den Zweck, den Stoffwechsel und die Durchblutung der Körperdecke anzuregen, reflektorisch Einfluß zu nehmen auf Kreislaufregulation und Atmung und beruhigend auf das willkürliche und unwillkürliche Nervensystem einzuwirken. In diesem Sinne werden Abreibungen auch zur Abhärtung durchgeführt.

Die Abreibung soll schnell, doch ohne Hast erfolgen. Deshalb ist es zweckmäßig, die erforderlichen Hilfsmittel vor Beginn der Anwendung bereitzustellen. Man benötigt je nach Erfordernis

– 1 bis 2 Eimer mit möglichst brunnenkaltem Wasser,
– 1 bis 2 grobkörnige Handtücher (von denen eines stets im Gebrauch ist und

das andere zwischenzeitlich im kalten Wasser wieder auskühlt) oder ein großes Laken,
– 1 Frottiertuch zum Abtrocknen nach der Abreibung.

Die Hilfsmittel sind so bereitzustellen, daß sie leicht und bequem erreicht werden können.

Der Kranke liegt *völlig entkleidet* im Bett, ist aber ganz zugedeckt, um ihn vor Auskühlung zu schützen. Er wird jeweils nur so weit aufgedeckt, wie es zur Behandlung unbedingt erforderlich ist.

Die Reihenfolge, in der die Gliedmaßen abgerieben werden, richtet sich nach der Ausdehnung, welche die Abreibung annehmen soll. Wird beispielsweise nur der Oberkörper abgerieben, so behandelt man erst die Arme, dann den Rücken und zuletzt die Brust. Soll der ganze Körper nach und nach in die Abreibung einbezogen werden, so hat sich die Reihenfolge: Rechtes Bein, rechter Arm, linkes Bein, linker Arm, Brust und Rücken bewährt. Es ist aber durchaus auch ein anderes Vorgehen möglich.

Armabreibung

Das mit kaltem Wasser getränkte Tuch wird nicht zu fest ausgewrungen. Es soll gut feucht sein, aber nicht mehr tropfen. Das Tuch wird der Länge nach um den Arm gelegt. Das obere, achselnahe Ende hält der Patient mit seiner freien Hand fest, das untere faßt der Behandler mit einer Hand. Mit der anderen Handfläche reibt er kräftig und ziemlich rasch in Längsrichtung des Armes auf dem Tuch auf und ab, bis es sich warm anfühlt (Abb. 37). Dann wird das Tuch abgenommen und das Frottiertuch in der gleichen Weise um den Arm gelegt. Der Behandler reibt mit der flachen Hand ebenfalls über dieses Tuch bis der Arm abgetrocknet ist. Nach Entfernen des Frottiertuches wird der Arm wieder zugedeckt.

Abb. 37: Armabreibung.

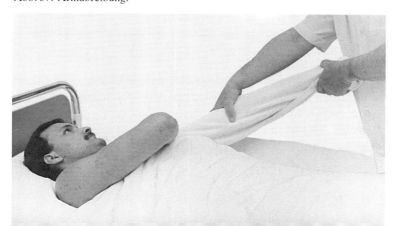

Beinabreibung

Die Behandlung erfolgt in gleicher Weise wie am Arm. Allerdings erfordert das Umschlagen des nassen Tuches eine gewisse Übung, damit es schnell und glatt angelegt wird. Das obere Ende in Leistenhöhe hält der Patient fest (nötigenfalls mit beiden Händen), das untere Ende faßt der Behandler mit einer Hand. Abreiben und Abtrocknen geschieht genauso wie am Arm.

Rückenabreibung

Zur Rückenabreibung läßt man den Patienten im Bett aufsitzen und breitet das nasse Tuch glatt auf seinem Rücken aus, während man ihn zum Tiefdurchatmen auffordert. Die oberen Enden des Tuches auf der Schulter faßt der Kranke selbst (am besten mit gekreuzten Armen: Die linke Hand hält den rechten, die rechte Hand den linken Tuchzipfel). Das untere Ende fixiert der Behandler mit seiner linken Hand. Man kann es auch dem Kranken unter das Gesäß schieben, damit man beide Hände zum Abreiben frei hat. In diesem Falle muß man aber vorher ein Gummi- oder Plastiktuch, besser noch ein mehrfach zusammengelegtes Tuch unter das Gesäß des Kranken legen. Damit wird verhindert, daß das Bettlaken benetzt wird. In einem nassen Bett besteht die Gefahr, daß die notwendige Wiedererwärmung nach der Anwendung ausbleibt.
Mit langen kräftigen Strichen wird nun über das nasse Tuch gerieben, bis es sich warm anfühlt. Anschließend erfolgt das Abtrocknen mit einem Frottiertuch, dann wird der Patient wieder sorgsam zugedeckt.

Brust- und Bauchabreibung

Brust und Bauch werden in Rückenlage des Patienten behandelt. Das untere Ende des Tuches hält der Kranke etwa in Höhe der Leisten selbst fest, das obere fixiert der Behandler. Das Tuch muß glatt anliegen. Die Abreibung und das Abtrocknen erfolgen in ähnlicher Weise wie am Rücken. Danach ruht der Patient gut zugedeckt.

Ganzabreibung

Sie wird am stehenden Patienten durchgeführt und stellt in dieser Art im Gegensatz zu den Teilabreibungen schon erhebliche Anforderungen an die Kreislaufregulation. Als bewährte Methode zur Umstimmung des vegetativen Nervensystems wird die Ganzabreibung gern benutzt, doch sollte ihr stets eine Reihe von Teilabreibungen zur Gewöhnung vorangehen.

Bei der Durchführung der Ganzabreibungen stellt sich der Patient auf Bade-pantoffeln oder auf einen Rost. Auf keinen Fall darf er mit den Füßen im kalten Wasser oder auf kaltem Fliesenboden stehen.

Ein Laken, möglichst aus grobem Leinen, von etwa 200 × 250 cm Größe wird an einer Längsseite gerafft und in die Wanne mit kaltem Wasser getaucht. Es wird nur leicht ausgedrückt, nicht ausgewrungen! Dann legt man dieses nasse Tuch dem Patienten wie eine Toga um. Dabei ist folgendes zu beachten: Der Patient steht mit erhobenen Armen. Man setzt das Laken an seiner rechten Achselhöhle an, führt es quer über die Körpervorderseite zur linken Achsel-höhle, wobei der Patient zum ruhigen Durchatmen aufzufordern ist (Abb. 38 a). Dann senkt der Patient die Arme und hält auf diese Weise das Laken fest. Nun führt man es über den Rücken (tief atmen!) des Kranken leicht schräg hoch zur rechten Schulter, über diese hinweg und vorn zur linken Schulter. Das obere Ende des Lakens wird am Halsrand eingesteckt. Um die Beine wird das Laken so eng wie möglich gelegt und etwas zwischen die Knie geklemmt (Abb. 38 b). Das alles erfordert einige Geschicklichkeit, die nur durch Übung erreicht werden kann. Wem es an Übung mangelt, der tut gut daran, die Technik des Anlegens erst mit einem trockenen Laken an einer Versuchsperson mehrmals zu probieren, bevor er eine Ganzabreibung am Patienten durchführt.

Ist das nasse Laken angelegt, so beginnt das eigentliche Abreiben. Das kann gegebenenfalls auch von 2 Personen zugleich ausgeführt werden. Aber es genügt durchaus auch ein Behandler.

Dieser tritt seitlich an den Patienten heran und reibt, eine Hand über die Rückseite, die andere über die Vorderseite, mit kräftigen Strichen auf und ab:

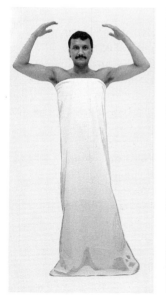
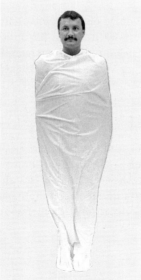

Abb. 38 a: Vorbereitung der Ganz-abreibung: das nasse Laken wird zu-nächst unter den Achseln hindurch um den Körper gelegt.

Abb. 38 b: Nachdem das Laken auch über die Schultern geführt und durch Einstecken des oberen Randes am Hals befestigt wurde, ist der Patient fertig zur Ganzabreibung.

zunächst den Oberkörper, dann Unterkörper und die Beine. Jetzt stellt sich der Behandler vor oder hinter den Kranken und reibt kräftig die seitlichen Körperpartien, zuerst die Arme, dann Beckenbereich und Beine. Gibt der Kranke ein angenehmes Wärmegefühl an, wird das nasse Laken abgenommen und durch ein trockenes, möglichst vorgewärmtes Tuch ersetzt. Der Patient wird trockengerieben, sucht dann das Bett auf, wo er ausgiebige Nachruhe hält.

Ist trotz der Trockenabreibung die *Wiedererwärmung* des Patienten *ungenügend*, so legt man ihn in ein vorgewärmtes Bett oder läßt ihn gymnastische Übungen ausführen, um die Wiedererwärmung zu fördern.

Lakenbad

Das Lakenbad ist eine *Abart der Ganzabreibung*. Es übt einen ungleich stärkeren, thermisch länger beeinflussenden Reiz aus. Deshalb ist es nur kreislaufstabilen, durch andere hydrotherapeutische Maßnahmen vorbehandelten Personen zumutbar. Es dient hauptsächlich zur Erfrischung und Anregung. Die Ausführung erfolgt zunächst wie bei der Ganzabreibung. Nach dem ersten Warmreiben gießt man den Patienten mit einem Kübel kalten Wassers ab, den man hoch oben an den Schultern ansetzt. Zum tiefen Atmen aufgefordert, dreht sich der so Behandelte während der Begießung langsam um seine Längsachse. Dann reibt man ihn nochmals warm, entfernt das Laken, trocknet ihn anschließend in der bereits geschilderten Weise ab und läßt ihn im Bett mindestens 30 Minuten gut zugedeckt nachruhen.

Abklatschungen

Auch bei diesen Maßnahmen wird ein flüchtiger thermischer Reiz durch einen kräftigen mechanischen Effekt verstärkt. Man führt Abklatschungen mit einem zunächst zu einem schmalen Streifen zusammengelegten und dann noch einmal zur Hälfte der Länge gefalteten Handtuch durch. Dieses Tuch wird in kaltes Wasser getaucht und gut ausgewrungen. Aus dem Handgelenk heraus wird das Tuch in kreisförmige Schleuderbewegungen versetzt. Dabei soll es tangential auf die zu behandelnde Körperpartie auftreffen, aber nur so stark, daß die Rhythmik der Kreisbewegung nicht unterbrochen wird. Es kommt zu gleichmäßigen Erschütterungen der Körperabschnitte, zugleich einem, die Reaktion fördernden kurzfristigen Kaltreiz an der Haut.

Vorzugsweise werden Abklatschungen an den dorsalen Thoraxpartien bei *Bettlägerigen* durchgeführt mit dem Ziel, durch den atemvertiefenden Kaltreiz einer eventuell drohenden hypostatischen Pneumonie vorzubeugen und durch den über die Brustwand in die Tiefe einwirkenden deutlichen rhythmisch-mechanischen Effekt eine Lockerung des Bronchialsekretes, bzw. Expektoration zu erleichtern.

Dämpfe

Bei diesen Anwendungen wirkt das Wasser in Form des heißen Dampfes auf umschriebene Bezirke der Körperdecke ein.

Dämpfe führen zu einer kräftigen Hyperämie in der Haut mit reflektorischer Tiefenwirkung. Zumindest der lokale Stoffwechsel wird sehr stark angeregt.

Im klinischen Bereich benutzt man *zur lokalen Dampfanwendung* gewöhnlich eine *Dampfdusche*. Diese ist an eine besondere Einrichtung gebunden: Aus einem beweglichen Strahlrohr strömt Dampf mit einem Druck von 1 bis 2 atü (Abb. 39). Dieser Dampfstrahl wird auf die entsprechende Körperpartie in einem gewissen Abstand, gewöhnlich ½ bis 1 Meter, gerichtet. Da sich der Dampf nach dem Ausströmen aus dem Rohr rasch abkühlt, hat er beim Auftreffen auf die Haut nur noch etwa 48 bis 50° C (letztlich ist der Druck, mit dem der Dampf austritt und der Abstand zur Haut für die Abkühlung des Dampfstromes auf diese Temperatur bestimmend).

Bevor man jedoch die Dampfdusche an den Patienten heranbringt, richtet man das Strahlrohr, soweit es keinen Kondensatabscheider besitzt, erst gegen den Boden und läßt das in der Leitung befindliche *Kondenswasser* abblasen. Das ist wichtig, denn heißes Kondensat könnte, wenn es auf die Haut auftrifft, hier Verbrühungen bewirken. Ist man sicher, daß das Kondenswasser entfernt ist,

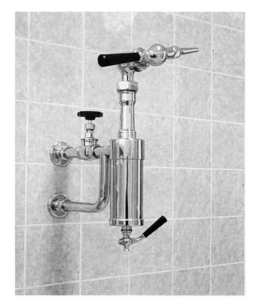

Abb. 39: Dampfdusche.

prüft der Behandler mit der eigenen Hand die Temperatur des Dampfstrahles und regelt durch Verändern des Abstandes zwischen Strahlrohr und Haut die einwirkende Temperatur. Natürlich muß er dabei eine gewisse Vorsicht walten lassen, um nicht selbst eine Verbrühung zu erleiden. Deshalb beginnt er die Prüfung in weitem Abstand und tastet sich dann näher an das Strahlrohr heran, bis die für den Patienten erträgliche Temperatur gegeben ist. Erst dann richtet der Behandler den Dampfstrahl gegen den zu behandelnden Körperteil.

Die *Dauer* einer Dampfdusche beträgt 10 bis 20 Minuten.

Die *Anwendung eignet sich* besonders für die Behandlung von Kontrakturen und hypertonen Muskelveränderungen (Hartspann, Myogelosen nach Überlastung, bei Arthrosen oder Spondylosen). Auch rheumatisch veränderte, von Versteifung bedrohte Gelenke können unter dem Einfluß der Dampfdusche besser bewegt werden. Deshalb wird im Anschluß an die Dampfdusche gern eine Bewegungsbehandlung durchgeführt.

Eine andere Form der umschriebenen Dampfanwendung, die sogenannten *Teildämpfe*, wurde von KNEIPP sehr geschätzt. Diese Teildämpfe sind aber bevorzugt *der häuslichen Krankenpflege vorbehalten*, so der Kopfdampf bei Erkrankungen der oberen Luftwege, der Nasennebenhöhlen und bei Akne des Gesichts, oder der Fußdampf zur Kupierung von Erkältungskrankheiten, bei Durchblutungsstörungen der Beine und bei chronisch kalten Füßen, auch bei Harnblasenkatarrh.

Beim *Kopfdampf* beugt sich der Kranke vor und mit dem Gesicht über ein Gefäß mit dampfend heißem Wasser. Damit kein Dampf entweicht, wird der Kopf zusammen mit dem Topf durch ein Tuch abgedeckt. Der Patient atmet den Dampf ein, bzw. läßt ihn auf die Gesichtshaut einwirken.

Zur Expektorationsförderung gibt man in das heiße Wasser einige Tropfen eines ätherischen Öles, z. B. Latschenkiefernöl oder zur Reizlinderung, bzw. als entzündungswidrig wirkendes Präparat, wässrigen Kamillenauszug.

Zum *Fußdampf* setzt sich der Patient mit entblößten Beinen auf einen Stuhl und stellt die Füße auf einen Rost, der über ein Gefäß mit dem dampfenden Wasser gelegt wurde. Dann werden Stuhl und Unterkörper des Patienten zusammen mit dem dampfenden Topf durch eine Wolldecke umhüllt, so daß kein Dampf nach außen entweicht.

Dem Wasser gibt man gern zur Durchblutungsförderung eine kleine Menge, etwa 10 bis 20 ml Heublumen- oder Schachtelhalmextrakt bei.

5 Praxis der Bäder

Der *Anwendungsbereich* der Bäder ist außerordentlich groß und vielseitig. Die Mannigfaltigkeit der verschiedenen Bäder und die sich häufig überschneidende Art, in der die einzelnen Faktoren (Temperatur, hydrostatischer Druck, Auftrieb etc.) auf den Organismus einwirken, bietet ein kompliziert ablaufendes, im Endeffekt aber wieder komplexes Geschehen. Um hierüber eine Orientierung zu gewinnen, ist eine übersichtliche Aufgliederung erforderlich. Diese ist wegen der vielfältigen Verflechtung des Stoffes außerordentlich schwierig und muß dem Thema doch in dieser oder jener Beziehung einen gewissen Zwang antun. Die nachstehende Gliederung wurde hauptsächlich aus didaktischen Gründen gewählt. Danach lassen sich die Bäder einteilen in:

1. Bäder ohne Zusätze, mit vorwiegend thermischer Wirkung
2. Bäder mit arzneilichen Zusätzen
3. Bäder mit natürlichen ortsgebundenen Kurmitteln (Heilquellen, Peloide, usw.)
4. Bäder mit thermischer *und* mechanischer Wirkung
5. Spezielle Bäder.

Ähnliche Schwierigkeiten wie bei der Gliederung der Bäder gibt es bei der Bestimmung ihrer *Indikationsgebiete*, die sich gleichfalls *häufig überschneiden*. So kommt es beispielsweise nicht selten vor, daß für ein und dieselbe Krankheit Bäder aus mehreren der oben genannten Gruppen angewandt werden können oder daß innerhalb der einen oder der anderen Bädergruppe unter verschiedenen Bädern gewählt werden kann. So kann man beispielsweise bei rheumatischen Krankheiten zwischen einem Überwärmungsbad (Gruppe 1 = Bäder ohne Zusatz), einem künstlichen Schwefelbad (Gruppe 2 = Bäder mit arzneilichen Zusätzen), einem hydroelektrischem Bad (Gruppe 5 = Spezielle Bäder), oder einem natürlichen, schwefelhaltigen Heilwasser (Gruppe 3) wählen. Es lassen sich aber ebenfalls hierbei ein warmes Vollbad, ein Dampfbad (zur Gruppe 1 gehörend), ebensogut jedoch auch ein natürliches Moor-, Schlamm- oder Schlickbad (Gruppe 3) sowie Bäder mit unterschiedlichen arzneilichen Zusätzen, je nach Befund auch Unterwasserdruckstrahlmassagen (Gruppe 4) einsetzen. Deshalb wird sich der erfahrene Arzt bei seiner Verordnung nicht allein von der Indikation eines bestimmten Bades für eine Krankheit oder eine

Krankheitsgruppe leiten lassen, sondern er wird dabei stets auch den Allgemeinzustand und das Reaktionsvermögen des Kranken sowie etwa weitere bestehende krankhafte Zustände oder funktionelle Störungen beachten. So sind die bei den einzelnen Bädern angeführten Indikationshinweise auch nur als allgemein orientierende Richtlinien aufzufassen.

Dem Masseur und medizinischen Bademeister geben diese Ausführungen jedoch Hinweise darauf, wie schwierig es oftmals ist, für den jeweiligen Fall das Richtige zu treffen und sie belegen, daß ein medizinischer Laie deshalb niemals ohne ärztliche Verordnung beziehungsweise Anleitung irgendwelche Therapieversuche unternehmen sollte.

1. Bäder ohne Zusätze, mit vorwiegend thermischer Wirkung

Je nachdem, ob kleinere oder größere Körperabschnitte oder auch der ganze Körper gebadet werden soll, unterscheidet man Teilbäder, Halbbäder und Vollbäder.

Zu den *Teilbädern* rechnet man die Hand- und Armbäder, die Fuß- und Unterschenkelbäder und die Sitzbäder.

Im *Halbbad* sitzt der Patient aufrecht in der Wanne und das Wasser reicht ihm nur bis in Nabelhöhe.

Beim *Vollbad* liegt der Mensch im allgemeinen bis zum Nackenhaaransatz im Wasser. Lediglich beim Überwärmungsbad ist ein weiteres Eintauchen des Kopfes erforderlich, so daß nur noch Mund, Nase und Augen aus dem Badewasser hervorragen.

Es gibt Personen, die es aus unterschiedlichen Gründen nicht vertragen, bis zum Hals in das Wasser einzutauchen. Diesen verabreicht man – vielleicht nur für die erste Zeit bis zur Gewöhnung – ein *Dreiviertelbad*, d. h. man läßt das Wasser nur bis knapp in Herzhöhe des liegenden Patienten reichen.

Für die verschiedenen Bäder sind folgende Wassermengen erforderlich:
Hand- oder Armbad 15-20 Liter,
Fuß- oder Unterschenkelbad 25-40 Liter,
Sitzbad 50-80 Liter,
Halbbad 100-120 Liter,
Vollbad ca. 200 Liter.

Man kann Bäder *temperaturkonstant* verabfolgen, d. h. man läßt die Anfangstemperatur unverändert während der Dauer des Bades bestehen, man kann die Temperatur auch im Verlauf des Bades allmählich *an- oder absteigen* lassen, und schließlich ist es ebenfalls gebräuchlich zwei an sich *konstante Temperaturen in regelmäßigem Wechsel* anzuwenden (Wechselbäder).

Besondere Bäderformen sind die kalten und die heißen *Tauchbäder*, in die der Patient nur wenige Sekunden eintaucht. Mehrere Variationen kennt man bei den sogenannten Überwärmungs- oder Fieberbädern (Hyperthermiebädern). In diese Gruppe gehören vor allem die in der *Temperatur ansteigenden Vollbäder* nach LAMPERT, SCHLENZ und WALINSKI sowie die Dampf- und Schwitzbäder ebenfalls das Schaumüberwärmungsbad nach FRIEDRICH. Unter gewissen Einschränkungen kann man auch hierzu die Sauna zählen, deren Reizcharakteristikum allerdings der Wechsel zwischen warm und kalt ist.

Teilbäder

Sie sind wegen ihrer großen *Variabilität*, was die Größe und die Art der behandelten Körperpartie, die angewandte Temperatur, bzw. den Temperaturgang sowie die Dauer betrifft, ein wertvoller Bestandteil der fein zu dosierenden Hydrotherapie. Sie werden zumeist kurmäßig eingesetzt. Die durch Teilbäder ausgelöste wiederholte Belastung des peripheren Kreislaufs und des lokalen Stoffwechsels führt allmählich im Verlauf einer *Behandlungsserie* zu einer funktionellen Modifikation und entspricht den Prinzipien des Trainings. Wir wissen, daß Trainingsmaßnahmen zu einer Erhaltung oder Zunahme der Leistungsfähigkeit, im Fall des Teilbades der Leistungsfähigkeit der *peripheren Kreislaufregulation* und des *Stoffwechsels* führen. Weiterhin sind die *auf cutivisceralem Wege* erfolgenden Einflußnahmen von der Haut aus auf segmental zugeordnete innere Organe bei der Anwendung der verschiedenen Teilbadformen zu berücksichtigen, ebenso aber auch die über die lokalen Effekte hinausgehenden *Allgemeinwirkungen*.

Teilbäder eignen sich besonders auch dazu, von einer Extremität aus auf die Gliedmaße der kontralateralen Seite Einfluß zu nehmen, wenn diese selbst wegen einer Erkrankung nicht ins Wasser getaucht werden darf. So kann man beispielsweise durch ein temperaturansteigendes Fußbad am rechten Bein gefäßerweiternd auf den linken Fuß einwirken (vergl. *konsensuelle Reaktion* S. 32ff.). Im gleichen Sinne läßt sich durch ein temperaturansteigendes Teilbad beider Arme eine Gefäßerweiterung an beiden Beinen erzielen (*Fernteilbad nach* RATSCHOW).

Von allen Teilbädern haben die Sitzbäder die ausgeprägteste Allgemeinwirkung. Sie können schon eine gewisse *Kreislaufbelastung* darstellen. Deshalb sollte der Patient möglichst entspannt in der Sitzbadewanne ruhen können.

Auch Teilbäder werden entweder temperaturkonstant, temperaturansteigend oder -absteigend sowie als Wechselanwendungen verabfolgt.

Kalte Teilbäder

Voraussetzung für die Anwendung kalter Teilbäder ist – wie auch bei allen anderen Kaltanwendungen in der Hydrotherapie, etwa von Wickeln, Güssen, etc. – daß der Körper (vor allem die Füße) warm sind. Andernfalls muß für eine Erwärmung gesorgt werden, beispielsweise durch ein warmes Fußbad oder körperliche Betätigung. Falls nachfolgend Bettruhe eingehalten werden soll (bei Sitzbädern), ist das Bett vorzuwärmen.

Kaltes Sitzbad

Es wirkt günstig auf die Durchblutung der Bauch- und Unterleibsorgane, ohne die Zirkulation in den Beinen wesentlich zu beeinflussen. Es wird angewendet zur Erzeugung reaktiver Mehrdurchblutung im Becken-Bauchraum, z. B. bei abklingenden entzündlichen Veränderungen, bei Haemorrhoiden, zur Behandlung chronischer Obstipation (anschließend Wärmflasche auf den Bauch) und abends bei Einschlafstörungen (Abb. 40).

Wassertemperatur: 15-20° C.

Badedauer: 6-10 Minuten.

Der Oberkörper bleibt bei der Durchführung dieses Bades bekleidet, das Hemd wird hochgebunden, damit es nicht in das Wasser taucht. Der Patient setzt sich kurz in die Sitzbadewanne; das Wasser soll etwa bis Nabelhöhe reichen. Nach dem Bad wird nur leicht abgetrocknet, der Patient legt sich ins vorgewärmte Bett.

Kontraindikationen: Ausgeprägte Herz-Kreislaufschwäche, z. B. bei Mitralstenose, krampfartige Unterleibsbeschwerden.

Abb. 40: Sitzbadeanlage, links mit Afterdusche.

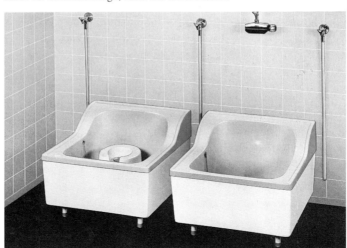

Kaltes Unterschenkelbad

Es fördert die lokale Durchblutung im Sinne einer reaktiven Hyperämie (mit Auswirkung auf die Durchblutungsverhältnisse im kleinen Becken), kann aber auch zu einer Steigerung des Gefäßtonus beitragen. Kurze Kaltanwendungen wirken beruhigend und schlaffördernd. Längere Kaltanwendungen setzen die Durchblutung, insbesondere die entzündlich gesteigerte, herab und drosseln erhöhte Stoffwechselvorgänge.

Dementsprechend werden kalte Unterschenkelbäder eingesetzt bei funktionellen Durchblutungsstörungen der Beine, bei Varikosis und abends bei Einschlafstörungen. Länger ausgedehnte kalte Unterschenkelbäder lindern schmerzhaft entzündliche Prozesse im Anwendungsbereich, z. B. eine akute Gichtattacke.

Wassertemperatur: um 15° C.

Badedauer: 15 Sekunden bis 3 Minuten.

Zur *Durchführung* des Bades werden Füße und Unterschenkel freigemacht. Es ist darauf zu achten, daß keine Zirkulationsbehinderung besteht, etwa durch hochgezogene Hosen- oder Unterhosenbeine. Die Füße werden in eine ausreichend hohe Fußbadewanne gestellt. Das Wasser soll bis über die Wade, möglichst bis zum Wadenbeinköpfchen reichen. Waren die Füße bei Beginn der Anwendung gut durchwärmt, so wird das Kältegefühl nur wenige Sekunden gespürt und weicht rasch einem Wärmeempfinden. Dann kann das Bad beendet werden. Tritt statt des angenehmen Wärmeempfindens ein schneidender oder kneifender Schmerz auf, muß das Bad sofort abgebrochen werden. Kommt es nur verzögert zum Wärmegefühl, so können die Füße im Bad aneinandergerieben werden (zusätzlicher mechanischer, die Mehrdurchblutung fördernder Reiz).

Abarten des kalten Unterschenkelbades sind:

Das *Wassertreten*. Es kann sowohl in einem Bachlauf, im Tretbecken (Abb. 41)

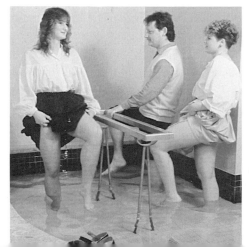

Abb. 41: Wassertreten.

oder in einer halb gefüllten Badewanne durchgeführt werden. Der Patient geht (im Storchenschritt) durch das Wasser oder führt Tretbewegungen auf der Stelle aus. Dauer je nach Verträglichkeit 15 bis 50 Sekunden (bei Übung und Behagen auch bis zu 3 Minuten). Bei kneifendem Kälteschmerz sofort abbrechen!

Das *Tautreten*. Der Patient geht dabei im taufeuchten Gras mehrere Minuten, üblicherweise 2-3 (5) Minuten. Anschließend sofort trockene Strümpfe und die Schuhe anziehen und durch schnelles Gehen oder Laufen für die Wiedererwärmung sorgen.

Das *Schneegehen*. Es ist nur bei frischem, nicht verharschtem Schnee möglich. Füße schon im Hause freimachen, dann schnell (etwa 2-4 Minuten) im Schnee laufen, dannach sofort ins warme Zimmer zurück, Nässe abstreifen, Füße kräftig reiben, trockene Strümpfe anziehen und Bewegung verschaffen.

Es gilt also grundsätzlich beim kalten Unterschenkelbad und auch bei seinen Abarten, daß die Nässe lediglich durch Abstreifen beseitigt wird, der Patient sich anschließend sofort wieder bekleidet und entweder ins vorgewärmte Bett legt oder durch ausreichende Bewegung für die Wiedererwärmung Sorge trägt.

Kontraindikationen: Krampfartige Unterleibsbeschwerden, Blasenkatarrh, arterielle Durchblutungsstörungen der Beine.

Kaltes Armbad

Es führt nicht nur zu einer örtlichen Anregung der Zirkulation und des Stoffwechsels, sondern auf reflektorischem Wege ebenfalls zu einer Beeinflussung der Durchblutung der Thoraxorgane, aber auch der Herzschlagfolge.

Deshalb sind kalte Armbäder einzusetzen bei funktionellen Durchblutungsstörungen der Hände und Arme, bei Ermüdungserscheinungen infolge Fehlbeanspruchung der Arm- und Handmuskulatur, bei nervösem Herzklopfen, zu raschem Ruhepuls (z. B. bei Schilddrüsenüberfunktion, vegetativer Fehlsteuerung oder sommerlicher Hitzebelastung), zur Beruhigung.

Wassertemperatur: 10 bis 15° C.
Badedauer: 10 bis 30 Sekunden.

Man benötigt für ein Armbad eine ausreichend große Wanne, die das Eintauchen bis zur Oberarmmitte gestattet. Sollen beide Arme gleichzeitig gebadet werden, so sind entweder 2 Armbadwannen (Abb. 42) oder die von HAUFFE angegebene Wanne (Abb. 43) einzusetzen. Für den häuslichen Gebrauch kann auf ein ausreichend großes Waschbecken zurückgegriffen werden. Der Patient entblößt lediglich den oder die Arme. Nach dem Bad wird die Feuchtigkeit abgestreift, der Patient zieht die Hemdärmel wieder herunter und Jackett oder

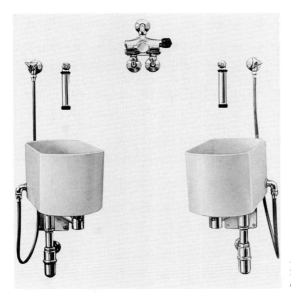

Abb. 42: Armbadewannen, auch für Wechselanwendungen geeignet.

Bademantel über. Im Gehen läßt er die Arme kräftig hin und herpendeln, damit eine rasche Wiedererwärmung herbeigeführt wird.

Kontraindikationen: Neigung zu Gefäßspasmen, auch im Koronarbereich (Angina pectoris).

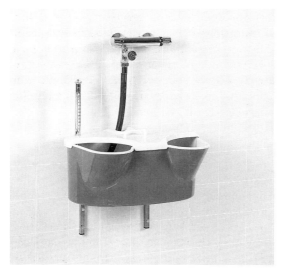

Abb. 43: Armbadewanne nach Hauffe.

Warme/heiße Teilbäder

Je nach Konstitution und Reaktionsvermögen des Patienten beziehungsweise Verlaufsform der zu behandelnden Störungen oder Erkrankungen, wird man zwischen warmen Anwendungen von etwa 36 bis 37° C oder heißen von 38 bis 42 (45)° C wählen. Je chronischer der Reizzustand bei entzündlichen Beschwerden ist, desto eher wird man heiße Temperaturen anwenden, je akuter die Veränderungen sind, desto reizärmer soll die Behandlung, auch mit warmen Teilbädern, durchgeführt werden. Bei hochakuten entzündlichen Zuständen kommen kühlende Maßnahmen, wie absteigende Teilbäder oder auch Eisanwendungen zum Einsatz.

Zusätze von Kochsalz, Moorlauge, Salicylsäure-Huminsäure-Präparaten und Badeextrakten können die Wirkung des Bades fördern.

Warmes/heißes Sitzbad

Es steigert erheblich die Durchblutung der Bauch- und Beckenorgane und wirkt damit bei chronischen Affektionen entzündungswidrig und aufsaugend. Auf krampfartige Zustände der glatten Muskulatur wirkt es entspannend, krampflösend.

Deshalb kann man es bei chronisch entzündlichen gynäkologischen Erkrankungen, chronischen Entzündungen der Harnblase, der männlichen Genitalorgane und bei Darm- sowie Nierenkoliken anwenden.

Wassertemperatur: warm = 36 bis 38° C, heiß = 39 bis 42° C.

Badedauer: warm = 15 bis 20 Minuten, heiß = 10 Minuten.

Die *Durchführung* geschieht analog derjenigen des kalten Sitzbades, lediglich mit der Ergänzung, daß der Patient hier mit einem Badelaken und einer Wolldecke zugedeckt wird. Die Füße sollen nicht auf den kalten Fliesenboden aufgestellt werden. Entweder Pantoffeln anziehen oder die Füße auf einem Schemel lagern. Nach dem Sitzbad wird der Kranke gewöhnlich kurz kalt abgewaschen; nur bei Koliken oder anderen krampfartigen Beschwerden sollte das Abwaschen unterbleiben. Nachruhe im Bett.

Kontraindikationen: Dekompensation des Kreislaufs, Bluthochdruck, entzündliche Veränderungen der Bauch- und Beckenorgane, die mit Fieber einhergehen (Gefahr der nicht mehr kontrollierbaren Aktivierung einer Entzündung!).

Warmes/heißes Unterschenkelbad

Wegen seiner durchblutungsfördernden Wirkung nicht nur auf Füße und Unterschenkel, sondern (wenn auch schwächer) auf Oberschenkel und Beckenorgane, wird dieses Teilbad bei funktionellen und leichten organischen

Durchblutungsstörungen (diabetische Mikroangiopathie), aber auch bei subakuten oder chronischen entzündlichen Vorgängen, vorwiegend der Fuß- und Knöchelgelenke sowie zur Nachbehandlung traumatisch bedingter Störungen (nach Distorsionen, Zerrungen usw.) eingesetzt. Ebenfalls ist es bei Blasenkatarrh mit Harnverhaltung infolge von Erkältung hilfreich.

Wassertemperatur: warm = 36 bis 38° C, heiß = 39 bis 42 (45)° C.

Badedauer: warm= 15 bis 20 Minuten, heiß = 5 bis 10 Minuten.

Ein kalter Knieguß nach dem Bad fördert die Wiederherstellung des Gefäßtonus. Der Patient soll anschließend entweder Bettruhe einhalten oder sich rasch abtrocknen, ankleiden und bewegen (zur Vermeidung hypotoner Kreislaufregulationsstörungen).

Kontraindikationen: Bluthochdruck, lokale hochentzündliche Veränderungen (aktivierte Arthrose, Gichtanfall, Thrombophlebitis).

Warmes/heißes Armbad

Auch bei diesem Teilbad ist die auf die ganze Arm- und Schulterregion ausgedehnte Durchblutungssteigerung und ebenso eine reflektorische Einflußnahme auf die Thoraxorgane in Rechnung zu stellen.

So wird ein warmes/heißes Armbad angewendet bei rheumatischen Beschwerden der Finger-, Hand-, Ellbogen- und Schultergelenke, auch in der Nachbehandlung traumatisch bedingter Beschwerden, bei funktionellen Durchblutungsstörungen (chronisch kalte Hände), bei Überlastungssyndromen der Muskulatur, Sehnenscheidenreizungen und bei pectanginösen Beschwerden.

Wassertemperatur: warm = 36 bis 38° C, heiß = 39 bis 42 (45)° C.

Badedauer: warm 15 bis 20 Minuten, heiß 5 bis 10 Minuten.

Nach dem Bad abtrocknen, ankleiden und bewegen.

Kontraindikationen für das heiße Armbad: Bluthochdruck, lokale hochentzündliche Veränderungen (akuter Schub einer progredient chronischen Polyarthritis).

Temperaturansteigende Teilbäder

Bei ihrer Durchführung wird unter Auslassung der primären, vasokonstriktorischen Gefäßreaktion eine mit dem Temperaturanstieg synchron verlaufende Gefäßerweiterung bewirkt (s. S. 31), die anfangs die Haut und Unterhaut des gebadeten Bezirks erfaßt, sich dann aber bei fortschreitender Wärmezufuhr aus dem Bade über die gesamte Körperdecke ausdehnen kann. Dementsprechend wird nicht nur der lokale Stoffwechsel angeregt, sondern es kommt gegebenenfalls zu einer passageren allgemeinen Stoffwechselsteigerung, zur

Beeinflussung der Wärmeregulation und zum Schweißausbruch. Das kann nicht ohne Einfluß auf den Gesamtkreislauf bleiben. Man registriert häufig einen Blutdruckabfall, der eventuell so ausgeprägt sein kann, daß hypotone Beschwerden, wie Schwindel, bei stark dosierten ansteigenden Teilbädern auftreten. Andererseits führen temperaturansteigende Unterschenkel- und Armbäder zu einer deutlichen Verbesserung der Zirkulation im kleinen Kreislauf, so daß sie bei pulmonaler Stauung als Folge eines Mitralklappenfehlers oder einer Minderleistung der linken Herzhälfte hilfreich sind. Wenn keine anderen medikamentösen Maßnahmen möglich sind, vermag ein temperaturansteigendes Unterschenkelbad sogar ein beginnendes Lungenoedem zu beseitigen!

Bei entsprechendem Temperaturverlauf und Dauer sind temperaturansteigende Teilbäder deutlich stärker einwirkend als die warmen oder heißen Teilbäder.

Durchführung:

Gewöhnlich beginnt man temperaturansteigende Teilbäder mit einer Wassertemperatur von 34 bis 35° C und steigert dann durch Zugabe heißen Wassers (es sind auch thermostatisch gesteuerte elektrisch beheizte Spezialwannen auf dem Markt) die Temperatur langsam im Verlauf von 10 bis 15 (20) Minuten auf ca. 40 bis 42° C. Die *Dosierung* richtet sich letztendlich nach den Angaben des Patienten zur Verträglichkeit der Anwendung. Der Temperaturverlauf ist exakt zu kontrollieren (Thermometer). Für eine bequeme Haltung des Patienten ist zu sorgen! Die Temperatur sollte bis zum Schweißausbruch geführt, das Bad dann aber abgebrochen werden. Um den Wärmestau zu fördern, hängt man dem Patienten während des Teilbades ein Badetuch und eine Wolldecke um.

Nach temperaturansteigenden Teilbädern wird der Patient nicht kalt nachgewaschen. Er kleidet sich sofort an und hält stets eine *Nachruhe* von mindestens 30 Minuten ein.

Temperaturansteigendes Sitzbad

Seine Anwendungsbereiche sind chronisch entzündliche Veränderungen der männlichen und weiblichen Genitalorgane (Prostatitis, Adnexitis), der Harnblase und krampfartige Zustände der ableitenden Harnwege (Harnleitersteinkolik). Ebenso kann das Bad bei Analfissuren angewendet werden. Die Durchführung gleicht derjenigen des warmen/heißen Sitzbades. Weitere Angaben finden sich im vorhergehenden Abschnitt.

Kontraindikationen: Kreislaufdekompensation, örtliche hochentzündliche Prozesse.

Temperaturansteigendes Unterschenkelbad

Dieses Teilbad wird eingesetzt bei peripheren arteriellen Durchblutungsstörungen (Arteriosklerose, Endangiitis obliterans, periphere Mikroangiopathie), entweder direkt, oder an der kontralateralen Extremität (bei Gangrän). Weiter zählen zu seinen Indikationen eine funktionelle Minderdurchblutung, wie sie beispielsweise beim Sudeck-Syndrom im Stadium II auftritt, und örtliche rheumatische Beschwerden. Auch bei einer beginnenden Erkältung kann dieses Teilbad zur Kupierung subjektiv störender Erscheinung beitragen. Bei wiederholter Anwendung fördert es die Senkung eines erhöhten Blutdruckes. Durchführung wie auf S. 123 beschrieben.

Kontraindikationen: Örtliche entzündliche Prozesse, die bereits mit einer kräftigen Hyperämie einhergehen (akuter rheumatischer Schub, Sudeck-Syndrom Stadium I), schlaffe Lähmungen (da das Bad den herabgesetzten Tonus weiter mindern würde).

Temperaturansteigendes Armbad

Bevorzugt wird es eingesetzt bei Angina pectoris, wobei es, regelmäßig und über viele Wochen durchgeführt, zu einem Verschwinden der durchblutungsbedingten Herzschmerzen kommen kann (reflektorisch induzierte Umstellung im Stoffwechsel des Herzmuskels, verbesserte Sauerstoff-Utilisation?).
Bei Reststenocardien nach Herzinfarkt wird bereits in der 2. bis 3. Woche nach dem Infarktereignis mit dem temperaturansteigenden Armbad begonnen. Aber auch Gefäßspasmen (durch extreme Kälteeinwirkung), Durchblutungsstörungen bei Sudeck-Syndrom Stadium II, Bluthochdruck, Asthma bronchiale (vorwiegend im anfallsfreien Intervall) und chronisches Lungenemphysem zählen zu den Indikationen dieses Teilbades. Über die konsensuelle Reaktion läßt sich mit temperaturansteigenden Armbädern ebenfalls Einfluß nehmen auf periphere arterielle Durchblutungsstörungen der Beine (Fernteilbad nach RATSCHOW).
Die Durchführung hat sich an den vorstehend geschilderten Grundsätzen zu orientieren.

Kontraindikationen: Mit einer kräftigen Hyperämie verbundene entzündliche Veränderungen an Hand und Arm, schlaffe Lähmungen (vergleiche temperaturansteigendes Unterschenkelbad).

Temperaturabsteigende Teilbäder

Sie werden als Arm- oder Unterschenkelbäder eingesetzt zur Drosselung lokaler pathologischer Mehrdurchblutung, z. B. bei entzündlichen Prozessen (Abszesse, Sudeck-Syndrom Stadium I).

Durchführung: Beginnend im Indifferenzbereich wird die Wassertemperatur allmählich innerhalb 15 bis 20 Minuten auf 23 bis 25°C abgesenkt. Gegebenenfalls kann bei dieser Temperatur das Bad noch 5 Minuten fortgesetzt werden. Ist die Mehrdurchblutung sehr ausgeprägt, wird das Bad mehrfach am Tage wiederholt.

Wechselteilbäder

Man versteht darunter die wiederholte Einwirkung unterschiedlicher Temperaturen während einer Bademaßnahme. Sie fördern in stärkerem Maße als kalte oder warme Teilbäder bei reaktionsschwachen Patienten die reaktive Wiedererwärmung und begünstigen die Normalisierung einer gestörten Durchblutung und Wärmeregulation.

Wechselteilbäder *beginnen grundsätzlich mit der Warmphase* und werden mit der Kaltanwendung beendet. Gewöhnlich dauert die Wärmeeinwirkung bedeutend länger (etwa 10mal so lange) als der Kältereiz, doch sind Variationen nach beiden Richtungen hin möglich.

Ein mehrmaliger (zwei- bis dreimaliger, später auch fünfmaliger) Wechsel zwischen warm und kalt steigert die Reizwirkung, doch hat sich die Zahl der Wiederholungen des Wechsels letztlich nach dem Reaktionsverhalten des Patienten zu richten.

Zwischen der höheren und der niedrigen Temperatur sollte mindestens eine Differenz von 12, besser noch von 20 Temperaturgraden bestehen. Die Wassertemperatur in der warmen Teilbadewanne hält man zumeist zwischen 36 und 38°C. Dementsprechend niedriger stellt man das Wasser in der kalten Wanne ein.

Wechselsitzbad

Es wird empfohlen bei Darmfunktionsstörungen, bei Meteorismus sowie bei chronisch entzündlichen Prozessen im Beckenbereich.

Zur *Durchführung* sind 2 Sitzbadewannen erforderlich, von denen eine mit Wasser von 39 bis 40°C, die andere mit solchem von 15 bis 20°C gefüllt ist. Der Patient setzt sich zuerst für 3 bis 5 Minuten in das heiße Wasser und wechselt dann für etwa 20 bis 30 Sekunden in die kalte Sitzbadewanne. Es wird bis zu dreimal gewechselt. Dementsprechend ist die Badedauer mit 10 bis 17 Minuten anzusetzen.

Nach dem Wechselsitzbad wird der Patient abgetrocknet und legt sich zur Nachruhe in das vorgewärmte Bett.

Kontraindikationen: Kreislaufdekompensation, fieberhafte entzündliche Veränderungen der Bauch- und Beckenorgane.

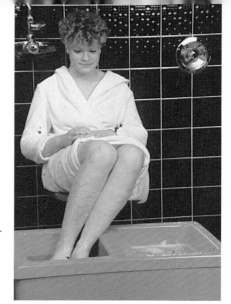

Abb. 44: Wechselunterschenkelbad.

Wechselunterschenkelbad

Wegen der durch dieses Bad ausgelösten starken Hyperämie, die aber den Gefäß- und Muskeltonus wenig beeinflußt, verwendet man Wechselunterschenkelbäder gern zum »Zirkulationstraining« bei funktionellen Kreislaufstörungen (chronisch kalte Füße), nicht jedoch organischen arteriellen Durchblutungsstörungen wegen der Gefahr einer paradoxen Reaktion (s. S. 34). Der beruhigende, dämpfende Einfluß dieses Bades auf das Vegetativum wirkt sich günstig bei Bluthochdruck und bei Schlafstörungen aus.

Durchführung mit 2 Teilbadewannen (Abb. 44), deren eine mit warmen Wasser von ca. 38° C, die andere mit solchem von 20° C gefüllt ist. Das Wasser soll bis über die Waden reichen. Füße für 3 bis 6 Minuten in das heiße Wasser stellen, dann für 10 bis 13 Sekunden in das kalte Wasser überwechseln und gegebenenfalls diesen Vorgang noch ein- bis zweimal wiederholen. Badedauer 10 bis 20 Minuten. Der Minderung der Temperaturreize infolge Erwärmung oder Abkühlung der dem Unterschenkel zunächst befindlichen Wasserschichten sollte der Patient dadurch entgegenwirken, daß er die Füße und Unterschenkel im Wasser etwas bewegt oder Gehbewegungen ausführt. Bei längerer Gesamtbadedauer ist darauf zu achten, daß die Ausgangstemperatur in den Teilbadewannen sich nicht zu sehr verändert; eventuell muß nachtemperiert werden.

Nach dem Bade werden Füße und Unterschenkel abgetrocknet. Der Patient legt sich entweder ins vorgewärmte Bett oder kleidet sich rasch an und bewegt sich.

Kontraindikationen: Neigung zu Gefäßspasmen, arterielle Durchblutungsstörungen der Beine.

Wechselarmbad

Wirksam durch »Zirkulationstraining« bei chronisch kalten Händen, bei Sudeck-Syndrom im Stadium III.

Durchführung: Eine Wanne mit warmem Wasser von ca. 38° C, eine Wanne mit kaltem Wasser von 15 bis 20° C füllen. Bei besonders kontrastarmen Bädern soll die obere Temperatur 38° C nicht übersteigen und die untere nicht unter 26 bis 28° C betragen. Mit heiß beginnen und mit kalt enden. Warmphase 3 bis 4 Minuten, Kaltphase 10 bis 20 Sekunden bei dreimaligem Wechsel. Gesamtdauer der Anwendung 10 bis 15 Minuten.

Nach dem Bad Abtrocknen der Arme, der Patient soll sich anschließend bekleidet bewegen.

Kontraindikationen: Neigung zu Gefäßspasmen, Angina pectoris.

Heiße Tauchbäder

Sie erzeugen nicht nur eine äußerst starke Hyperämie, sondern können auch durch die lokale Gewebsüberwärmung eine Abtötung von pathogenen Keimen bewirken. Deshalb werden sie bei septischen Wunden und Panaritien an Füßen und Händen verwendet.

Die *Wassertemperatur* ist so heiß, wie der Patient es gerade vertragen kann, eventuell 48 (50)° C. Personen mit Sensibilitätsstörungen in den zu behandelnden Extremitätenabschnitten sind selbstverständlich von dieser Behandlung auszuschließen. Verbrennungsgefahr!

Zur *Durchführung* taucht der Patient seine Hand (oder seinen Fuß) (ohne Verband) nur kurz in das heiße Wasser ein und zieht sie sofort wieder heraus. Bei diesem kurzen Eintauchen wird die hohe Wassertemperatur kaum als solche wahrgenommen. Es wird dann weiterhin in kurzen Abständen die Hand (beziehungsweise der Fuß) immer wieder, und zwar zunehmend tiefer und länger, eingetaucht. Allmählich kommt es zu einer Gewöhnung an die Wassertemperatur und nach einiger Zeit kann die Hand (Fuß) ununterbrochen im heißen Wasser belassen werden.

Badedauer: bis 10 Minuten.

Kontraindikationen: Sensibilitätsstörungen, periphere Durchblutungsstörungen mit Neigung zu Gefäßspasmen (z. B. bei Diabetes mellitus).

Vollbäder

Bezüglich der Allgemeinwirkungen nehmen Vollbäder selbstverständlich einen erheblich höheren Stellenwert als Teilbäder ein. Ist es erforderlich, die Allgemeinwirkungen abzuschwächen, so kann man auf Halbbäder ausweichen, bei denen das Wasser in der Wanne dem Patienten etwa bis in Nabelhöhe reichen soll. Eine weitere Abstufung hinsichtlich der Allgemeinwirkung gestatten die Dreiviertelbäder, deren Wasserspiegel vorn etwa in Höhe der 8. Rippe endet.

In der Praxis haben die allein durch thermische Einflüsse wirkenden Vollbäder in den letzten Jahrzehnten erheblich an Bedeutung verloren.

Kontraindikationen: allgemein sind Vollbäder nicht angezeigt bei fieberhaften und infektiosen Erkrankungen, Herzinsuffizienz Stad. III und IV (NYHA), hochgradiger Koronarinsuffizienz und Bluthochdruck Stad. IV (WHO).

Kaltes Tauchvollbad

Es bewirkt einen sehr plötzlichen Wärmeentzug und einen kräftigen Anreiz für das Einsetzen einer reaktiven Wärmeproduktion. Dadurch vorübergehende Steigerung des Stoffwechsels.

Das kalte Tauchbad wird vorwiegend zur Abhärtung genommen. Weiterhin wird es – ein gesundes Herz-Kreislaufsystem vorausgesetzt – wegen seiner anregenden und erfrischenden Wirkung empfohlen.

Der Körper muß vor dem Bad ausreichend erwärmt sein. Die Anwendung darf niemals kurz vor oder nach dem Essen durchgeführt werden. Der zeitliche Abstand zu den Mahlzeiten soll mindestens ein bis zwei Stunden betragen.

Wassertemperatur: 15 bis 20° C.

Badedauer: 15 bis 20 Sekunden.

Der Patient soll vorsichtig und nicht zu rasch in die Wanne steigen, bis zum Hals untertauchen und in der Position 5 bis 20 Sekunden ruhig atmend liegenbleiben (beim Halbbad sitzt der Patient in der Wanne); dann aussteigen. Lenden- und Kreuzbeingegend werden abgetrocknet, sonst nur die Nässe abgestreift. Der Patient legt sich anschließend entweder ins vorgewärmte Bett oder er kleidet sich rasch an und sorgt durch Bewegung (leichte Gymnastik) für schnelle Wiedererwärmung. Tritt diese nur verzögert ein, soll der Patient heißen Tee oder Fruchtsaft trinken; im Bett nachruhenden Personen kann man eine Wärmflasche an die Füße legen.

Besondere Kontraindikationen: Gefäßspasmen, Blasenleiden, rheumatische Beschwerden.

Temperaturabsteigendes Vollbad

Es dient zum Wärmeentzug mit dem Ziel einer Herabsetzung der Körpertemperatur bei Fiebernden.

Wassertemperatur: Bei Fiebernden liegt sie zum Beginn nur wenige Grade unter der Körpertemperatur, um einen Kälteschock zu vermeiden. Während des Bades wird die Anfangstemperatur um 5 bis 6° C gesenkt.

Badedauer: Im allgemeinen 10 Minuten, jedoch nicht länger als 15 Minuten.

Der Patient legt sich bequem in die Wanne und verhält sich ruhig. Während des Zulaufens des kalten Wassers kann der Patient an den vorderen Körperpartien mit einer weichen Bürste abgerieben werden. Dadurch kommt es zur Erweiterung der Hautgefäße, die Wärmeabgabe an das Wasser wird gefördert, die Herabsetzung der erhöhten Körpertemperatur eher erreicht und gleichzeitig das subjektive Kältegefühl gemildert.

Nach dem Bad wird der Patient gut abgetrocknet und in das vorgewärmte Bett gelegt. Fröstelt er, so gibt man ihm heißen Tee oder Fruchtsaft zu trinken.

Kontraindikationen: Herzinsuffizienz Stad. III und IV (NYHA), hochgradige Koronarinsuffizienz, Bluthochdruck Stad. IV (WHO).

Warme Vollbäder werden praktisch stets mit arzneilichen Zusätzen versehen und deshalb ab Seite 133 besprochen.

Temperaturansteigendes Vollbad

Es eignet sich wegen seiner den Stoffwechsel und die Wärmeproduktion anregenden Wirkung als Schwitzbad bei beginnenden Erkältungskrankheiten. Der krampflösende Wärmeeinfluß wird ausgenutzt bei Harnleitersteinen (vgl. auch Subquales Darmbad S. 178).

Bezüglich seiner Wirkung kommt das temperaturansteigende Vollbad schon nahe an das Überwärmungsbad (siehe S. 130) heran.

Vor dem Bad hat der Patient Blase und Darm zu entleeren. Zur vorhergehenden Mahlzeit sollte 1 Stunde Abstand bestehen.

Wassertemperatur: Zu Beginn des Bades 36° C, langsam ansteigend – je nach Verträglichkeit – bis auf 40 (42)° C.

Badedauer: Durchschnittlich 30 Minuten. Das Bad kann bei kräftigem Schweißausbruch auch schon früher abgebrochen werden.

Der Patient steigt in die Wanne und streckt sich bequem aus. Das Wasser reicht ihm bis zu den Schultern (beim etwas schonenderen Dreiviertelbad bis zur Mitte des Thorax). Heißes Wasser langsam zulaufen lassen, bis der Patient in

Schweiß gerät. Dabei geht man gewöhnlich nicht über 40° C Wassertemperatur hinaus (Kontrolle mit Thermometer!). Unmittelbar vor Beendigung des Bades senkt man die Wassertemperatur wieder deutlich ab, möglichst bis 37° C. Dann steigt der Patient aus der Wanne, wobei das Badepersonal ihm behilflich ist, und wird zur vorbereiteten Trockenpackung geleitet. Die Trockenpackung kann, wenn der Patient Beklemmungsgefühl äußert, über der Brust etwas aufgeschlagen werden. Bei starkem Nachschwitzen wird der Kranke aus der Trockenpackung nach 30 bis 60 Minuten »herausgewaschen« (s. S. 56). *Kontraindikationen:* s. Vollbäder S. 128.

Überwärmungsbad

Es ist eine besondere Form des temperaturansteigenden Vollbades und dient zur Erzeugung von fieberähnlicher Erhöhung der Körpertemperatur. Der Patient wird auf einer Liege so flach im Wasser gelagert, daß auch der Kopf mit eintaucht und lediglich Augen, Mund und Nase aus dem Wasser ragen. Bei Trommelfellschäden ist für einen wasserundurchlässigen Verschluß des Gehörganges Sorge zu tragen.

Dadurch, daß der Körper praktisch vollständig im Wasser liegt, ist die Wärmeregulation aufgehoben, eine Wärmeabgabe an das Wasser kann nicht erfolgen, die Schweißverdunstung ist unmöglich (auch, wenn kräftig Schweiß produziert wird). So entsteht im Überwärmungsbad zunächst ein Wärmestau und weiterhin wird dem Körper dann noch zusätzlich über das Bademedium Wärme zugeführt: die Körpertemperatur steigt an.

Indikationen: Zur Anwendung kommen Überwärmungsbäder zur allgemeinen Umstimmung, zur Steigerung der Abwehrkräfte des Körpers, bei entzündlichem chronischem Gelenkrheumatismus im schubfreien Intervall, auch bei M. Bechterew, in der Nachbehandlung der Poliomyelitiskranken und bei chronischen Eiterungen (fistelnde Knochenmarkentzündung).

Für Herz und Kreislauf sind diese Bäder insgesamt etwas weniger belastend als heiße Bäder mit hoher Anfangstemperatur. Tritt während des Bades ein Unbehagen auf (Beklemmungsgefühl, Pulsbeschleunigung), so kann man jederzeit die Wassertemperatur senken oder das Bad beenden.

Vor dem Bad hat der Patient Blase und Darm zu entleeren.

Wassertemperatur: Mit 35 bis 36° C beginnend, dann alle 5 Minuten um etwa 1° C steigern bis insgesamt auf 40 (42)° C.

Badedauer: Je nach Verträglichkeit 20 bis 30 Minuten oder auch länger.

Zur Durchführung des Bades legt sich der Patient auf die Liege und wird mit dieser in die Spezialwanne abgesenkt. Für entspannte Lagerung ist zu sorgen.

Die Wanne muß ausreichend groß sein und etwa 1,90 m bis 2,00 m Innenlänge haben. Kleineren Personen wird eine Fußstütze in die Wanne gestellt, oder sie legen die Beine auf einen quergespannten Gurt.

Das Ansteigen der Wassertemperatur wird unterschiedlich gehandhabt. Neben dem betont langsamen Anstieg, wie oben beschrieben, wendet man auch das rhythmisch-impulsartige Ansteigen an. Dabei geht man zunächst schnell mit der Wassertemperatur hoch und läßt sie dann auf die erreichte Körpertemperatur wieder zurückfallen. Je langsamer der Anstieg erfolgt, desto geringer ist die Differenz zwischen der Wasser- und der Körpertemperatur.

Die Körpertemperatur mißt man oral. Den Puls kontrolliert man an der Halsschlagader. Die Kontrolle erfolgt alle 5 Minuten, die Ergebnisse trägt man in ein Protokoll ein. Es gibt auch automatisch schreibende Registriereinrichtungen. Der Puls steigt entsprechend der Körpertemperatur an und erreicht bei 40° C etwa 120 bis 140 Schläge pro Minute. Bei guten Kreislaufverhältnissen ist das durchaus tragbar. Dennoch geht man im allgemeinen nicht über 38,5 bis 39,5° C Körpertemperatur hinaus. Übersteigt der Puls deutlich 140 Schläge pro Minute oder kommt es zu einem Mißverhältnis zwischen Pulsfrequenz und Körpertemperatur, indem die Pulsfrequenz auffallend hoch ansteigt, so geht man mit der Wassertemperatur auf 37 bis 38° C zurück, übergießt Unterarme und Unterschenkel mit kaltem Wasser und kühlt auch noch Hals, Gesicht, Nacken und Herzgegend ab. Darunter beruhigt sich der Puls sehr rasch, ohne daß die Körpertemperatur merklich absinkt.

Treten während des Überwärmungsbades Beschwerden auf, insbesondere Unruhe, Zyanose, Herzdruck, Beklemmungsgefühl, so läßt man heißes Wasser aus der Wanne ablaufen und kaltes zufließen. Außerdem benetzt man die Herzgegend und den Nacken mit kaltem Wasser. Dadurch tonisiert man den Kreislauf und erfrischt den Patienten. Dann hebt man ihn aus der Wanne und legt ihn ins Bett.

Bei vegetativ labilen Personen oder Patienten mit latenter Tetanie muß die Atemfrequenz besonders sorgfältig beobachtet werden, um gegebenenfalls einer Hyperventilation und dem dadurch auszulösenden tetanischen Anfall vorbeugen zu können.

Überwärmungsbäder mit höheren Temperaturen dürfen nur unter ärztlicher Aufsicht durchgeführt werden.

Auch bei normaler Beendigung des Überwärmungsbades geht man abschließend mit der Wassertemperatur auf 37 bis 38° C zurück, kühlt Arme, Herzgegend und Nacken ab, hebt den Patienten aus der Wanne und legt ihn in die vorbereitete Trockenpackung. Beim selbsttätigen Aussteigen aus der Überwärmungswanne droht Kollapsgefahr (s. S. 20: Der hydrostatische Druck). In der Trockenpackung wird der Patient flüchtig abgetrocknet.

Schwitzt er in der Packung tüchtig nach, so wird ihm anschließend ein laues Bad verabfolgt oder er wird aus der Packung »herausgewaschen«.
Kontraindikationen: s. Vollbad S. 128f, stark reduzierter Allgemeinzustand.

Indifferentes Vollbad

Es kann wegen seiner beruhigenden Wirkung bei Nervosität und bei Einschlaf-störungen eingesetzt werden.
Vorwiegend wird es jedoch mit sedierenden Zusätzen versehen angewendet (z. B. Sedativ-Bad S. 158).
Eine Abart des indifferenten Vollbades ist das Dauerbad.
Eingeführt wurde diese Badeform in der 2. Hälfte des vorigen Jahrhunderts durch den Wiener Dermatologen VON HEBRA (1816–1880). Er lagerte Kranke mit ausgedehnten nässenden Hautveränderungen zunächst mittels eines Lakens in der Badewanne. Später war das auch als Wasserbett bezeichnete Bad zunehmend im Gebrauch für Kranke mit ausgedehnten Dekubitalgeschwüren (z. B. bei Lähmungen infolge Multipler Sklerose oder Rückenmark-Quer-schnittsschädigung). Der Auftrieb im Wasser vermindert den Auflagedruck des Körpers und die ständige Wasserbenetzung des Geschwürgrundes verrin-gert die Keimbesiedlung. Dadurch wird die Abheilung des Dekubitus begün-stigt. Das Dauerbad wird entweder in Spezialwannen mit hydraulisch höher verstellbaren Liegen oder in gemauerten Badebecken, in welche eine Liege hineingelassen wird, durchgeführt. Auf dem Metallgestell der Liege sind wassergefüllte Gummikissen befestigt. Auf diese ist der Patient gelagert. Das Wasser reicht ihm – wie beim Dreiviertelbad – vorn etwa bis zur 8. Rippe. Die Wanne oder das Becken werden ständig von Wasser durchflossen, wobei der Zulauf ca. 36 bis 37° C beträgt und die Wassertemperatur im Becken sich durch Abkühlung auf ungefähr 35° C einstellt. Zumeist bleibt der Kranke mehrere Tage im Wasserbett – er wird lediglich täglich kurz zum Abwaschen und Auftragen von Hautschutzmittel (Zinköl) aus dem Wasser herausgehoben –, bis sich trotz Hautpflege eine Badedermatitis einstellt. Im schaumstoffgepol-sterten Bett wird das Abklingen dieser Hautveränderungen abgewartet. Gewöhnlich kann der Kranke dann nach 3 bis 4 Tagen erneut für mehrere Tage in das Dauerbad gebracht werden. Die zumeist inkontinenten Patienten entlee-ren Stuhl und Urin in das Badewasser. Die Reinigung der Wanne oder des Beckens ist weniger aufwendig als die des Gelähmten im Bett. Dennoch sind – zumal die Lagerungsmöglichkeiten der Kranken im Bett durch Spezialmatrat-zen, Schaumstoffkissen etc. in den letzten Jahrzehnten eine wesentliche, dekubitusverhindernde oder die Abheilung des Defektes begünstigende Ver-besserung erfahren haben – Dauerbäder kaum noch im Gebrauch. Der durch

das Dauerbad ausgelösten starken subjektiven Belastung der Patienten wurde damit zunehmend Rechnung getragen.

2. Bäder mit arzneilichen Zusätzen

Neben den durch die physikalischen Faktoren des Wassers (s. S. 15 ff.) bedingten, diesen Bädern gemeinsamen Einflüssen auf den Kreislauf, Stoffwechsel und die Wärmeregulation entfalten sie je nach der Art des Zusatzes weitere durchaus unterschiedliche Wirkungen:

- verstärkter Hautreiz,
- Milderung eines bestehenden Hautreizes,
- adstringierend (leicht gerbend, hautfestigend),
- pharmakodynamische Effekte im Körper durch Aufnahme von Stoffen aus dem Wasser in den Organismus (Resorption).

Die Beeinflussung des Hautreizes kann sowohl durch Aufnahme von Wasser oder Anteilen des Zusatzes in die Haut, als auch durch Herauslösen eingelagerter Substanzen aus der Haut (Elution) erfolgen. Oft laufen mehrere der genannten Vorgänge nebeneinander ab.

Die Haut stellt für die Resorption gelöster Stoffe aus dem Bad ein erhebliches Hindernis dar und es ergeben sich in einer gewissen Relation zu der Konzentration im Badewasser für unterschiedliche Substanzen durchaus verschiedene Resorptionsquoten. Wohl kann aus dem Bad auch eine geringe Menge Wasser durch die Haut in den Körper gelangen, doch wird Schwefelwasserstoff annähernd zehnmal, CO_2 und ätherische Öle etwa einhundertmal mehr resorbiert. Geringer als Wasser vermögen elementares Jod, Jodid, Kalium, Salizylsäure, Sulfat, Natrium, Chlorid und Eisen die Haut zu durchdringen. Insgesamt ist der Mechanismus der Resorption noch einer Reihe weiterer Variationen unterworfen, wie der Abhängigkeit von der Wasserstoffionenkonzentration (pH) in der Haut, von individuellen Unterschieden, von Temperatureinflüssen und von der Zugabe von Detergentien (Netzmitteln). Wichtig und besonders zu betonen ist aber, daß die resorbierten Substanzmengen fast immer so gering sind, daß ein entsprechender Substanzmangel im Körper nicht durch Aufnahme des Stoffes aus dem Bad ausgeglichen werden kann. Ausnahmen bilden lediglich ätherische Öle (s. S. 134), deren resorbierte Mengen durchaus pharmakodynamische Effekte, d. h. Arzneimittelwirkungen, im Organismus auslösen können.

Viele der arzneilichen Zusätze sind in enger Anlehnung an die Inhaltsstoffe natürlicher Quellwässer entwickelt worden. Dies gilt insbesondere für die mineralischen Badezusätze.

Die pflanzlichen Badezusätze, die eine lange von der Empirie begleitete Entwicklungsgeschichte aufweisen (bereits HIPPOKRATES, 400 J. v. Chr. erwähnt Kräuterbäder), werden heute industriell hergestellt. Sie gliedern sich vorwiegend auf in vegetabilische Extrakte und in ätherische Öle.

Die Badeextrakte enthalten die wasserlöslichen Extraktivstoffe (z. B. Eiweißstoffe, Gerbstoffe, Säuren) verschiedener Pflanzen, gegebenenfalls auch Anteile des in den Pflanzen enthaltenen ätherischen Öles.

Bei der industriellen *Herstellung vegetabilischer Badeextrakte* wird zunächst aus den zerkleinerten Pflanzen oder Pflanzenteilen (Nadeln, Blättern, Blüten, Stengeln, Wurzeln), soweit das Ausgangsmaterial ölhaltig ist, durch Wasserdampf das ätherische Öl herausgelöst und durch Destillation isoliert. Anschließend werden durch heißes Wasser die Extraktivstoffe gewonnen und durch Verdampfung eingedickt. Mit der Wiederbeimengung geringer Mengen der ätherischen Öle zu dem eingedickten Produkt erhält man den *Vollextrakt*, der zur Bereitung der Bäder verwendet wird. In hochkonzentrierten wässrigen Extrakten läßt sich das ätherische Öl ohne Zusatz von weiteren Hilfsstoffen fein emulgieren. Eine Entmischung von Extrakt und ätherischem Öl tritt auch bei Verdünnung des Vollextraktes im Badewasser während der Dauer des Bades nicht auf.

Neben den Bädern mit Vollextrakten sind in den letzten 3 Jahrzehnten mehr und mehr Badezusätze, die nur ätherische Öle oder Mischungen dieser Öle auch mit weiteren chemischen Substanzen enthalten, in den Vordergrund getreten.

Ätherische Öle sind keine echten Öle, sondern aus Pflanzen gewonnene ölartige Flüssigkeiten mit durchaus sehr unterschiedlicher chemischer Zusammensetzung. Sie haben mit echten Ölen lediglich einige physikalische Konstanten gemeinsam. Unterschiedlich je nach Herkunft und auch nach Konzentration sind die Wirkungen der einzelnen ätherischen Öle. Manche sind in geringer Menge durchblutungsfördernd an der Haut, auch an den Schleimhäuten und hier ebenfalls sekretionsfördernd. In stärkerer Konzentration kann sich die gefäßerweiternde Wirkung noch verstärken, die Sekretionsförderung aber in eine Sekretionshemmung umschlagen.

Viele, besonders pflanzliche Stoffe, die sich in medizinischen Badezusätzen finden, werden auch zu kosmetischen Zwecken verwendet. Da die Kosmetik jedoch nicht in den Leistungsbereich der gesetzlichen Krankenversicherung fällt, war eine Abgrenzung ihrer Inhaltsstoffe von zwar ähnlichen, doch hinsichtlich ihrer Indikationen unterschiedlichen Präparaten erforderlich. Deshalb wurden 1957 vom Bundesverband der Pharmazeutischen Industrie und der Arzneibäder-Kommission der Deutschen Gesellschaft für das Badewesen »Richtlinien für medizinische Badezusätze« zusammengestellt, die inzwischen in die vom Ausschuß Physikalische Therapie der genannten Gesellschaft erarbeitete und in gewissen Abständen ergänzte »Leistungsbeschreibung für physikalische Heilbehandlungen« Eingang gefunden haben. Diese Leistungsbeschreibung ist Bestandteil der Rahmenverträge zwischen den Berufs- und Fachverbänden der Masseure beziehungsweise der Masseure und medizinischen Bademeister in der Bundesrepublik Deutschland und den Kostenträgern. Die Leistungsbeschreibung dient dazu, eine in den einzelnen Behandlungsstätten in einem gewissen Rahmen einheitliche, allerdings in der notwendigen individuellen Gestaltung variable Leistung zu sichern. Bezüglich der arzneilichen Badezusätze fordert die Richtlinie die Verwendung von Präparaten, die bestimmte Mindestanforderungen an die Inhaltsstoffe und Mengen berücksichtigen. Die individuelle Gestaltung des Bades erfolgt durch Variation von Badedauer und Wassertemperatur.

Vollbäder mit pflanzlichen Extrakten (Vollextrakte) sollen mit mindestens 150 g der handelsüblichen Substanz durchgeführt werden.

Bei ätherischen Ölen ist die Menge des Zusatzes abhängig von der Konzentration und richtet sich nach den Angaben des Herstellers.

Besonders für den häuslichen Gebrauch bleibt es natürlich unbenommen, sich vegetabilische Badezusätze durch Abkochungen von Kräutern, Heublumen, Haferstroh etc. selber herzustellen.

Mineralische Badezusätze

Solebad

Solebäder werden bereitet, indem man dem Badewasser Kochsalz oder kochsalzhaltige Lösung (Sole) zugibt. Kochsalz für Badezwecke erhält man im Handel als sogenanntes Steinsalz (Rothenfelder, Staßfurter usw.), das nicht mit Salzsteuer belegt und relativ preisgünstig ist. Man kann selbstverständlich auch handelsübliches teureres Salz nehmen. Dort, wo solehaltige Quellen zur Verfügung stehen, werden deren Lösungen als Badezusatz eingesetzt.

Gewöhnlich benutzt man Solebäder mit einer Konzentration von 1–4% (selten einmal bis 6%). Zur *Herstellung* von Solebädern solcher Konzentration benötigt man für ein Vollbad mit 200 l Inhalt eine Koch- oder Steinsalzmenge von 2–8 (bis 12) kg. Wird Steinsalz eingesetzt, so empfiehlt es sich, dieses zuvor in Wasser aufzulösen. Der Lösungsvorgang nimmt eine gewisse Zeit in Anspruch. Sind Solebäder laufend zu verabfolgen, so ist es zweckmäßig, sich eine entsprechende Menge Lösung auf Vorrat bereitzustellen.

Bei der Benutzung von Sole (oder Mutterlauge, einer durch Verdampfung gewonnenen Salzlösung) ist die Dosierung abhängig von der Konzentration der Lösung. Von einer 20%igen Sole benötigt man für ein Vollbad mit einer Salzkonzentration von 2% beispielsweise 20 Liter.

Wirkungsweise und Indikation: im Solebad kommt es zu einem verstärkten Herauswaschen verschiedener chemischer Substanzen aus der Haut. Die Wasseraufnahme der Hornhaut ist geringer als im Wasserbad. Ein Zuschwellen der Schweißdrüsenausgänge wird dadurch verhindert, die Schweißabgabe im warmen Solebad nachweislich gefördert. Nach dem Solebad mißt man eine stärkere Erhöhung der Hauttemperatur als nach einem vergleichbaren Wasserbad. Es werden zwar Na- und Cl-Ionen aus dem Solebad durch die Haut resorbiert, doch sind die Mengen insgesamt zu gering, um auf Bestand und Umsatz von Na- und Cl-Ionen im Organismus einen meßbaren Einfluß auszuüben. Der durch die Sole an der Haut erzeugte leichte Reizzustand wird durch längere und wiederholte Einwirkung der Salzlösung verstärkt. Über die Hautreize kommt es zur Auslösung verschiedener vegetativer Reaktionen, die zu gewissen umstimmenden Effekten im Sinne einer unspezifischen Reiztherapie führen. So sind eine Normalisierung des vegetativen Tonus und eine Dämpfung der nervalen Erregbarkeit durch regelmäßige Solebäderanwendung beobachtet worden.

Zusammenfassend kann man sagen, daß Solebäder eine Verbesserung der Hautdurchblutung, eine Umstimmung des vegetativen Nervensystems, eine Erhöhung der Abwehrkräfte, eine Minderung der Anfälligkeit gegen Erkältungen und eine Desensibilisierung gegen Überempfindlichkeitsreaktionen (Allergie/Hyperergie) bewirken. Sie sind deshalb angezeigt bei rheumatischen Erkrankungen der Gelenke, Muskeln und Nerven, bei Frauenkrankheiten, bei verschiedenen Hautkrankheiten (z. B. Neurodermitis), bei Stoffwechselerkrankungen und in der Rekonvaleszenz.

Bei Frauenleiden werden Solebäder fallweise auch als Sitzbäder durchgeführt (s. S. 121).

Wassertemperatur 35 bis 37 (38)° C.

Badedauer: 15 bis 20 Minuten, seltener auch bis 30 Minuten.

Solebäder sind *kurmäßig* zu verabfolgen. Je nach Anweisung gibt man die Bäder täglich oder dreimal wöchentlich. Zu einer Badekur rechnet man 10 bis 12 (18) Bäder.

Nach dem Bade: nicht abspülen und duschen! Der Salzmantel soll auf der Haut erhalten bleiben. Nach einem Solebad sind noch lange die Salzspuren an der Epidermis nachzuweisen! Eine *Nachruhe* ist nach dem Solebad erforderlich, sie soll mindestens eine halbe Stunde betragen.

Kontraindikationen: s. Vollbäder S. 128, offene Wunden, nässende Hauterkrankungen.

Schwefelbad

Zur Bereitung eines Schwefelbades verwendet man zumeist *handelsübliche Badezusätze* in der vom Hersteller angegebenen Dosierung. Diese Zusätze enthalten entweder kolloidalen Schwefel, Kalium sulfuratum (sogenannte Schwefelleber = Hepar sulfuris) oder andere im Wasser Schwefel abspaltende Verbindungen.

Unabhängig von diesen Präparaten kann man aber auch auf Kalium sulfuratum, eine Verschmelzung von Schwefel und kohlensaurem Kalium, das man aus der Apotheke bezieht, zurückgreifen. Von dieser Substanz werden für ein Vollbad 100 bis 125 g gerechnet. Die Schwefelleber löst man vorher völlig auf und gießt die so gewonnene Lösung in das fertig temperierte Badewasser. Ein sorgfältiges Auflösen der Substanz ist aus zweierlei Gründen wichtig: erstens verätzen ungelöste Teilchen die Haut und färben sie schwarz, zweitens entwikkeln sich, wenn das Präparat oder die Lösung vor dem Einlaufenlassen des Wassers in die Wanne gegeben wird, zu starke Schwefelwasserstoffdämpfe, die nicht nur Metallteile, z. B. die Armaturen, im Baderaum angreifen, sondern auch wegen ihres Geruchs sehr belästigend sind. Wenn Schwefelbäder laufend durchzuführen sind, setzt man ein bis zwei Tage vorher jeweils eine Lösung von Schwefelleber und Wasser zu gleichen Teilen an. Das Gefäß dazu sollte mit einem Deckel verschlossen sein (wegen des Schwefelgeruches). Vor Benutzung der so gewonnenen Lösung, sind die auf ihr schwimmenden Reste der Substanz abzuschöpfen. Für ein Vollbad verwendet man von der fertigen Lösung 200 bis 250 ccm.

Wirkungsweise und Indikation: Aus den Präparaten erfolgt im Wasser oder durch organische Substanzen der Haut die Freisetzung von Schwefelwasserstoff, der relativ leicht durch die Haut in den Körper aufgenommen wird. Die Resorption ist abhängig von der Konzentration im Badewasser, dem pH-Wert der Haut und dem des Badewassers. Aus einem warmen Vollbad von 30 Minuten Dauer, mit einem Sulfidgehalt von 50 mg/kg werden etwa 1,5 mg Schwefel aufgenommen. Ungleich größer ist die Sulfidmenge, die sich an die Haut anlagert und noch über 24 Stunden lang eine gewisse Nachresorption ermöglicht. Aber auch durch die Inhalation des aus dem Badewasser entweichenden Schwefelwasserstoffs werden zusätzliche Schwefelmengen aufgenommen. Sie sollen die der perkutanen Resorption bis zum 15fachen übertreffen. Dennoch sind die aus dem Bad in den Körper gelangten Schwefelmengen zu gering, um Substitutionseffekte hervorzurufen. Der Schwefel wird im Organismsus relativ rasch in großmolekulare Eiweißbausteine eingebaut. Für die Beeinflussung rheumatischer Prozesse durch Schwefelbäder hat man unter anderem die Affinität des resorbierten Schwefels zu verschiedenen enzymatischen Prozessen und die daraus sich ergebenden regulativen Auswirkungen auf den mesenchymalen Stoffwechsel verantwortlich gemacht. Schwefelbäder üben auf die Haut ebenfalls eine lokale chemische Reizwirkung aus, die nicht nur eine Hautrötung hervorruft, sondern die auch eine am Fermentsystem der Haut angreifende Stoffwechselblockierung begünstigt.

Deshalb sind Schwefelbäder angezeigt zur Verbesserung der Hautdurchblutung, bei entzündlich rheumatischen Erkrankungen (pcP, M. Bechterew), bei degenerativen Gelenkerkrankungen, bei muskulären Schmerzbildern (Muskelrheumatismus), bei chronisch entzündlichen Erkrankungen der Organe des kleinen Beckens (Adnexitis, Prostatitis), bei juckenden, schuppenden und entzündlichen Erkrankungen der Haut (seborrhoisches Ekzem, Psoriasis, Akne).

Schwefelbäder werden zumeist in einer *Serie* zwei- bis dreimal wöchentlich verabfolgt; besonders bei Hautleiden oder rheumatischen Beschwerden tritt der erwünschte anhaltende Erfolg oft erst nach 10 bis 12 Bädern auf.

Vor dem Bad sind Ringe oder andere Schmucksachen vom Patienten abzulegen, da sie gegebenenfalls sich verfärben können.

Bei der *Durchführung* des Bades wird dem fertig temperierten Badewasser das Schwefelpräparat zugegeben und verrührt. Das Wasser verfärbt sich entweder milchig-trüb oder gelblich-grün.

Wassertemperatur: bei Hautleiden 35 bis 36° C, bei rheumatischen Beschwerden 37 bis 38 (39)° C.

Badedauer: 15 bis 20 Minuten, in besonderen Fällen bis zu 30 Minuten.

Nach dem Bade nicht abspülen oder duschen (Nachresorption!). Ausreichende Nachruhe ist erforderlich!

Kontraindikationen: s. Vollbäder S. 128.

Jodbad

Es wird zweckmäßigerweise mit einem *handelsüblichen Präparat* in der vom Hersteller angegebenen Dosierung bereitet. Diese Zusätze enthalten überwiegend Kaliumjodid und daneben einen kleineren Anteil elementares Jod.

Man kann aber auch allein mit Kaliumjodid (aus der Apotheke) ein Jodbad herstellen; dann rechnet man 50 bis 100 g pro Vollbad.

Wenn der Patient in das Bad gestiegen ist, wird die Wanne wegen der entweichenden Joddämpfe abgedeckt, eine Inhalation der Dämpfe durch den Badenden dadurch verhindert.

Wirkungsweise und Indikation: Die Jodresorption aus dem Bad durch die Haut ist im Vergleich zum täglichen Stoffumsatz im Körper relativ gering. Es kommt allerdings nach dem Bad zu einer deutlichen Nachresorption des in die Hautschichten eingelagerten Jods. Darüber hinaus wird auch ein Teil des leicht flüchtigen elementaren Jods vom Badenden durch Inhalation aufgenommen. Elementares Jod durchdringt rascher als Jodid die Haut, doch sind sowohl das elementare Jod, als auch das Jodid im Organismus letztlich wirkungsgleich, da sie leicht ineinander umgewandelt werden.

Besonders das elementare Jod entfaltet eine Reizwirkung und steigert die periphere Durchblutung. Jodid wirkt quellend auf Kolloide und Gewebe und wird deshalb eingesetzt zur Erweichung chronisch entzündlicher und narbiger Gewebe, auch des Bewegungsapparates. Bei der großen Affinität des Jods zur Schilddrüse wird ein beträchtlicher Anteil des in den Körper aufgenommenen Jods in der Schilddrüse gebunden und in die Hormonproduktion einbezogen. Eine Substitutionsbehandlung mit Jodbädern bei Jodmangel scheitert aber an der nicht exakt bestimmbaren Resorptionsmenge. Jodbäder führen zu einer Kreislaufumstellung mit Entspannung des arteriellen Systems und Blutdrucksenkung. Auch wird vom Schwinden atheromatöser Auflagerungen an den Gefäßwänden berichtet. Die Heilanzeigen basieren auf diesen Erkenntnissen und umfassen: Furunkulose und andere eitrige Erkrankungen der Haut; Arteriosklerose und ihre Folgen, wie Bluthochdruck; Arthrosen und andere degenerative Veränderungen, wie Osteochondrose; Neuralgien.

Wassertemperatur: 35 bis 36° C, bei Arthrosen und Osteochondrosen auch 37 bis 38° C.

Badedauer: 10 bis 20 Minuten.

Nach dem Bade soll der Baderaum gründlich gelüftet werden. Der Patient hält ausreichende Nachruhe.

Kontraindikationen: Jodüberempfindlichkeit, manifeste Hyperthyreose, hochgradige Koronarinsuffizienz, Hypertonie Stad. IV (WHO), Herzinsuffizienz Stad. III und IV (NYHA), fieberhafte Infekte.

Bromhaltige Bäder

In Badezusätzen finden sich sedierend wirkende Bromsalze zumeist in Verbindung mit ähnlich wirkenden wäßrigen Auszügen oder ätherischen Ölen aus Baldrian, Melisse oder Hopfen (vgl. auch S. 152 ff.: pflanzliche Badezusätze). Bromhaltige Badezusätze sind *apothekenpflichtig.*

Wirkungsweise und Indikation: Bromsalze können die Haut durchdringen. Sie wirken dämpfend auf das gesamte Nervensystem, vor allem setzen sie aber die

Erregbarkeit des zentralen Nervensystems herab. Deshalb finden bromhaltige Bäder Anwendung bei Schlafstörungen und nervöser Übererregbarkeit.

Badetemperatur: 34 bis 35 (36)° C
Badedauer: 15 bis 20 Minuten.

Nach dem Bade soll der Patient Nachruhe einhalten. Bei Schlafstörungen wird das Bad abends vor dem Zubettgehen genommen. Gegebenenfalls ist die Wiedererwärmung des Patienten zu unterstützen, etwa mit einer Wärmflasche.

Kontraindikationen: s. Vollbäder S. 128.

Kohlensäurebad

Man kann ein Kohlensäurebad *auf zweierlei Weise zubereiten,* entweder auf chemischem oder auf mechanischem Wege.

Bei der *chemischen Zubereitung* verwendet man doppeltkohlensaures Natrium (Natriumhydrogenkarbonat = Kohlensäureträger) und ein anderes Salz (z. B. Aluminiumsulfat = Kohlensäureentwickler), das in Verbindung mit dem Natriumhydrogenkarbonat aus diesem CO_2-Gas entwickeln kann. Im Moment der Bildung dieses Gases (in statu nascendi) kann sich das Gas relativ gut mit Wasser verbinden, beziehungsweise im Wasser physikalisch gelöst bleiben.

Die Zubereitung erfolgt zumeist mit handelsüblichen Fabrikaten, die man nach beiliegender Gebrauchsanweisung einsetzt.

Zunächst wird der Kohlensäureträger ins bereits fertig temperierte Badewasser gegeben und gut umgerührt. Dann läßt man den Patienten in das Bad steigen und gibt den Kohlensäureentwickler gleichmäßig verteilt ins Wasser. Dabei sollte möglichst ein direkter Hautkontakt mit diesen Salzstücken vermieden werden. Die Kohlensäuregas-Entwicklung setzt sofort ein. Die meisten Präparate sind so eingestellt, daß etwa 120 Liter Gas freigesetzt werden, von denen sich der größte Teil im Badewasser löst; nur ein geringer Teil entweicht und bleibt, da das CO_2-Gas schwerer als Luft ist, als unsichtbare Schicht über dem Wasserspiegel. Das Gas darf nicht eingeatmet werden. Deshalb ist auf eine entsprechende Lagerung des Patienten in der Wanne zu achten: Das Gesicht soll höher als der Wannenrand oder der Überlaufstutzen der Wanne gehalten werden. Das CO_2-Gas fließt über den Wannenrand hinab auf den Fußboden. In diesem Zusammenhang empfiehlt sich die Teilabdeckung der Wanne mit einer Plexiglasscheibe, die im Halsbereich entsprechend ausgeschnitten ist. Sie gewährleistet, daß das Gesicht des Patienten sich oberhalb des Wannenrandes befindet und kein Kohlendioxidgas eingeatmet werden kann.

Die *mechanische Zubereitung* erfolgt mit Hilfe einer besonderen Imprägnier-Apparatur (Abb. 45), in welche das kalte Wasser unter einem Überdruck von etwa 3 bar mit gasförmiger Kohlensäure aus einer Stahlflasche gesättigt wird,

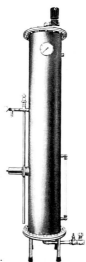

Abb. 45: Wasser-Kohlensäure-Imprägnierapparat.

bevor man es dem in der Wanne befindlichen warmen Wasser beimischt. Zweckmäßigerweise füllt man die Wanne etwa ein Drittel mit heißem Wasser und gibt dann den Schlauch, über den das CO_2-imprägnierte Wasser zufließt, auf den Wannenboden. Hat man die Wanne bis zum Vollbad mit dem kalten Kohlensäurewasser aufgefüllt, so bedarf es gewöhnlich nur noch der Zugabe einer geringen Menge von Leitungswasser, um die gewünschte Badetemperatur einzustellen. Dabei ist besonders darauf zu achten, daß möglichst nicht, oder wenn, dann nur langsam und schonend umgerührt wird, um ein Entweichen des CO_2-Gases zu vermeiden. Die im *Imprägnierverfahren* hergestellten Kohlensäurebäder zeichnen sich vor allem durch eine feine Bläschenentwicklung aus. Das Badewasser sollte mindestens 1000 mg freies CO_2/kg Wasser enthalten.

Imprägnierapparaturen bewähren sich besonders dann, wenn stets eine größere Zahl von Kohlensäurebädern verabfolgt werden muß.

Wirkungsweise und Indikation: über die Diffusion des physikalisch gelösten CO_2-Gases aus dem Badewasser in die Haut werden die charakteristischen Primärwirkungen des Kohlensäurebades ausgelöst: schon nach etwa 1 Minute beginnend tritt zunehmend eine *hellrote Hautfärbung* auf, die nach 3 bis 5 Minuten ihre stärkste Ausprägung erreicht hat und die *streng auf die gebadeten Partien begrenzt* ist. Sie ist Ausdruck einer lokal-chemisch ausgelösten Durchblutungssteigerung in der Körperdecke.

Bei kapillarmikroskopischen Untersuchungen ließ sich erkennen, daß im Kohlensäurebad die Zahl der durchbluteten Kapillaren zunimmt, wobei Form und Länge der einzelnen Gefäßschlingen unverändert bleiben. Die Strömungsgeschwindigkeit steigt an. Das ist besonders auf die Weitstellung der den Kapillaren vorgeschalteten Arteriolen und kleinsten Arterien zurückzuführen. Experimentelle Beobachtungen sprechen dafür, daß diese vasoaktive Reaktion nicht durch Gewebshormone, wie Histamin, Acetylcholin oder Serotonin, sondern *direkt durch das perkutan resorbierte CO_2-Gas* bewirkt wird, indem dieses den Tonus der glatten Muskulatur der terminalen und präterminalen Arteriolen herabsetzt, die Vasomotion der Hautgefäße aber dosisabhängig stimuliert. Die sich daraus ergebende Allgemeinwirkung zeigt sich insbesondere im regelmäßigen Absinken des arteriellen und diastolischen Blutdrucks im Kohlensäurebad. Die Muskeldurchblutung scheint in diesem Bad keine Beeinflussung zu erfahren. Die verstärkte Hautdurchblutung, sie wird mit einer Autotransfusion in die Körperperipherie verglichen, verändert letztlich auch die Druckarbeit des Herzens zugunsten einer ökonomisch günstigeren Arbeitsweise; das Herz arbeitet während des Bades im Schongang, die Herzfrequenz sinkt ab. Man nimmt an, daß diese Bradycardie durch eine Abkühlung des, die Erregung des Herzens steuernden Sinusknotens infolge absinkender Bluttemperatur bedingt wird. Tatsächlich kommt es nämlich im thermoindifferenten Kohlensäurebad zu einer gewissen Auskühlung des Körpers. Neben einer CO_2-Wirkung auf andere Hautrezeptoren (so nimmt im Kohlensäurebad die Juck- und Schmerzempfindlichkeit ab), imponiert besonders der Einfluß auf die *Thermorezeptoren* der Körperdecke. Die Indifferenzzone wird dadurch um etwa 2° C nach unten verschoben, so daß die Empfindlichkeit der Kaltrezeptoren reduziert, die der Warmrezeptoren aber gesteigert wird. Deshalb können Kohlensäurebäder nicht nur – ohne, daß ein Kältegefühl auftritt – bei thermoindifferenter Temperatur, sondern auch noch darunter, bis ca. 31° C genommen werden. Damit ist eine, gerade bei leichter Herz-Kreislaufschwäche oftmals ungünstig wirkende Wärmebelastung des Körpers von vornherein auszuschließen.

Ein gewisser zentral sedierender Effekt wird den Kohlensäurebädern ebenfalls zugeschrieben.

Die CO_2-Resorption erfolgt direkt aus dem Badewasser und nicht aus den sich alsbald nach dem Eintauchen ins Bad, beziehungsweise nach Zugabe des CO_2-Entwicklers auf der Haut bildenden zahlreichen Gasbläschen, die sich im steten Wechsel lösen, zur Wasseroberfläche emporsteigen und durch neue, auf der Haut sich ausbildende ersetzt werden.

Abgeleitet von den vorerwähnten Wirkungen der Kohlensäurebäder werden diese eingesetzt zur Verbesserung der Hautdurchblutung, auch bei schlecht heilenden Wunden, bei Decubitus, bei peripheren arteriellen Durchblutungsstörungen (z. B. Endangiitis, M. Raynaud, M. Bürger), bei Beschwerden infolge mangelhafter Hirndurchblutung, bei nicht zu ausgeprägten koronarer

Durchblutungsstörung oder Hypertonie, bei rekompensierter Herzmuskel-schwäche, bei Mikrozirkulationsstörungen der Haut und bei chronischer venöser Insuffizienz sowie bei venösen Ulcera. Bevorzugt in Osteuropa werden Kohlensäurebäder auch für die unterstützende Behandlung bei entzündlichen rheumatischen Erkrankungen im subakuten Stadium empfohlen.

Wassertemperatur: Sie ist je nach Indikation und Belastungsfähigkeit des Patienten variabel anzusetzen, z. B. bei kardialen Erkrankungen 30–35° C, bei Venenleiden 28–30° C und bei Rheuma sogar 36–38° C. Oberhalb einer Temperatur von 36° C kommt es allerdings zu einer zunehmenden Entmischung von CO_2 und Wasser und zu einem verstärkten Entweichen des Gases.

Badedauer: Bei Herz-Kreislaufkranken sollte sie anfangs 8 Minuten nicht übersteigen, doch kann sie im weiteren Verlauf der Bäderserie auf 10 bis 15 Minuten ausgedehnt werden. Bei schlecht heilenden Wunden oder bei Venenleiden – normale Herz-Kreislaufverhältnisse vorausgesetzt – kann die Badedauer gleich auf 15 Minuten angesetzt und bis zu 30 Minuten ausgedehnt werden.

Ein ähnliches Vorgehen ist bei der unterstützenden Behandlung bei rheumatischen Beschwerden angebracht.

Da die Belastungsfähigkeit des Herzens für die Form, Temperatur und Dauer des Bades von ausschlaggebender Bedeutung ist, prüft man vor dem ersten Kohlensäurebad, ob der Patient überhaupt ein gewöhnliches, indifferentes Vollbad verträgt. Sind gewisse Zweifel angebracht, beginnt man stets mit Halb- oder Dreiviertelbädern von etwa 35° C und geht dann, wenn die entsprechende Verträglichkeit sichergestellt ist, auf Vollbäder und niedrigere Temperaturen über. Ist eine besonders vorsichtige Dosierung angeraten, so verlängert man bei Halb- bzw. Dreiviertelbädern zunächst die Badezeit von 5 auf 10 oder 15 Minuten und geht erst dann auf Vollbäder über, allerdings anfänglich wieder nur mit einer Badedauer von ca. 5 Minuten beginnend.

Der Kranke soll sich *im Bad unbedingt ruhig verhalten,* um eine Entmischung von CO_2-Gas und Wasser so gering wie möglich zu halten.

Nach dem Bade soll der Körper abgeduscht werden. Nachruhe ist unbedingt einzuhalten! Der Baderaum ist nach jedem Kohlensäurebad ausreichend zu lüften!

Kontraindikationen: s. Vollbäder S. 128, nässende großflächige Ekzeme, respiratorische Insuffizienz, frischer Herzinfarkt, trockene Gangrän.

Kohlendioxid-Gasbad

Diese oft auch als Kohlensäure-Gasbad oder Trockengasbad bezeichnete Anwendungsform kann als Teil- oder als Vollbad durchgeführt werden.

Für ein *Teilbad* wird ein elektrisch beheizter Kasten benutzt, in welchen durch ein Loch mit möglichst dicht schließender elastischer Manschette eine Extremität eingeführt werden kann. Der Kasten wird auf ca. 50–60° C vorgewärmt. Dann läßt man über einen Schlauch mit Reduzierventil Kohlendioxidgas aus einer Stahlflasche einströmen. Dabei sinkt die Temperatur im Teilbad merklich ab (gegebenenfalls bis auf 10° C), so daß noch weiter nachgeheizt werden muß, damit möglichst eine Temperatur von 40–42° C in dem Gerät gehalten werden kann. Dann bringt man die zu behandelnde Extremität in den Kasten ein. Gegebenenfalls läßt man noch während der Behandlung von Zeit zu Zeit CO_2-Gas nachströmen und regelt die Temperatur entsprechend wieder ein.

Vollbäder werden entweder in Sitzkabinen oder in Spezialwannen, die mit einer Abdeckung versehen sind, abgegeben. In jedem Fall muß der Kopf des Patienten sich außerhalb der Einrichtung befinden, die Halsöffnung am Gerät beziehungsweise an der Abdeckung muß gut abdichten, damit ein Einatmen des bei Inhalation toxisch wirkenden CO_2-Gases ausgeschlossen ist. Da das Kohlendioxidgas schwerer als Luft ist, wird es aber auch bei Durchtritt durch die Halsöffnung über den oberen Rand der Kabine oder Wanne nach unten in den Raum abfließen.

In der Sitzkabine, die durch eine Tür betreten werden kann, nimmt der Patient auf einem Stuhl Platz, die Tür mit einem Teil der Abdeckung wird geschlossen, der Kopf des Badenden bleibt oberhalb der abdichtenden Halskrause. Spezialwannen sind mit einer Liege ausgestattet, die eine Position des Kranken in der Gestalt gestattet, daß er ebenfalls den Kopf oberhalb der (mit einer Halskrause versehenen) Wannenabdeckung (zumeist aus Plexiglas, was eine Beobachtung der Hautreaktionen im Bade ermöglicht) halten kann.

Sowohl Sitzkabine als auch Spezialwanne sind vor Benutzung vorzuwärmen, weil die Temperatur durch Einleiten des CO_2-Gases stark abfällt. Die Erwärmung kann durch installierte Glühlichteinrichtungen (bei Teilbädern) oder durch ein Heißluftgebläse beziehungsweise durch Einströmen von Dampf aus einem elektrischen Dampferzeuger erfolgen. Durch diese Maßnahme kommt es zur Bildung der nötigen Hautfeuchte, welche die Resorption des Gases gewährleistet.

Die Füllung der Einrichtungen mit dem Kohlendioxidgas aus der Stahlflasche geschieht über eine Schaltuhr, so daß eine ausreichende Konzentration des Gases in der Wanne, der Kabine oder dem Kasten eingehalten werden kann. Moderne Einrichtungen verfügen auch über eine Absaugevorrichtung für das Gas nach Beendigung der Anwendung.

Es werden Spezialwannen angeboten, in denen sowohl Kohlendioxid-Gasbäder, elektrogalvanische Vollbäder als auch Unterwasserdruckstrahlmassagen abgegeben werden können.

Badedauer: Je nach Indikation und Verträglichkeit beträgt diese bei Kohlendioxid-Gasbädern zwischen 10 und 30 Minuten.

Die Behandlung kann täglich durchgeführt werden.

Nach einem Vollbad – das sehr schweißtreibend sein kann – ist eine mindestens halbstündige Nachruhe dringend angezeigt.

Sauerstoffbad

Dieses Bad kann sowohl auf chemischem als auch auf mechanischem Wege bereitet werden.

Die *chemische Zubereitung* eines Sauerstoffbades erfolgt mit 2 verschiedenen Chemikalien. Zunächst gibt man in das einlaufende Badewasser den sogenannten *Sauerstoffentwickler* einer handelsüblichen Packung. Dieser Sauerstoffentwickler enthält als Katalysator entweder anorganische Metallverbindungen oder organische Extrakte. Nachdem der Patient die Wanne bestiegen hat, wird der *Sauerstoffträger* dem Wasser zugegeben und gut verrührt. Dieser Sauerstoffträger besteht aus einer sauerstoffreichen Peroxydverbindung, aus der durch den Entwickler Sauerstoff in sehr feinblasiger Form freigesetzt wird. Der Sauerstoff löst sich aber – im Gegensatz zur Kohlensäure – nur in äußerst geringer Menge im Wasser. Die Gasblasen steigen zur Wasseroberfläche auf, die Gasentwicklung ist lange nicht so stürmisch wie bei der chemischen Bereitung eines Kohlensäurebades.

Im Handel gibt es eine ganze Reihe von Fertigfabrikaten, deren Inhalt pro Packung auf ein Vollbad berechnet ist und der gewöhnlich etwa 12 Liter Sauerstoffgas entwickelt.

Weitaus lebhafter ist die Blasenbildung bei der *mechanischen Bereitung* von Sauerstoffbädern. Dabei wird das Sauerstoffgas aus einer Stahlflasche durch einen am Boden der Wanne liegenden Verteilerrost geleitet. Auch bei diesem Vorgehen ist eine Lösung des Sauerstoffs im Bademedium von ganz untergeordneter Bedeutung. Die dem Verteilerrost entströmenden Blasen berühren die Körperdecke des Badenden, perlen an ihr entlang, üben einen milden taktilen Reiz aus und steigen zur Wasseroberfläche auf, wo sich das Gas der Außenluft beimengt. Das Sauerstoffgas muß während der ganzen Badedauer über den Verteilerrost zugeleitet werden.

Wirkungsweise und Indikation: Bei dieser Anwendung muß davon ausgegangen werden, daß Sauerstoff zwar die Haut – wenn auch sehr viel geringer als Kohlendioxid – zu durchdringen vermag, daß die mögliche Resorption dieses Gases aus dem Badewasser aber in der Haut keine erkennbaren Reaktionen auslöst: Wir beobachten weder eine Hautrötung, noch spürt der Badende eine Änderung seines Temperaturempfindens. Sauerstoff löst sich nur in ganz geringem Maße im Wasser, so daß die Möglichkeit einer Sauerstoffresorption aus dem Bademedium in meßbarem Ausmaß kaum zu erwarten ist. Das Wesentliche eines Sauerstoffbades ist das prickelnde Empfinden durch die an die Haut anstoßenden, sich von ihr wieder lösenden und an ihr vorbeistreichenden und zur Wasseroberfläche aufsteigenden Gasbläschen. Der milde taktile Reiz dieser Gasbläschen auf die Berührungsrezeptoren der Körperdecke soll nicht ohne Auswirkung auf das vegetative Nervensystem sein und eine allgemeine nervliche Entspannung bewirken. Deshalb wird das Sauerstoffbad als Adjuvans emfohlen bei nervösen Erregungszuständen, Schlafstörungen, geringem Bluthochdruck.

Wassertemperatur: 35 bis 36° C.

Badedauer: 15 bis 20 Minuten.

Nach dem Bad soll der Patient sich abduschen und Nachruhe einhalten.

Kontraindikationen: Da die Sauerstoffbäder den Organismus kaum belasten, sind sie nur in solchen Fällen zu unterlassen, in denen Bäder ganz allgemein wegen der Temperaturbelastung oder der Auswirkungen des hydrostatischen Druckes nicht durchgeführt werden können, etwa bei Dekompensation des Herz-Kreislaufsystems oder bei fieberhaften Infekten (vergl. S. 128).

Luftsprudelbad

Vom vorgegebenen Einteilungsprinzip her, wäre diese Anwendung eigentlich bei den Bädern mit thermischer und mechanischer Wirkung zu besprechen, doch erscheint die Abhandlung an dieser Stelle aus didaktischen Gründen in Verbindung mit dem Sauerstoffbad sinnvoll.

Das Luftsprudelbad wird ähnlich wie das mechanisch bereitete Sauerstoffbad durchgeführt, nur daß bei ihm die wesentlich billigere atmosphärische Luft mittels eines Kompressors (oder aus der Gasflasche) durch eine am Wannenboden liegende Luftsprudelmatte gepreßt wird (Abb. 46).

Wirkungsweise und Indikation: Bei den handelsüblichen Geräten ist der Druck des Kompressors variabel einzustellen, so daß je nach Indikation und Konstitution des Patienten milde oder kräftige Reize durch die den Körper des Badenden treffenden Luftbläschen ausgelöst werden. Läßt man beispielsweise über die Luftsprudelmatte 250 Liter erwärmte Luft pro Minute in das Bad einströmen, so wird das Wasser durch diese intensive Begasung in eine »kochende Bewegung« versetzt (Abb. 47). Tausende von Luftbläschen streichen pro Sekunde an der Körperdecke entlang, halten die Sinneshaare in ständiger Bewegung und bewirken eine Dauererregung der Mechanorezeptoren. Daraus resultiert eine Pegeländerung vegetativer Regelgrößen, die sich

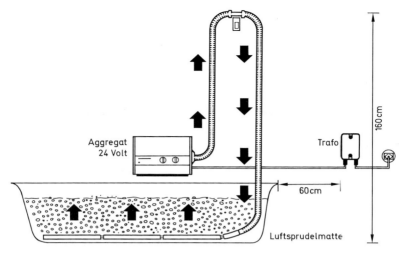

Abb. 46: Beispiel für eine transportable Luftsprudeleinrichtung (System massamed). Das Aggregat kann an eine normale Steckdose angeschlossen werden. Es arbeitet mit Niederspannung. Der Transformator befindet sich aus Sicherheitsgründen außerhalb der Reichweite des Badenden.

nicht nur auf die Umstellung der Gesamt-Kreislaufregulation auswirkt, sondern ebenfalls im vagotonen Sinne auch Einfluß auf den Muskeltonus nimmt und allgemein entspannend wirkt. Darüber hinaus erzeugen die durch die Poren der Luftsprudelmatte ins Wasser gepreßten Luftbläschen durch ihr diskontinuierliches Auftreten, durch ihr Aufsteigen, Konfluieren und Zerplatzen an der Wasseroberfläche eine heftige Verwirbelung des Wassers. Dadurch werden Druck- und Zugeffekte auf die im Wasser befindlichen Körperab-

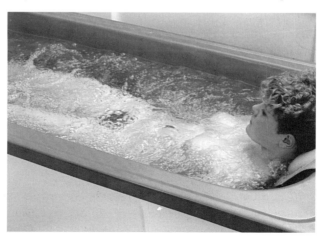

Abb. 47: Luft-
sprudelbad.

147

schnitte ausgeübt im Sinne einer Vibration beziehungsweise Schüttelung. Diese Wirkung ist am Badenden deutlich sichtbar und auch tastbar. Weiterhin entsteht durch kräftige Begasung des Wassers ein fortgeleiteter Schwingschall, der den Körper durchdringt. Daß die erwähnten Druckschwankungen nicht nur auf die Körperdecke beschränkt bleiben, sondern sogar intraabdominell noch nachweisbar sind, konnte experimentell belegt werden. Die großflächige und zeitlich extendierte Schüttelung im Luftsprudelbad ist durchaus einer apparativen Massage vergleichbar und therapeutisch über die thermischen Effekte eines solchen Bades hinaus nutzbar. Die infolge der Sprudelwirkung verstärkte Konvektion ermöglicht einen intensiveren Temperaturaustausch zwischen Körperdecke und Bademedium als im einfachen Wannenbad. Dementsprechend kühlt der Körper im kalten Luftsprudelbad rascher aus, während sich die Körperkerntemperatur im heißen Luftsprudelbad deutlich rascher erhöht als im normalen Wasserbad jeweils gleicher Temperatur. Auch die Durchblutung der Haut nimmt im heißen Luftsprudelbad stärker zu als im heißen Wassserbad.

Luftsprudelbäder werden gern als »*Inhalationsbad*« eingesetzt. Gibt man nämlich dem Bad ätherische Öle zu, so weist die Einatmungsluft über einem Luftsprudelbad eine 30 bis 50mal höhere Konzentration dieser ätherischen Öle auf, als über einem Wasserbad. Der günstige therapeutische Effekt verschiedener ätherischer Öle (z. B. Thymian) auf Affektionen des Bronchialsystems ist bekannt. Will man zusätzlich noch die Gefäßwirkung verstärken, so kann man dem Badewasser Fichtennadel-, Heublumen- oder Kräuterextrakte zugeben. Die beruhigende Wirkung eines Luftsprudelbades läßt sich durch Hopfen- oder Baldrianzusätze steigern.

Über die Beeinflussung der vegetativen Regulation führen Luftsprudelbäder bei Blutdruckveränderungen zu einer gewissen Normalisierung. Sie sind sowohl bei Blutunterdruck, als auch bei leichteren Formen des Bluthochdrucks serienmäßig einzusetzen. Weiterhin sind diese Bäder zu empfehlen bei muskulären Überbelastungsbeschwerden, Wirbelsäulensyndromen, nervöser Übererregbarkeit und bei Schlafstörungen.

Wassertemperatur: Gewöhnlich 35 bis 36° C, bei Erfordernis auch höher.
Badedauer: im Mittel 20 Minuten.

Nachruhe im Anschluß an das Bad ist erforderlich.

Kontraindikationen: siehe Vollbäder S. 128.

Nicht selten wird der Begriff *Luftperlbad* fälschlicherweise synonym für Luftsprudelbad verwendet. Beim Luftperlbad jedoch ist der Luftdurchsatz sehr viel geringer. So kann man davon ausgehen, daß beim Luftperlbad nur etwa 10 Liter pro Minute durch einen Spezialrost ins Badewasser abgegeben werden.

Eine nennenswerte Verwirbelung des Wassers tritt dabei ebenso wenig auf, wie meßbare oder sichtbare Druckschwankungen am oder im Körper des Baden- den, auch keine anderen mechanischen Beeinflussungen im Sinne von Vibra- tionen oder Schüttelungen. Das Luftperlbad ist in seiner Wirkung beschränkt auf die Erregung oberflächlicher taktiler Hautsinnesorgane.

Schaumbad

Es ist ein kreislaufschonendes Schwitzbad und wird mit der gleichen Apparatur hergestellt, die man auch für die Bereitung von Luftsprudelbädern einsetzt.

Durchführung: Man füllt die Wanne etwa 10 bis 15 cm hoch mit Wasser von 40 bis 42° C, so daß dem später einsteigenden Patienten kaum die Oberschenkel bedeckt sind. Durch diese geringe Wassermenge kommt der hydrostatische Druck praktisch in Fortfall. Nachdem das Wasser die vorgesehene Höhe in der Wanne erreicht hat, gibt man einen Schaumbildner in das Bad. Dann legt man den Verteilerrost in die Wanne und schaltet den Kompressor ein. In kurzer Zeit entwickelt sich ein fester Schaum, der bald die Wanne bis zum Rande füllt. Erst jetzt steigt der Patient vorsichtig ins Bad. Bei genügender Schaumentwick- lung reicht ihm dann dieser Schaum bis zum Hals. Sollten noch Partien von Brust, Schultern oder Armen aus dem Schaum herausragen, sind diese Teile sorgfältig mit Schaum abzudecken.

Der Schaum nimmt eine durchschnittliche Temperatur von ca. 35° C an, wobei allerdings zu bedenken ist, daß diese Temperatur dicht über dem heißen Wasser höher und zum Wannenrand hin niedriger sein wird als 35° C.

Wirkungsweise und Indikation: Das heiße Wasser, welches dem Patienten praktisch nur die Beine bedeckt, heizt die Körpertemperatur langsam auf. Der kühlere Schaum bewirkt nur eine relative und geringe Abkühlung des Ober- körpers, verhütet aber zugleich, daß durch einen möglichen Luftzug der Körper einen Wärmeverlust erleidet. Während der Badedauer steigt demzu- folge die Körpertemperatur langsam an und die Gefäße im Bereich des Oberkörpers bleiben dennoch tonisiert. Auf dieser Tonisierung und auf dem Fortfall des hydrostatischen Druckes beruht hauptsächlich die kreislaufscho- nende Wirkung des Schaumbades.

Badedauer: 15 bis 20 Minuten.

Nach dem Bade: Schaum abstreifen. Möglichst 1 Stunde Nachruhe.

Der Schaum läßt sich leichter aus der Wanne entfernen, wenn man etwas Seifenlösung darüberträufelt oder ihn mit der Handbrause aus der Wanne spült.

Kontraindikationen: siehe Vollbäder S. 128.

Moorextrakt-/Moorlaugenbad

Die Durchführung von natürlichen Moor- oder Schlammbädern setzt nicht nur entsprechende Einrichtungen voraus, sondern bereitet besonders dann, wenn sie entfernt von den natürlichen Moor- oder Schlammlagerstätten abgegeben werden sollen, erhebliche Probleme. Insbesondere ist der Transport der nassen Peloide sehr kostenintensiv, die Beseitigung der abgebadeten Substanzen nicht minder, außerdem werden an die Lagerung in größerem Umfang besondere Anforderungen gestellt, insbesondere damit das Material keine, die spätere Verwendung einschränkende Austrocknung erfährt.

Aus diesen Gründen hat man versucht, Ersatzlösungen für natürliche Moorbäder zu schaffen, welche zugleich auch einen Großteil der löslichen Bestandteile des Torfes, vor allem *Huminsäuren,* enthalten.

Die Bezeichnung dieser handelsüblichen Zusätze, die in flüssiger oder pastöser Form erhältlich sind, rührt daher, daß die Huminsäuren oder andere als wirksam angesehene Substanzen des Moores unter anderem über Laugen extrahiert werden.

Die fertigen Präparate, die in der vom Hersteller angegebenen Menge eingesetzt werden, sollen lt. Leistungsbeschreibung für physikalische Heilbehandlungen mindestens 8 g Huminsäuren pro Vollbad enthalten.

Moorextrakt – beziehungsweise Moorlaugenbäder sind aber nicht mit natürlichen breiförmigen Moorbädern (für welche gewöhnlich 70 bis 100 kg gemahlener Naturtorf verwendet werden) gleichzusetzen, weil ihnen der mechanische Faktor und besonders das typische Temperaturverhalten des Breibades fehlen, welche den natürlichen Moorbädern aufgrund ihrer Konsistenz eigen sind. Insofern sind Moorlaugen- beziehungsweise Moorextraktbäder vergleichbar mit anderen medizinischen Zusatzbädern.

Wirkungsweise und Indikation: Die alkalilöslichen Huminsäuren sind Produkte der Vertorfung. Sie bedingen die braun-schwarze Farbe des Moores. Die Huminsäuren liegen im Torf als hochgequollene Gele vor und tragen wesentlich zur Wasserkapazität und Konsistenz des Peloids bei. Die großmolekularen Huminsäuren vermögen die Haut nicht zu durchdringen. Sie wirken jedoch – zusammen mit anderen im Moorbrei enthaltenen Gerbstoffen – adstringierend auf die Haut, indem sie die Entquellung fördern. Diese Wirkung beeinflußt auch die Permeabilität insgesamt. In Analogie zu den natürlichen Moorbädern werden Moorextrakt- beziehungsweise Moorlaugenbäder empfohlen bei rheumatischen Erkrankungen, wie Arthrosen, Osteochondrosen, bei Myalgien, Überlastungssyndromen, bei Frauenleiden, insbesondere akut entzündlichen Erkrankungen der Beckenorgane.

Wassertemperatur: 37 bis 38° C. Gelegentlich wird, um den thermischen Reiz des Bades zu erhöhen, die Anwendung auch ähnlich einem temperaturansteigenden Vollbad (s. S. 129), etwa von 35 bis auf 40 ° C ansteigend, durchgeführt.

Badedauer: ca. 20 Minuten, vereinzelt auch bis zu 30 Minuten.

Im Anschluß an das Bad Nachruhe einhalten.

Kontraindikationen: s. Vollbäder S. 128, besonders aber akuter Schub eines chronischen Gelenkrheumatismus, aktivierte Arthrose, akute Adnexitis.

Moorschwebstoffbad

Diese auch als *Moorsuspensionsbad* bezeichnete Anwendung stellt eine dünne Torfaufschwemmung dar, in der die Oberfläche des Torfes durch Zerkleinerung stark vergrößert wurde. Das geschieht indem der Torf in Kolloidmühlen unter Zusatz von Moorwasser fein vermahlen wird. Die Bezeichnung rührt von dem Gehalt an langsam sedimentierenden, lange *schwebenden* Teilchen her. Da jedoch nach Angaben der Hersteller nur sehr geringe Mengen der flüssigen Moorsuspension (z. B. ein Wasserglas) auf ein Vollbad gegeben werden sollen, ließ sich eine therapeutische Wirksamkeit bisher nicht nachweisen. In Untersuchungen mit Moorschwebstoffbädern zeigten diese keine über diejenigen eines normalen Wasserbades hinausgehenden Effekte.

Salizylmoorbad

Bäder dieser Gattung wurden in gewissem Sinne als Ersatz für natürliche Moorbäder entwickelt. Bei ihnen werden *Huminsäuren mit Salizylsäureverbindungen* gemischt. Vorstufen der Salizylsäure wurden früher aus der Rinde von Weiden (Salix alba) gewonnen und als Schmerz- beziehungsweise Rheumamittel in der Volksmedizin verwendet. Deshalb lag es nahe, diesen Stoff oder verwandte Verbindungen den zur Behandlung rheumatischer Beschwerden eingesetzten Moorinhaltsstoffen zuzugeben.

Wirkungsweise und Indikation: Salizylmoorbäder wirken sehr anstrengend, so daß es bereits während des Bades zu einem starken Schweißausbruch kommt, der auch nach dem Bad gewöhnlich eine längere Zeit anhält. Er ist Ausdruck der Resorption eines Teiles der Salizylsäureverbindungen aus dem Badewasser, denn auch per os aufgenommene Salizylsäurepräparate haben eine ähnliche schweißtreibende Wirkung. Es ist experimentell bestätigt, daß Salizylsäure in ausreichender Dosis perkutan resorbiert werden kann. Salizylsäure beziehungsweise deren Verbindungen lassen sich auch trotz mehrmaligen Waschens noch Stunden nach dem Bad auf der Haut nachweisen, so daß eine längere Nachresorptionsphase – damit verbunden eine zeitlich ausgedehnte schmerzlindernde Wirkung – angenommen werden darf. Salizylsäure steigert die

Nebennierenrindenfunktion und zwar nicht unmittelbar, sondern durch vermehrte ACTH-Ausschüttung. Der günstige Einfluß von Nebennierenrindenhormonen auf rheumatische Prozesse ist bekannt und wird auch medikamentös in vielen Fällen ausgenutzt. Der Huminsäureanteil des Badezusatzes erhöht die Resorptionsquote der Salizylate.

Bei extremen Härtegraden des Badewassers kann es allerdings zu chemischen Reaktionen zwischen den Salizylsäureverbindungen und dem Kalkanteil des Wassers kommen. Dabei entstehen unlösliche, nicht resorbierbare Substanzen, wodurch der Badezusatz wirkungslos werden kann.

Eingesetzt werden Salizylmoorbäder bei rheumatischen Erkrankungen einschließlich Wurzelreizsyndromen, bei Neuralgien, Ischias, gynäkologischen Erkrankungen, insbesondere chronischer Adnexitis.

Wassertemperatur: Gewöhnlich 37 bis 38°C, lediglich bei neuralgischen Schmerzen kann es günstig sein, zunächst mit Temperaturen von 35 bis 36°C zu beginnen.

Badedauer: 20 Minuten.

Nach dem Bad wird der Patient – wenn nicht anders verordnet – nur locker eingepackt, damit die Schweißneigung während der mindestens dreißigminütigen Nachruhe abklingen kann.

Kontraindikationen: Wie bei Moorextrakt-/Moorlaugenbädern (s. S. 151).

Bäder mit pflanzlichen Zusätzen

Zu Fragen der Herstellung, der unterschiedlichen Inhaltsstoffe und deren Resorption wird auf S. 133 ff. verwiesen.

Die ursprünglich umfangreiche Palette der Badeextrakte wurde in den letzten Jahrzehnten mehr und mehr dort, wo es möglich war, weil die Rohstoffe auch verwertbare Mengen ätherischer Öle enthalten, durch entsprechende Ölbäder eingeschränkt, wobei die Indikationen der Badeextrakte weitgehend auch für die Ölbäder übernommen wurden.

Bei Vollbädern mit pflanzlichen Zusätzen gelten die allgemeinen *Kontraindikationen* (s. S. 128). Weiterhin sind Vollbäder zumeist nicht angezeigt bei *großflächigen* nässenden Ekzemen, Zusätze mit ätherischen Ölen dort, wo eine Überempfindlichkeit gegenüber diesen Stoffen besteht.

Nach Vollbädern ist in jedem Falle eine Nachruhe erforderlich.

Fichtennadelextrakt (Fichtennadelbadeöl) (verwandt: Tannennadel, Latschenkiefer)

a) *Fichtennadelextrakt* ist ein konzentrierter wäßriger Auszug aus kleinen nadelbesetzten Zweigen von Fichten und Tannen. Er enthält einen geringen Anteil ätherischer Koniferennadelöle und zwischen 10 und 15% Gerbstoffe.

b) *Fichtennadelbadeöl,* auch als Fichtennadelbademilch im Handel, ist als 20 bis 30%ige Lösung erhältlich.

Wirkungsweise und Indikation: Die eingesetzten Badezusätze üben einen milden Hautreiz aus, fördern die Hautdurchblutung und wirken leicht sedierend. Sowohl Fichtennadelextrakt – als auch Fichtennadelölbäder werden bei Nervosität, Erschöpfungszuständen, klimakterischen Beschwerden, Schlaflosigkeit, unterstützend bei rheumatischen Beschwerden eingesetzt.

Durchführung: Die handelsüblichen Präparate werden nach Angaben des Herstellers dem fertig temperierten Wasser beigegeben. Von Extrakten werden im Mittel 100 bis 200 g, von den ätherischen Ölen 20 bis 30 ml für ein Vollbad benötigt.

Bei nervösen Beschwerden, Schlaflosigkeit, aber auch bei Bronchitis, wird das Fichtennadelölbad gern *mit einem Luftsprudelbad* (s. S. 146) *kombiniert* angewendet. Die Wirkung wird dadurch noch erhöht.

Wassertemperatur: bei nervösen Störungen 35 (36)° C, bei rheumatischen Beschwerden 37 (38)° C.

Badedauer: im Mittel 20 Minuten.

Fichtenrindenextrakt

Er wird aus den Rinden mindestens vierzigjähriger Fichten hergestellt und soll einen Gerbstoffgehalt von mehr als 25% besitzen.

Wirkungsweise und Indikation: Der durch die Extraktstoffe ausgelöste Hautreiz wirkt lindernd bei rheumatischen, insbesondere bei nicht zu ausgeprägten arthrotischen Beschwerden. Es werden etwa 150 g des Handelspräparates in ein Vollbad gegeben.

Wassertemperatur: 37 (–40)° C
Badedauer: 20 Minuten.

Eichenrindenextrakt

Gewonnen als konzentrierter wäßriger Auszug aus der Rinde junger Eichenstämme. Er enthält mindestens 25% Gerbstoffe.

Wirkungsweise und Indikation: Die Gerbstoffe bewirken eine Minderung der

Sekretion bei nässenden Hautveränderungen. Sie sind zugleich auch juckreizstillend und antiseptisch. Weiche, empfindliche Haut wird gefestigt. Der adstringierende Effekt des Extraktes wird bei Teil- und Vollbädern ausgenutzt zur Behandlung von chronischen, insbesondere nässenden Ekzemen, Verbrennungswunden, Ulcus cruris, Analfissuren, Hyperhidrosis, Windeldermatitis, Afterekzemen und Hämorrhoiden.

Für ein Vollbad benötigt man etwa 150 g des Handelspräparates, für ein Sitzbad 50 g, für Hand- oder Fußbäder jeweils 10 g.

Wassertemperatur: 32–35° C
Badedauer: 10–20 Minuten

Heublumenextrakt

Grundlage ist artenreiches Heu aus dem Mittelgebirge und Alpenvorland.

Wirkungsweise und Indikation: auf rein empirischer Basis wird der Extrakt seit Jahrzehnten unterstützend bei der Behandlung von Neuralgien, besonders bei Ischias und bei rheumatischen Beschwerden eingesetzt.

Man gibt 150 g eines Fertigextraktes auf ein Vollbad.

Wassertemperatur: je nach Akuität der Beschwerden entweder 35–36° C oder bei abklingenden Schmerzen gegebenenfalls auch 37–38° C.

Badedauer: etwa 20 Minuten.

Schachtelhalmextrakt (Zinnkrautextrakt)

Der Auszug aus den oberirdischen Teilen des Schachtelhalmes ist reich an *Kieselsäure.* Der Name *Zinnkraut* rührt daher, daß der Schachtelhalm wegen seiner Kieselsäurekristalle früher zum Putzen von Zinngeschirr benutzt wurde.

Wirkungsweise und Indikation: Der Kieselsäure wird eine granulationsfördernde Wirkung bei Hautdefekten beigemessen. Deshalb werden Bäder mit Schachtelhalmextrakt unterstützend angewandt bei tiefen, besonders schlecht heilenden Wunden, nach Verbrennungen, bei Ulcus cruris und Dekubitus.

Für ein Vollbad gibt man 150 g Extrakt in die Wanne, zur Bereitung eines Sitzbades werden ca. 50 g benötigt.

Wassertemperatur: 35–36° C.
Badedauer: 15–30 Minuten.

Haferstrohextrakt

Er wird gewonnen aus getrocknetem, schimmelfreiem Haferstroh. Der konzentrierte wäßrige Auszug enthält ebenfalls – wie Schachtelhalm – einen wesentlichen Anteil kolloidaler *Kieselsäure.*

Wirkungsweise, Indikation und Anwendung wie bei Schachtelhalm.

Weizenkleieextrakt

Grundlage des konzentrierten wäßrigen Auszuges ist reine staubfreie Weizenkleie.

Wirkungsweise und Indikation: Nach dem Bad bleibt ein hauchdünner Film der Kleie auf der Haut zurück und mildert juckreizauslösende äußere Einflüsse. Deshalb werden Weizenkleieextraktbäder unterstützend in der Nachbehandlung juckender Exzeme und bei Urtikaria eingesetzt, als Teilbad auch beim Wundsein der Säuglinge und bei Dekubitus.

Eine ähnliche Wirkung wie Weizenkleieextrakt und damit das gleiche Indikationsgebiet weisen *Molke-(Milchserum-)*zusätze auf (Dosierung entsprechend Herstellerangaben).

Von dem im Handel erhältlichen Weizenkleieextrakt benötigt man 150 g für die Bereitung eines Vollbades und etwa 30–50 g für ein Teilbad. Man kann allerdings auch 1–2 kg Weizenkleie in 4–6 l Wasser etwa eine halbe Stunde kochen, dann durchseihen und die Flüssigkeit dem Vollbad zusetzen.

Wassertemperatur: 35–36° C.

Badedauer: 15–30 Minuten.

Zur *Nachruhe* keine feste Einpackung, Schwitzen vermeiden!

Kamillenblütenextrakt

Er enthält neben den wäßrigen Auszugstoffen der Kamille im Konzentrat einen geringen Anteil (mindestens 0,05 g) Kamillenöl (DAB 6).

Zu Kamillenbädern können auch wäßrige alkoholhaltige Auszüge der Kamille, die gleichfalls in geringer Menge Kamillenöl enthalten, oder handelsübliche *Kamillen-Badeöle* angewandt werden.

Wirkungsweise und Indikation: Die Wirkstoffe der Kamille sind einerseits ausgeprägt entzündungswidrig, vermögen andererseits aber auch die Granulation von schlecht heilenden Wunden anzuregen. Kamillenpräparate werden deswegen verwendet bei entzündlichen Hauterkrankungen, Abszessen, Furunkeln, infizierten Wunden, Analfissuren, Hämorrhoiden oder Dekubitus.

Während im Extrakt 150 g für ein Vollbad gerechnet werden, richtet man sich bei den Badeölen und anderen Kamillenauszügen in der Dosierung nach den Angaben der Hersteller.

Wassertemperatur: bei stärker entzündlichen Reizzuständen 33–35° C, sonst 36–37° C.

Badedauer: 15–20 Minuten.

Rosmarinblätterextrakt

Das aus den schonend getrockneten Blättern des Rosmarins gewonnene Konzentrat enthält mindestens 1,5% Rosmarinöl (DAB 8).
Vielfach werden statt des Extraktes auch *Rosmarinöl-Badezusätze* zur Bereitung entsprechender Bäder verwendet.

Wirkungsweise und Indikation: Vorwiegend die Hauptbestandteile des Rosmarinöles haben einen durchblutungsfördernden Effekt, der über die Resorption der Badeinhaltsstoffe ausgelöst wird. Diese Badezusätze sind nicht nur bei peripheren arteriellen Durchblutungsstörungen angezeigt (im Feldversuch wurde eine Verbesserung der Gehstrecke unter dem Einfluß einer Rosmarinölbadekur dokumentiert), sondern auch bei mangelhafter Hautdurchblutung, bei Frostbeulen, Akrozyanose, zur Verbesserung der peripheren Kreislaufregulation und zur gesteigerten Resorption bei Blutergüssen infolge Quetschungen, Muskelzerrungen, Verstauchungen usw.

Durchführung: 150 g Extrakt auf ein Vollbad oder Badeöl nach Angaben des Herstellers.
Wassertemperatur: 36–37° C.
Badedauer: im Mittel 20 Minuten.

Baldrianwurzelextrakt

Der konzentrierte wäßrige Auszug aus den schonend getrockneten Wurzeln des Baldrians soll mindestens 0,2% Baldrianöl (DAB 6) enthalten.
Die handelsüblichen *Baldrian-Badeöle* besitzen ca. 15 bis 20 g synthetisches Baldrianöl.

Für ein Vollbad: Extrakt 150 g, Badeöl nach Angaben des Herstellers.
Wassertemperatur: 36–37° C.
Badedauer: etwa 20 Minuten.

Kalmuswurzelextrakt

Er wird aus den schonend getrockneten Rhizomen (Wurzelstöcken) des Kalmus gewonnen. Der Extrakt soll einen Anteil von mindestens 0,25% Kalmusöl (DAB 6) aufweisen.
Kalmus-Badeöle sind mit einem hohen Anteil synthetischen Kalmusöls bereitet.

Wirkungsweise und Indikation: Dem im Kalmusöl enthaltenen β-Asaron kommt eine schwach beruhigende Wirkung zu. Empirisch werden Kalmuswur-

zel-Badezusätze angewandt bei Erschöpfungszuständen, funktioneller Kreislaufschwäche und bei Schlafstörungen.
Vom Extrakt nimmt man 150 g für ein Vollbad, Badeöle nach Angaben des Herstellers.
Wassertemperatur: 36–37° C.
Badedauer: ca. 20 Minuten.

Thymiankrautextrakt

Zur Herstellung werden Blüten, Blätter und Stengel des Thymians verwendet; der Extrakt soll mindestens 0,5% Thymianöl (DAB 6) enthalten.
Bei gleicher Indikation können auch *Thymian-Badeöle* eingesetzt werden.
Wirkungsweise und Indikation: Thymianbestandteile haben eine enge Beziehung zur Schleimhaut der Atemwege. Sie finden deshalb auch in zahlreichen Husten- beziehungsweise Bronchitismedikamenten Verwendung. Thymian-Badezusätze werden zur unterstützenden Behandlung gern eingesetzt bei Erkrankungen der Atemwege, wie Asthma, rezidivierend entzündeten Bronchiektasen, chronischer Bronchitis und Tracheitis.
Besonders günstig als »Inhalationsbad« im Zusammenwirken mit einem Luftsprudelbad (s. S. 146).
Dosierung: Thymiankrautextrakt 150 g pro Vollbad, Thymian-Badeöl nach Herstellerangabe.
Wassertemperatur: 37–38° C.
Badedauer: 20 Minuten.

Lavendelblütenextrakt

Der Extrakt soll mindestens 0,5% Lavendelöl (DAB 8) enthalten.
Bei gleicher Indikation werden vielfach auch *Lavendel-Badeöle* verwendet.
Wirkungsweise und Indikation: Lavendelbestandteile, besonders aber das Lavendelöl, entfalten einen kräftigen Hautreiz, weshalb diese Bäder sowohl bei lokalen Hautveränderungen, wie Frostbeulen oder chronisch kalte Füße, als auch bei allgemeinen Durchblutungsstörungen, sowohl funktioneller als auch organischer Ursache, eingesetzt werden.
Vom Extrakt gibt man auf ein Vollbad 150 g, vom Badeöl je nach Angaben des Herstellers.
Wassertemperatur: 35–37 (38)° C.
Badedauer: durchschnittlich 20 Minuten.

Melissen-Badeöl

Wirkungsweise und Indikation: Melisse besitzt ganz allgemein eine sedierende krampflösende sowie eine blutdrucksenkende Wirkung. Das Öl läßt eine milde Hautreizwirkung erkennen. Angezeigt sind Melissen-Ölbäder bei Nervosität, Schlafstörungen, klimakterischen Beschwerden, funktionellen Herzbeschwerden sowie bei schlechter Hautdurchblutung.
Dosierung nach Angaben des Herstellers.
Wassertemperatur: 35–36 (37)° C.
Badedauer: 20–30 Minuten.

Häufig verwendet werden auch Badezusätze, die zumeist aus mehreren ätherischen Ölen und gegebenenfalls weiteren chemischen Substanzen zusammengesetzt sind, und deren Inhaltsstoffen bestimmte Eigenschaften zugesprochen werden, etwa eine sedierende oder eine antirheumatische Wirkung. Sie sind unter den entsprechenden Bezeichnungen eingeführt.

Rheuma-Bad

Die unter diesem Namen empfohlenen Zusätze enthalten zumeist antirheumatisch wirkende Salizylsäure-Verbindungen, z. B. Methylsalizylat, und ätherische Öle beziehungsweise verwandte Substanzen, welche die Hautdurchblutung verbessern und die Resorption unterstützen.
Dosierung jeweils nach den Angaben des Herstellers.
Wassertemperatur: 37–38 (39)° C.
Badedauer: im Mittel 20 Minuten.

Sedativ-Bad

In diesen Kombinationen finden sich zumeist verschiedene beruhigend wirkende Substanzen, wie Baldrianöl, Baldrian- oder Hopfenauszüge, vereinzelt auch Chloralhydrat und Milchsäure.
Dosierung nach Angaben des Herstellers.
Wassertemperatur: 35–36° C.
Badedauer: ca. 20 Minuten.

Tonikum-Bad

Diese Zusätze enthalten ätherische Öle, die über ihre milde Hautreizwirkung und Kreislaufanregung insgesamt zur vegetativen Stabilisierung beitragen können.

Für die Dosierung ist auf die Angaben des Herstellers zu achten.

Wassertemperatur: 36–37° C.

Badedauer: durchschnittlich 20 Minuten.

Teer-Bad

Die für Teerbäder benutzten Zusätze enthalten als wesentlichen Bestandteil benzpyrenfreien Holz- oder Steinkohlenteer oder entsprechende Substanzgemische. Einige Präparate sind kombiniert mit Schwefel und geringen Zusätzen ätherischer Öle. Es gibt stark saure, neutral und schwach alkalisch reagierende Erzeugnisse.

Wirkungsweise und Indikation: Teerbäder werden unterstützend zur Behandlung von subakuten und chronischen Ekzemen, Schuppenflechte, Urtikaria, Pyodermien und Unterschenkelgeschwüren eingesetzt.

Teerbäder finden als Voll- oder Teilbäder Verwendung.

Dosierung nach Angaben des Herstellers oder entsprechend ärztlicher Verordnung.

Wassertemperatur: 32–36 ° C.

Badedauer: 10 bis 15 Minuten.

3. Bäder mit natürlichen ortsgebundenen Kurmitteln
(Heilquellen, Heilgase, Peloide)

Die dem Erdboden entspringenden natürlichen Quellen bilden den Ausgangspunkt aller therapeutischen Bäderanwendungen. Ebenso beruht die Verwendung von Heilgasen und Peloiden, die man ebenfalls diesen natürlichen ortsgebundenen Kurmitteln zurechnet, auf alten Erfahrungen.

Die Peloide werden auf S. 222 ff. eingehend beschrieben.

Die natürlichen ortsgebundenen *Heilgase* stammen aus Gasvorkommen, die spontan zutagetreten oder künstlich erschlossen sind. Ihre krankheitsheilenden, -lindernden oder -verhütenden Eigenschaften sind durch wissenschaftliche Gutachten eines Balneologischen Instituts oder eines anerkannten Balneologen nachzuweisen. Von den natürlichen Heilgasen kommt in erster Linie dem Kohlensäuregas therapeutische Bedeutung zu, das in trockener Form natürlich austritt oder künstlich erschlossen (in sogenannten Mofetten) bzw. aus kohlensäurereichen Mineralwässern gewonnen wird.

Die Zusammensetzung der balneotherapeutisch verwertbaren Heilgase ist durch Gas-Analysen nachzuweisen und durch Kontrolluntersuchungen zu überprüfen.

Ortsgebundene natürliche *Heilwässer* entstammen Quellen, die entweder spontan zutagetreten oder künstlich erschlossen wurden. Ihre chemischen und physikalischen Eigenschaften müssen durch Heilwasseranalysen nachgewiesen und durch Kontrolluntersuchungen laufend überprüft werden. Außerdem ist bezüglich ihrer krankheitsheilenden, -lindernden oder -verhütenden Eigenschaften ein wissenschaftliches Gutachten eines Balneologischen Instituts oder eines anerkannten Belneologen vorzulegen. Weiterhin ist durch hygienische Untersuchungen sicherzustellen, daß die Heilwässer an ihren Austrittsstellen wie auch am Anwendungsort den allgemeinen hygienischen Anforderungen an ein Trinkwasser entsprechen. Die Heilwässer müssen bezüglich ihrer Inhaltsstoffe bestimmte Voraussetzungen erfüllen, auch muß sichergestellt sein, ob nicht Inhaltsstoffe oder Eigenschaften der therapeutischen Anwendung zuwiderlaufen (Festlegungen des Deutschen Bäderverbandes e. V.).

Unter diesen Voraussetzungen können Heilwässer als solche anerkannt werden, wenn sie mehr als 1 g/kg gelöste feste Mineralstoffe enthalten. Aber auch unabhängig von dem Gesamtgehalt an solchen festen gelösten Mineralstoffen werden Wässer als Heilwässer anerkannt, wenn sie besonders wirksame Bestandteile enthalten. Diese müssen am Ort der Verwendung mindestens folgende Grenzwerte erreichen: für

eisenhaltige Wässer	10 mg/kg Eisen
jodhaltige Wässer	1 mg/kg Jodid
schwefelhaltige Wässer	1 mg/kg titrierbarer Schwefel
radonhaltige Wässer	18 nCi/l
Kohlensäure-Wässer auch Säuerlinge genannt	1000 mg/kg freies gelöstes Kohlendioxid.

Quellen, deren Temperatur am Austritt höher als 20 °C ist, werden als *Thermen* bezeichnet.

Es gibt aber auch Wässer, die keine der angeführten Voraussetzungen erfüllen, deren krankheitsheilenden, -lindernden oder -verhütenden Eigenschaften aber durch Erfahrung und klinische Gutachten nachgewiesen wurden. Solche mineralarmen Quellen bezeichnet man als *Akratopegen* (ungemischte kalte Quellen), wenn sie mit weniger als 20° C aus der Erde kommen. Treten ungemischte Quellen mit mehr als 20° C hervor, so bezeichnet man sie als *Akratothermen* oder als *Wildbäder*.

Heilwässer werden nicht nur für Bäder eingesetzt, sondern auch zu Trink- und Inhalationskuren verwendet.

Bei *Trinkkuren* wirken die im Wasser enthaltenen Stoffe ähnlich wie andere per os eingenommene Arzneimittel. Häufig greifen sie in den Wasser- und

Mineralhaushalt des Körpers ein und lösen auf diese Weise ihre spezifischen Reaktionen aus. Bei *Inhalationskuren* beeinflussen die im Heilwasser gelösten Mineralien die Schleimhäute direkt, ohne eine größere Allgemeinwirkung zu entfalten. Ähnlich wirken auch *Spülungen*, die gelegentlich im Zusammenhang mit anderen Kurmitteln verabfolgt werden, auf die Schleimhäute ein.

Die Heilwässer sind in Anbetracht der vielfältigen Kombinationen ihrer Inhaltsstoffe und des Überwiegens der einen oder der anderen Eigenschaft nur recht schwer einzuteilen und zu gruppieren. Wer sich eingehend mit diesen speziellen Fragen beschäftigen will, sei auf die vom Deutschen Bäderverband e. V. Bonn herausgegebenen »Begriffsbestimmungen für Kurorte, Erholungsorte und Heilbrunnen«, auf den Kommentar zu diesen Begriffsbestimmungen und den Band »Deutscher Bäderkalender« verwiesen. Auf die Belange dieses Buches abgestimmt und für die Bäderpraxis völlig ausreichend ist eine Zusammenfassung der natürlichen ortsgebundenen Heilmittel in

salzhaltige Wässer (Solen)
schwefelhaltige Wässer
Moor-, Schlamm- und Schlickbäder
Kohlensäurewässer und
radioaktive Wässer.

Salzhaltige Wässer

Kochsalz- oder muriatische Quellen nennt man solche, bei denen in 1 kg Wasser mehr als 1 g feste Bestandteile in gelöster Form vorhanden sind, wobei das Kochsalz vorherrscht.

Solen sind Kochsalzwässer, die mehr als 15 g Kochsalz, beziehungsweise mehr als 15,5 g Natrium- und 8,5 g Chlorid-Ionen im Liter Wasser enthalten.

Unter *erdmuriatischen* Quellen versteht man Kalzium- oder Magnesiumchlorid aufweisende Wässer.

Als *alkalisch-muriatisch* bezeichnet man Wässer, die Natriumhydrogencarbonat enthalten.

Kochsalzsäuerlinge werden kohlensäurereiche Kochsalzquellen genannt, deren Grenzwert an freiem Kohlendioxid 1000 mg/kg beträgt.

Kommen solche Quellen mit mehr als 20° C aus der Erde, so nennt man sie *Kochsalzthermen*.

Bekannte Kochsalz- und Solequellen *in Deutschland* sind unter anderem in: Baden-Baden, Berchtesgaden, Homburg v. d. H., Kissingen, Kreuznach, Nauheim, Oeynhausen, Pyrmont, Reichenhall, Salzgitter, Salzschlirf, Soden, Wiesbaden; *in Österreich:* Aussee, Hall, Ischl; *in der Schweiz:* Bex, Laufenberg, Rheinfelden, Saeckingen, Schweizerhalle.

Die wichtigsten *Indikationen:* Rheumatische Erkrankungen der Gelenke, Muskeln und Nerven, Stoffwechselkrankheiten, Frauenleiden, Erkrankungen der Atmungsorgane, Schuppenflechte, Rekonvaleszenz.

Den Solebädern nahe verwandt sind die *Meerbäder.* Sie haben einen durchschnittlichen Salzgehalt von 3%. In der Ostsee sinkt dieser Salzgehalt, je weiter man nach Osten kommt.

Beim natürlichen Meerbad wirken selbstverständlich noch weitere Faktoren mit, die beim Solewannenbad nicht in Erscheinung treten. Zunächst ist die Wassertemperatur mit 15–20 (25)° C erheblich niedriger als bei einem Solebad, das durchschnittlich zwischen 35 und 38 ° C abgegeben wird. Diese niedrigen Temperaturen schließen die Benutzung von Meerbädern bei denjenigen Krankheiten aus, die auf Kälte schlecht reagieren, beispielsweise rheumatische Erkrankungen. Allerdings werden in vielen Badeorten auch *warme Seebäder* als Wannenbäder abgegeben, wodurch der Indikationsbereich wesentlich erweitert wird.

Über die Temperatur hinaus spielen beim Meerbad noch *die klimatischen Reizfaktoren* (Luft, Wind, Sonne) eine wichtige Rolle. Luft und Wind verstärken den Kältereiz des Wassers und regen zu körperlicher Bewegung, Gymnastik, Spiel in Wind und Wellen an, wodurch der Stoffwechselreiz des Seebades erheblich verstärkt wird. Auch die Sonnenbestrahlung spielt nicht nur an südlichen Meeresküsten, sondern ebenfalls an geschützten Stellen und im Sand der Dünen auch bei unseren deutschen Seebädern eine Rolle und fördert nach erfolgtem See- und Luftbad die Wiedererwärmung des Körpers. Die Ultraviolettstrahlung der Sonne ist am Strand besonders intensiv und sollte selbst bei bedecktem Himmel nicht unterschätzt werden. Vor allem für Neuankommende besteht am Meer immer eine Sonnenbrandgefahr!

Zusammenfassend kann über die Meerbäder gesagt werden, daß Kälte- und Wärmereize, chemische (Salzgehalt) und mechanische (Wellenschlag) Faktoren des Wassers sowie die Lichtwirkung der Sonne einen *Reizkomplex* darstellen, der außerordentlich wirksam ist, der aber auch bei leicht erregbaren und nervösen Personen in normaler Anwendung nicht selten zu stark sein kann und daher schlecht vertragen wird. Eine außerordentlich vorsichtige Dosierung vermag allerdings häufig diese Problematik zu überwinden.

Als *Indikationen für Meerbäder* gelten: allgemeine Abhärtung, Rekonvaleszenz, funktionelle Störungen, Hypotonie, Stoffwechselerkrankungen, insbesondere Fettsucht.

Kontraindikationen: rheumatische Erkrankungen (außer bei warmen Seebädern), Frauenleiden entzündlichen Ursprungs, schwere Kreislaufstörungen, organische Nervenkrankheiten, ausgeprägte nervöse Übererregbarkeit.

162

Schwefelhaltige Wässer

Die chemische Zusammensetzung der Schwefelwässer ist unterschiedlich und kompliziert. Außerdem sind die Schwefelverbindungen einer dauernden Umwandlung unterworfen, so daß sich Schwefelwässer zersetzen und durch »Alterung« ihre Wirksamkeit einbüßen können.

Viele Schwefelquellen sind außerordentlich ergiebig, so daß sie auch zur Speisung von Bewegungsbädern benutzt werden können. Hierfür kommen besonders Schwefelthermen in Betracht, von denen die heißeste Deutschlands mit fast 74° in Aachen entspringt. Zu den bekanntesten *Schwefelbädern Deutschlands* gehören: Aachen, Abbach, Bentheim, Boll, Eilsen, Füssing, Gögging, Nenndorf, Wiessee; Schwefelbäder in *Österreich:* Baden bei Wien, Goisern, Schallerbach, Wien-Mödling; in der *Schweiz:* Baden, Schinznach, Lavey, Lenk.

Indikationen: Rheumatische Erkrankungen aller Art, Frauenleiden, Stoffwechselkrankheiten, Hautleiden, schlecht heilende Wunden, zentrale und periphere Lähmungen (hierfür besonders in Therapiebecken).

Moor-, Schlamm- und Schlickbäder

Die kurmäßige Abgabe von *Moorbädern* setzt das Vorhandensein von großen Mengen Torf beziehungsweise Moorerde voraus. Auch sind die Probleme des Antransports und der Beseitigung des abgebadeten Materials zu berücksichtigen. Die technische Zubereitung erfordert große Bottiche, in welche der zerkleinerte Torf geschüttet und durch ein Rührwerk unter Einblasen von Dampf mit dem heißen Wasser (fallweise auch mit Mineralwasser) vermischt wird, so daß die Masse auf eine Temperatur von etwa 40° C erhitzt wird.

Für ein Bad benötigt man eine große Menge von Moorbrei. Man rechnet auf ein Sitzbad ca. 75, auf ein Vollbad bis zu 200 kg Brei (der aus etwa 75–100 kg Naturtorf bereitet wurde). Das Füllen der Wannen geschieht über Rohrleitungen oder mittels fahrbarer Behälter. In einigen Kurorten ist es auch üblich, den Moorbrei in der Wanne durch Einleiten vom Dampf in wenigen Minuten auf die Badetemperatur von 39–40° zu erwärmen.

Wegen der breiigen Konsistenz ist das Moorbad nicht mit einem gewöhnlichen Wasserbad vergleichbar. Insbesondere weisen die thermischen und mechanischen (druckbedingten) Faktoren Besonderheiten auf. Die Verteilung des eindringenden Wärmestromes auf die Hautoberfläche ist im Breibad gleichmäßiger und länger anhaltend. Das geringere Wärmeleitvermögen des Moorbreies gestattet die Anwendung höherer Temperaturen als bei Wasserbädern. Die zähe Konsistenz des Moorbades setzt allen Bewegungen des Badenden größeren Widerstand entgegen. Die vermehrte Gewichtsbelastung durch den Moorbrei ist bei Patienten mit gestörter Kreislauffunktion zu beachten. Über die besonderen thermischen und mechanischen Eigenarten der Moorbäder hinaus werden auch noch chemische Effekte der Huminsäuren, der Schwefel- und Eisenverbindungen oder des Anteils von Kochsalz, der manchen Moorbädern eigen ist, sowie bestimmter östrogenwirksamer Stoffe diskutiert.

Moorkurorte gibt es in Deutschland etwa 50. Zu den bekanntesten zählen: Aibling, Bramstedt, Schussenried, Schwartau, Steben, Wurzach, Zwischenahn.

Auch *Schlammbäder* werden eigentlich nur am Gewinnungsort verabfolgt, da der Transport ausreichender Schlammengen und ihre Aufbereitung ähnliche Schwierigkeiten bieten, wie die der Moorbäder. Je nach Fund- und Gewinnungsort haben die Schlamme verschiedene Zusammensetzungen, sie können überwiegend organischer oder auch anorganischer Natur sein. Während manche Schlamme stark schwefelhaltig sind, haben andere eine gering radioaktive Wirkung. Insgesamt aber gelten für die thermischen und mechanischen Wirkungen die gleichen Überlegungen wie bei Moorbädern.

Bekannte Schlammbäder in Deutschland sind u. a.: Abbach (Schwefelschlamm), Eilsen (Schwefelschlamm), Homburg v. d. H. (Tonschlamm), Kreuznach (Tonschlamm), Krumbad (Tonschlamm) und Nenndorf (Schlamm).

Den Schlammbädern nahestehend sind die *Schlickbäder*.

Die bekanntesten von ihnen sind: Büsum, Cuxhaven, Norderney, Westerland, Wilhelmshaven und Wyk auf Föhr.

Indikationen für Moor-, Schlamm- und Schlickbäder: alle chronischen rheumatischen Erkrankungen der Gelenke, Muskeln, Nerven und der Wirbelsäule sowie chronische Frauenleiden.

Kontraindikationen: die akuten und subakuten Formen dieser Erkrankungen. Ferner Schwächezustände, ausgeprägte Herz- und Gefäßerkrankungen (s. Vollbäder S. 128).

Kohlensäurewässer

Kohlendioxidgas hat eine große räumliche Ausdehnung. Die Menge von 1 g Kohlendioxid füllt einen Raum von $500 \, cm^3$ aus. Wenn also eine Kohlensäurequelle in 1 Liter Wasser 1000 mg (1 g) CO_2 enthält (was ihrem Mindestgehalt für die therapeutische Verwendbarkeit entsprechen würde), so wäre das ein Volumenverhältnis von 1:2 ($500 \, cm^3$ Kohlensäure: $1000 \, cm^3$ Wasser). Unter hohem Druck kann jedoch das Wasser ein mehrfaches seines Volumens an Kohlensäure fassen. Die dafür ausreichenden Druckverhältnisse herrschen im

Innern der Erde. An den Austrittstellen der Kohlensäurewässer entfällt jedoch dieser Druck und das freiwerdende Kohlendioxid reißt das Wasser mit in die Luft. Das ist besonders bei warmen Kohlensäurequellen zu beobachten (Thermalsprudel). An einigen Stellen (z. B. Pyrmont) strömt das Kohlendioxid auch in reiner Gasform aus der Erde.

Bekannte Kohlensäurebäder in Deutschland sind: Bocklet, Bodendorf, Breisig, Brückenau, Driburg, Ems, Hönningen, Honnef, Kissingen, Krozingen, Nauheim, Neuenahr, Orb, Pyrmont, Salzschlirf, Schwalbach, Soden/Ts., Steben, Vilbel und Wildungen.

Indikationen: Herzerkrankungen (mit Ausnahme frischer Endokarditis, frischer Infarkte und Dekompensation), Hypertonie (Stad. I–II WHO), periphere arterielle Durchblutungsstörungen.

Radioaktive Wässer

Radiumhaltige Wässer entstammen zumeist dem radiumreichen Eruptivgestein der Erdrinde. *Radon* ist das unmittelbare Folgeprodukt des Radiums. Dementsprechend enthalten radiumsalzhaltige Wässer in der Regel auch Radon. Radon kann allerdings ebenfalls als gasförmiger Stoff direkt von den Wässern aufgenommen werden, so daß Radonquellen nicht unbedingt Radium enthalten müssen.

Das Radon ist Hauptträger der Radioaktivität in natürlichen Quellwässern. Radium ist als Spurenelement nur in Ausnahmefällen stärker vertreten. Radon wird im Bade durch die Haut in den Körper aufgenommen. Die Resorptionsgröße ist allerdings abhängig von der Badetemperatur, von der Hautdurchblutung, und auch davon, ob das Badewasser CO_2-haltig ist. Etwa 5 Stunden nach Beendigung des Bades ist aber das zugeführte Radon wieder aus dem Körper ausgeschieden. Auch Radiumsalze werden von der Haut resorbiert, ihre Ausscheidung dauert jedoch wesentlich länger und ein Teil des Radiums wird im Körper fixiert. Deshalb greift man heute bei der Balneotherapie mit radioaktiven Wässern im wesentlichen auf radonhaltige Quellen zurück. Unter der Radonbehandlung kommt es zu Funktionsänderungen, beispielsweise im Sinne einer Aktivierung der Nebennierenrinde und der Hypophyse. Auch die anregende Wirkung der vom Radon in geringer Menge ausgesandten Alpha-Strahlung auf die blutbildenden Organe kann therapeutisch ausgenutzt werden. Insgesamt gesehen darf davon ausgegangen werden, daß die Radonbehandlung einer unspezifischen Reiztherapie entspricht.

Indikationen: Chronisch entzündliche und degenerative Erkrankungen des rheumatischen Formenkreises, Folgezustände nach Lähmungen, Altersbeschwerden, Arteriosklerose, endokrine und vegetative Regulationsstörungen sowie allergische Erkrankungen.

4. Bäder mit thermischer und mechanischer Wirkung

Im eigentlichen Sinn gehören auch die Luftsprudelbäder in diese Rubrik, doch wurden sie wegen ihrer Verbindung mit Zusatzbädern bereits auf S. 146 besprochen.

Duschenmassage

Man versteht hierunter die gleichzeitige Anwendung einer warmen Strahldusche mit geringem Druck und eine Handmassage. Dabei läßt man den zu behandelnden Körperteil von einem Strahl mit 38 bis 42° C warmem Wasser berieseln, während man zugleich mit beiden Händen massiert. Eventuell kann, soweit möglich, der Patient den Schlauch auch selber halten. Erweist es sich jedoch als notwendig, daß der Masseur den Wasserstrahl regulieren muß, so kann er nur mit einer Hand massieren. Diese Methode eignet sich gut für Teilbehandlungen und bedarf kaum besonderer Einrichtungen.

Eine andere Art der *kombinierten Anwendung von Handmassage und warmer Dusche* wird in einigen Bädern Südfrankreichs und auch Osteuropas ausgeübt. Hierbei ist über einer Badewanne, in der eine Art Massagetisch steht, eine Einrichtung installiert, durch welche der liegende Patient vollständig mit warmen Strahl- oder Regenduschen benetzt werden kann. Während dieser Berieselung wird er vom Masseur mit beiden Händen massiert. Die Methode ermöglicht sowohl Teil- als auch Ganzbehandlungen.

Unterwasserdruckstrahlmassage

Weite Verbreitung hat heute die Unterwasserdruckstrahlmassage gefunden. Sie wird häufig abgekürzt, nicht korrekt, auch als Unterwassermassage bezeichnet. Wir verstehen hierunter die Anwendung eines Druckstrahles von etwa 0,5 bis 2,5 bar. Dieser Druckstrahl wird von einem Pumpenaggregat erzeugt und durch einen Spezialschlauch, der an seinem freien Ende mit einer auswechselbaren Düse versehen ist, gepreßt und unter der Wasseroberfläche gegen den im Bade liegenden Körper gerichtet.

Die therapeutische *Wirkungsbreite* dieser Behandlungsform ist deshalb so groß, weil sich die Muskulatur im indifferenten/mild-warmen Wasser schon weitgehend entspannt. Durch diese Entspannung kann der Druckstrahl tiefer einwirken. So lassen sich bereits bei Anwendungen von geringen Druckwerten (bis zu 1,5 bar) bei entsprechender Düsenauswahl schonende, praktisch schmerzlose Tiefenauflockerungen erreichen. Der geringe, doch immerhin vorhandene hydrostatische Druck wirkt rückstromfördernd und entstauend auf die Körperdecke, wodurch ebenfalls der Widerstand gegen die von außen kommenden mechanischen Einflüsse vermindert wird.

Für die Durchführung der Unterwasserdruckstrahlmassage sind eine *Spezialwanne* mit mindestens 600 Liter Fassungsvermögen, eine Temperiereinrichtung und Druck- und Temperaturmeßanlagen nötig. Eine große Wanne ist deshalb erforderlich, damit der Patient auch wirklich entspannt gelagert werden kann.

Das Pumpenaggregat muß natürlich in der Lage sein, auch bei zunehmendem Wasserdurchfluß einen ausreichenden Druck zu gewährleisten. So sollte es im Nullbereich bei einer Fördermenge von 0 l/min. einen Förderdruck von 40 m WS (Wassersäule), im unteren Bereich bei einer Fördermenge von 150 l/min. einen Förderdruck von 25 mWS und im oberen Bereich auch eine Fördermenge von mindestens 125 l/min. bei einem Förderdruck von 35 mWS gewährleisten.

Die früher bewährten Großwannen aus emailliertem Gußeisen werden heutzutage mehr und mehr durch die *Kunststoffwanne* verdrängt, zumal vielfach die Anlagen als *Kombinationsbäder* zur Abgabe von Unterwasserdruckstrahlmassagen und von hydroelektrischen Bädern (Abb. 48) eingesetzt werden.

Geeignet für die Unterwasserdruckstrahlmassage sind auch *Schmetterlings- oder Flügelbadewannen,* in denen die Behandlung mit Hilfe eines (fahrbaren) Pumpenaggregat durchgeführt wird und die gleichzeitig auch die Behandlung mit Bewegungsübungen gestatten (vergl. Abb. 12).

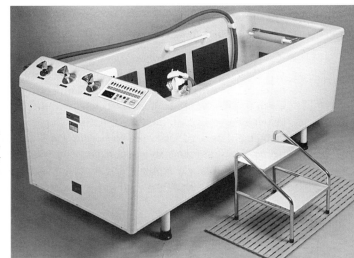

Abb. 48: Kombinationswanne für die Abgabe von hydroelektrischen Vollbädern und für die Durchführung von Unterwasserdruckstrahlmassagen.

Bei der Unterwasserdruckstrahlmassage unterscheidet man verschiedene Verfahren:

Das *Umwälzverfahren,* bei dem das zur Massage benötigte Wasser aus der Wanne angesogen und über den Massageschlauch wieder zurückgepumpt wird. Der Vorteil dieses Verfahrens liegt in der Wasserersparnis. Der Massagestrahl hat selbstverständlich immer die gleiche Temperatur wie das Wasser in der Wanne.

Beim *Zusatzwasserverfahren* kann man dem Umwälzwasser je nach Bedarf kaltes oder warmes Wasser beimischen. Damit ist auch die Temperatur des Druckstrahles je nach Erfordernis regulierbar und kann gegebenenfalls bis auf etwa 50° C erhöht werden. Diese Anwendungsform macht aber den Einbau einer Temperiergabel in die Wanne erforderlich, damit das Wasser in der Wanne, trotz Heißwasserzufuhr über den Massageschlauch, stets auf der Ausgangstemperatur gehalten werden kann. Das ist besonders deshalb erforderlich, damit der Kreislauf des Patienten nicht zu sehr thermisch belastet wird, wenn ausgedehnte Massagen mit hoher Strahltemperatur durchgeführt werden.

Nur wenig angewandt wird das *Saugverfahren,* bei dem anstatt des Pumpendrucks der Pumpensog zu einer Art Massage benutzt wird. In diesem Fall bedient man sich des Wasserweges in umgekehrter Richtung. Die Saugmassage ist im einfachen Umwälzverfahren möglich. Dabei verwendet man Saugglocken, die ähnlich wie Schröpfköpfe gestaltet sind, und die verschiedene Größen aufweisen. Man setzt diese Glocken auf die Haut, der Wasserstrahl saugt die Glocke leer und zieht dadurch die Haut in die Glocke hinein. Mit diesem Verfahren lassen sich örtliche Blutanschoppungen erzeugen. Auch bindegewebige Verspannungen können durch die Saugmassage beeinflußt werden. Besonders im Rahmen der Segmenttherapie wird gern auf dieses Verfahren zurückgegriffen.

Druckregulierung – Applikationswert

Die Dosierung des durch den Wasserstrahl und gegebenenfalls durch die Wärme erzeugten Reizes ist besonders wichtig. Beim Umwälzverfahren ist einer der Reizfaktoren, nämlich die Temperatur, nicht sehr ausgeprägt, zumal wenn wir im indifferenten Bereich arbeiten. Es bleibt aber zumindest der Druck des Wasserstrahles einschließlich der pro Minute ausgeworfenen Wassermenge bei der Dosierung zu berücksichtigen.

Früher richtete man sich ausschließlich nach dem Druck, mit dem das Wasser durch die Düse am Ende des Schlauches gepreßt wurde, und den man am Manometer des Gerätes ablesen konnte. Dieser Druck war variabel. Allerdings bezieht sich der am Manometer ablesbare Druck nur auf die Wassersäule, die sich zwischen Düse und Meßinstrument befindet. Sobald der Wasserstrahl die Düse verläßt, wird er von dem in der Wanne befindlichen Wasser »abgebremst«. Das hat zur Folge, daß der auf den Körper auftreffende Druck nicht mit dem am Manometer angezeigten Druck übereinstimmt, sondern je nach Länge des »Bremsweges« im Wasser (d. h. des Abstandes zwischen Haut und Düse) herabgesetzt wird. Bei einem normalen *Arbeitsabstand* von etwa 10 cm zwischen Düse und Körperdecke erreichen fast nie Drucke von mehr als 1 bar effektiv die Hautoberfläche.

Heute mißt man der Wassermenge, die pro Minute gegen den Körper geschleudert wird, die größere Bedeutung zu. Diese Wassermenge (l/min.) ist regulierbar, und zwar einmal durch die Auswahl verschieden weiter Düsen und zum anderen durch Veränderung des Druckes. Es ist verständlich, daß bei gleichem Druck durch eine weite Düse mehr Wasser pro Minute fließt als durch eine enge. Will man durch eine enge Düse ebensoviel Wasser in der Zeiteinheit strömen lassen wie durch eine weite, so muß der Druck entsprechend erhöht werden.

Um über diese Verhältnisse eine Orientierung zu erhalten, hat man den Begriff des *Applikationswertes* eingeführt. Man berechnet den jeweiligen Applikationswert, indem man Druck (bar) und Wassermenge (l/min.) miteinander multipliziert. Es gibt Tabellen, aus denen man den Applikationswert bei den verschiedenen Druckwerten und Düsenweiten ablesen kann. Zur Erläuterung sei hier aus einer solchen Tabelle ein Beispiel herausgegriffen:

Düsenquerschnitt	$40,0 \, mm^2$	$80,0 \, mm^2$
A-Wert bei 1,0 bar	26,5	46,0
A-Wert bei 1,5 bar	46,0	85,0

Aus diesem Beispiel ist ersichtlich, daß ein Applikationswert von 46 sowohl mit 1,5 bar bei einer 40 mm^2-Düse erreicht werden kann, während man ihn zum anderenmal bei 1,0 bar und eingesetzter 80 mm^2-Düse erreicht. Es wäre aber ein Trugschluß, daraus abzuleiten, daß man nur den Druck entsprechend zu erhöhen brauche, um auch den erwünschten Applikationswert und die erstrebte Massagewirkung zu erzielen. Man kann und darf bei kleinen Düsen den Druck nicht einfach erhöhen, um eine Angleichung an die Applikationswerte zu bekommen. Denn ausschlaggebend ist die unterschiedliche Wirkung der Düsenweiten. Eine enge Düse hat eine mehr punktförmige Massagewirkung, reicht auch mehr in die Tiefe als eine weite, die hingegen ausgesprochen flächig einwirkt (Abb. 49). Überschreitet nämlich bei einer engen Düse der

Druck eine gewisse Höhe, so wird die Massage unangenehm, es entsteht ein stechendes Gefühl, das sich bis zu einem unerträglichem Schmerz steigern kann. Man könnte zwar (theoretisch) mit einer engen Düse eine extreme Tiefenwirkung anstreben, doch ist dieser »Tiefengewinn« oftmals nicht sehr groß, weil durch den stechenden Schmerz, der bei zu hohem Druck entsteht, die Muskulatur in eine der erstrebten Wirkung entgegenlaufende Abwehrspannung gerät. Der spezielle Wert der Unterwasserdruckstrahlmassage, nämlich die Tiefenauflockerung, unterstützt im warmen Wasserbad, würde dabei zum Teil wieder verloren gehen.

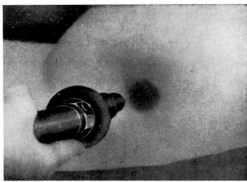

Abb. 49 a–c: Unterschiedliche Massagewirkung verschiedener Düsen und der Harffschen Regendüse:
a) 40er Düse, 3,5 atü
b) 100er Düse, 2 atü
c) Harffsche Regendüse 3 atü.
(Unterwasseraufnahmen der Chirurg. Univ. Klinik Freiburg i. Br.)

a)

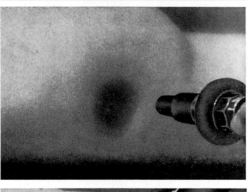

b)

c)

Es wurde schon angedeutet, daß man mit einer weiten Düse eine mehrflächige Massagewirkung, die vom Patienten als angenehm empfunden wird und bei der die Muskulatur sehr entspannt bleibt, erzielen kann.

Aus dem Gesagten geht hervor, daß der rein zahlenmäßig ausgedrückte *Applikationswert* mehr eine *orientierende Bedeutung* hat. Man sollte ihn daher auch nicht überbewerten. Für die Dosierung und somit für den Erfolg der Behandlung ist allein wichtig, wie der Patient den jeweiligen Druck verträgt, wie ihm die Massage bekommt. Dabei darf auch nicht übersehen werden, daß enge Düsen und höhere Druckwerte gelegentlich ihre Bedeutung haben können, etwa wenn es sich um die Behandlung von Myogelosen handelt.

Allgemein wählt man aber, falls keine besondere Anzeige für die Anwendung einer engen Düse spricht, stets eine mittlere bis weite Düse. Als besonders zweckmäßig haben sich Düsen mit einem Durchmesser von etwa 7 bis 11 mm erwiesen. Dabei erhält man die günstigste Strahlwirkung bei einem *Düsen-Hautabstand* von 10 bis 12 cm beziehungsweise Handbreite.

Der Druck an der Haut ist auch dadurch variierbar, daß man – ohne am Aggregat die Einstellung zu verändern – den Arbeitsabstand kleiner oder größer hält, beziehungsweise den *Einstrahlwinkel* verkleinert.

Hat man besonders empfindliche Körperstellen zu massieren, so kann man sich eines *Brausekopfes* (z. B. der HARFF'schen Regendüse) bedienen. Dieser bremst den Wasserdruck erheblich ab und verteilt ihn auf eine größere Fläche. Eine weitere Möglichkeit, den Druck zu mildern, ergibt sich durch *Beimischung von Luft*. Dadurch wird eine Art Sprudelwirkung erzielt. Besonders konstruierte Ansatzstücke erzeugen einen rhythmisch pulsierenden Wasserstrahl, mit dem eine *Vibrationswirkung* erreicht wird. Alle diese Einrichtungen ermöglichen einen weiten Dosierungsspielraum und lassen eine große Indikationsbreite der Anwendung zu.

Die Unterwasserdruckstrahlmassage eignet sich sowohl für lokale, als auch für allgemeine Behandlungen. Wichtig ist in jedem Fall die *maximale Entspannungslage* des Patienten, vor allem aber des zu behandelnden Körperabschnittes. Dabei leistet eine gute *Nackenstütze* wertvolle Dienste. Bei kleineren Personen muß man zusätzlich noch eine *Fußstütze* in die Wanne geben. Weitere Lagerungshilfen werden durch Einhängen von Gurten oder durch Auftriebskörper gegeben.

Es ist zweckmäßig, nicht sofort nachdem man den Patienten gelagert hat, mit der Durchführung der Massage zu beginnen. Empfehlenswert ist eine *Anpassungszeit* von ca. 5 Minuten, die dem Körper Gelegenheit geben soll, sich an die veränderten Verhältnisse im Wasser mit voller Ausprägung der gewünschten Reaktion zu gewöhnen. Das ist einmal der rückstromfördernde hydrostatische Druck. Weiterhin führt auch die Auftriebskraft des Wassers zu einer

Tonusminderung der Muskulatur. Sie wird dabei unterstützt durch die Wasserwärme.

Durch diese Anpassung wird eine Reihe von Widerständen gegen die nachfolgende Massage bereits verringert oder aufgehoben.

Die Hinweise für die technische Durchführung der Massage können nur allgemein gehalten werden, denn die unterschiedlichen Verfahren (Umwälz-, Zusatzwasser- und Saugverfahren) sowie die Benutzung verschiedener Düsen und der jeweilige Befund ermöglichen eine elastische Anpassung in der Massagetechnik.

Deshalb ist der im folgenden beschriebene *Behandlungsaufbau* nur als allgemein orientierender Anhalt zu betrachten. Es sind Abweichungen von diesem Aufbau in unterschiedlichster Weise möglich, um den optimalen Erfolg der Behandlung zu gewährleisten.

Eine *Allgemeinbehandlung* im Sinne einer Ganzheitsmassage mit weiter Düse und geringem Druck aktiviert den Kreislauf und Lymphstrom. Sie kann bei Vorliegen entsprechender vegetativ-funktioneller Durchblutungsstörungen, aber durchaus auch als alleinige Maßnahme genügen. Sie wird gleichfalls dann, wenn eine spezielle Indikation gegeben ist, stets als entstauende Einleitung der Unterwasserdruckstrahlmassage eingesetzt.

Bei der allgemeinen Behandlung massiert man zunächst die Körperdecke und die Muskeln der Gliedmaßen von vorne. Man beginnt gewöhnlich an den unteren Extremitäten und geht in der Regel von den Füßen her zentripetal aufsteigend mit teils streichender, teils rotierender Strahlführung vor. Knochenkanten, Krampfadern und sonstige besonders empfindliche Stellen werden dabei schonend umgangen. Die oberen Gliedmaßen massiert man in ähnlicher Weise von den Händen aus beginnend und zu den Schultern aufsteigend, wobei man die Ellenbeugen und den Verlauf der Nervenstränge entweder ausläßt oder nur mit ganz geringem Druck behandelt.

Eine von dieser Regel abweichende Methode, die im Prinzip dem Vorgehen bei der manuellen Lymphdrainage folgt, besteht darin, daß man zuerst die proximalen Muskeln im Bereich von Oberschenkel beziehungsweise Oberarm massiert, um bessere Voraussetzungen für den venösen und lymphatischen Abfluß zu schaffen. Erst danach wird die Massage der Unterschenkel und der Füße oder der Unterarme und der Hände durchgeführt. Aber auch hier ist die Strahlführung stets zentripetal gerichtet.

Im Anschluß an die Extremitäten folgt eine leichte Massage des Bauches, indem man den Verlauf des Dickdarms mit dem zirkulierenden Wasserstrahl nachfährt und abschließend vom Nabel ausgehend mit spiralförmigen Massagestrichen im Sinne der Uhrzeigerbewegung den Dünndarm auszustreichen trachtet.

172

Den großen Brustmuskel massiert man ebenfalls mit zirkulierender Strahlführung, wobei man vom Brustbein ausgehend etwa dem Verlauf der Zwischenrippenräume folgt. Bei Frauen ist die Brustdrüse einschließlich ihres Fettkörpers auszulassen.

Die Rückseite des Körpers beginnt man wieder mit der Beinmassage. Auch hierbei kann man wahlweise an den Füßen beginnen und dann über Unterschenkel, Oberschenkel, Gesäß aufsteigen oder, wie oben beschrieben, zunächst die proximalen Muskeln vorbehandeln. Die Kniekehle wird zumeist ausgelassen oder nur ganz weich ausgestrichen. Gesäß- und Rückenmuskeln massiert man mit kreisender Strahlführung, und zwar die der rechten Seite rechts herum, die der linken Seite links herum. Die langen Rückenstrecker werden mit kopfwärts gerichteten Längsstrichen und die lateralen Abschnitte in der Richtung des Rippenverlaufes behandelt. Dabei wird der Massagestrahl niemals direkt gegen die Dornfortsätze der Wirbelsäule gerichtet.

Die Allgemeinmassage dauert, nach der Anpassungszeit von ca. 5 Minuten, insgesamt etwa 20 Minuten. Eine mindestens halbstündige Nachruhe ist erforderlich.

Die *Wirkungen der Allgemeinbehandlung* auf Kreislauf und Atmung sind denen eines temperaturansteigenden Vollbades vergleichbar: es kommt zur Abnahme des peripheren Gefäßwiderstandes, zur Senkung des Blutdruckes mit einer Vergrößerung der Amplitude durch Abnahme des diastolischen Druckes, darüber hinaus zu einer Steigerung der Puls- und der Atemfrequenz sowie des Schlagvolumens. Die nachhaltige Beeinflussung der nervalen Elemente der Körperdecke führt zu Reaktionen im Sinne einer vegetativen Gesamtumschaltung in Richtung zur Vagotonie.

Zu den *speziellen Indikationen* der Unterdruckstrahlmassage zählen insbesondere schmerzhafte Muskelveränderungen, Kontrakturen, Paresen, funktionelle und organische Durchblutungsstörungen, verschiedene Hauterkrankungen und auch Funktionsstörungen innerer Organe.

Bei *Ischialgie und Lumbago* massiert man nicht nur das befallene Bein, sondern auch die dazugehörige Hüft- und Lendenmuskulatur, wobei man die nichtbefallene Seite zuerst behandelt.

Brachialgien erfordern sinngemäß ein Durcharbeiten der Schulter- und Nackenmuskulatur, wobei aber die Austrittstellen der Nervenwurzeln ausgelassen werden müssen.

Hat man während der Massage den heißen Strahl benutzt, so ist eine kurze, erfrischende Abkühlung mit Wasser unterhalb der Indifferenztemperatur, möglichst mit einer weich und flächenhaft arbeitenden Dusche, angezeigt.

Bei *Kontrakturen* ist die Ursache zu berücksichtigen. Beispielsweise massiert man bei Narbenkontrakturen vorwiegend die Narbe und deren engere Umgebung, gegebenenfalls mit einer engen Düse oder einem verringerten Arbeitsabstand. Bei Gelenkkontrakturen wird der Gelenkspalt selber ausgelassen und nur die das Gelenk umgebenden Weichteile, vor allem die Muskelansätze und die Umschlagstellen der Gelenkkapsel sowie die nach proximal und distal ziehenden Muskeln sorgfältig behandelt.

Myogelosen massiert man mit enger Düse und größerem Druck sowie möglichst mit heißem Strahl. Dabei tastet man mit den Fingerspitzen der freien Hand vor dem Massagestrahl her, um zu kontrollieren, ob man wirklich auch die Myogelose bearbeitet.

Ein örtlicher muskulärer *Hartspann* dagegen sollte nicht mit enger Düse und auch nicht mit zu hohem Druck, sondern mehr mit weichem Strahl, d. h. mit weiter Düse, gegebenenfalls mit Vibration und Luftbeimischung und etwas höherer Temperatur angegangen werden.

Schlaffe, hypotone Muskeln, wie sie beispielsweise nach langer Inaktivität, etwa durch ruhigstellende Gipsverbände anzutreffen sind, werden, soweit nicht besondere Anzeichen dagegen sprechen, mehr mit einem härteren Strahl massiert. Der Reiz soll so gestaltet sein, daß der Muskeltonus angeregt wird.

Aber ähnlich wie bei hypotonen Muskeln hängt es bei *schlaffen Lähmungen* von der Ursache, dem Reizzustand, der Lokalisation und dem Grad der Atrophie ab, ob man weicher oder härter arbeiten muß. So wird man Lähmungen, die nach Nervenentzündungen auftreten, zumeist weich behandeln. Gleiches gilt für *hochgradige* Atrophien. Dadurch soll eine mögliche Reizung der unter dem atrophierten Muskel liegenden Knochenhaut vermieden werden. Selbstverständlich sollte man atrophierte Muskeln, die über empfindlichen Weichteilen liegen, ebenfalls nur mit weichem, flächigem Strahl massieren.

Schlaff gelähmte Muskeln weisen neben der Tonusveränderung eine herabgesetzte Erregbarkeit auf. Es ist nicht zweckmäßig, sie allzu lange im warmen Wasser zu belassen. Ist aber mit einer längeren Massagedauer zu rechnen, so gibt man nach vorausgegangenem heißen Strahl wechselweise einen kalten dazwischen. Der Wechsel von kurz – heiß und kurz – kalt hat einen günstigen Einfluß auf den Tonus und auf die Erregbarkeit der Muskeln. Entsprechende Behandlungen schließt man möglichst mit einem kalten Strahl ab.

Muskeln, die einen erhöhten Tonus im Sinne eines *Spasmus* oder *Rigor* aufweisen, erfordern eine weiche, auflockernde Massage. Bei diesen Veränderungen ist es nicht günstig, einen Wechsel von heiß und kalt zwischenzuschalten. Empfehlenswert ist dagegen eine wechselweise eingeschaltete Luftbeimischung oder Vibration.

Zustände nach *Muskel- und Bänderzerrungen,* nach *Prellungen, Verstauchungen* etc. massiert man ebenfalls nur mit weichem Strahl und geringem Druck.

Bei Blutergüssen und Schwellungen werden vor allem die proximal gelegenen

Muskeln behandelt, um günstige Voraussetzungen für Resorption und Abtransport der Infiltrate zu schaffen.

Bei *Arthrosen* oder anderen Gelenkeinschränkungen ist die Massage mit weiten Düsen und geringem Druck angezeigt. Es wird vor allem die Umgebung der Gelenke behandelt, wobei man – je nach Kreislaufverträglichkeit – möglichst mit heißem Strahl einwirkt.

Patienten mit *M. Bechterew* im subakuten oder chronischen Zustand benötigen eine besonders sorgfältige Lagerung in der Wanne. Man massiert zunächst mit weichem Strahl von mild-warmer Temperatur um dann später im Rückenbereich, bei guter Verträglichkeit auch zu höheren Drucken, engerer Düse oder zusätzlicher Heißdusche überzugehen.

Bei *chronischer Obstipation* werden – analog zur Bindegewebsmassage – die Lenden-Kreuzbeingegend, aber auch die Gesäßmuskeln, der Tractus iliotibialis und die Innenseite der Oberschenkel (abgeschwächt) massiert. Die Lenden-Kreuzbeingegend spricht besonders gut auf Saugmassage an. Weiterhin massiert man den Bauch mit weichem Strahl und geringem Druck. Dabei ist die Verwendung einer Vibrationsdüse besonders empfehlenswert. Die Massage des Abdomens gehört wegen ihrer notwendigerweise sehr subtilen Dosierung ausschließlich in die Hand eines erfahrenen Behandlers, denn wahllos ausgeführt, kann sie eher Schaden, als Nutzen bringen.

Bei subakuten bis chronischen *Erkrankungen der Gallenblase* wird durch eine segmentale Behandlung der Leber-Gallen-Zone nachweisbar der Gallenfluß angeregt.

Funktionelle Blutverteilungsstörungen, Neigung zu kalten Füßen und Frostbeulen, Zustände nach Erfrierungen, Akrozyanose, d. h. also das Gros der vegetativen Fehlsteuerungen, spricht gut auf eine mehr allgemein gehaltene, kreislaufanregende, oberflächliche Unterwasserdruckstrahlmassage an, die den ganzen Körper von peripher her in die Behandlung einbezieht, die aber im Bedarfsfall auch durch kräftige, lokal eingesetzte Anwendungen ergänzt werden kann.

Bei *arteriellen peripheren Durchblutungsstörungen* ohne Gangrän und ohne Ruheschmerz wird die erkrankte Extremität zunächst nicht direkt behandelt, sondern man beginnt zweckmäßigerweise mit einer oberflächlichen Ganzmassage unter Auslassung des kranken Beines mit anschließender tiefgreifender Durcharbeitung der Gesäß- und Lendenmuskulatur sowie der gesunden kontralateralen Extremität. Über die konsensuelle Reaktion und durch die reflektorische Beeinflussung der arteriellen Gefäßzone der Beine kommt es auch bei diesem Vorgehen zu einer deutlichen Linderung der Beschwerden.

Bei Vorliegen eines *Ulcus cruris* kann nach einer Serie von entstauenden Allgemeinanwendungen unter Auslassung des erkrankten Unterschenkels später auch dazu übergegangen werden, das Ulcus selbst zu behandeln, allerdings mehr im Sinne eines oberflächlichen »Überflutens«.

Nach Abheilung von ausgedehnten *Ekzemen* ist die Haut in ihrem Gesamtstoffwechsel noch erheblich gestört. Eine milde, anfangs sogar nur mit der Regendüse ausgeführte Allgemeinbehandlung, eventuell auch unter Luftbeimischung, kann diese Stoffwechselstörung günstig beeinflussen.

Bei der *Psoriasis vulgaris* dürfen schon kräftigere Reize zur Anwendung kommen. Man setzt deshalb stärkere Drucke bei der Unterwasserdruckstrahlmassage als unterstützende Behandlung dieser Erkrankung ein, schaltet häufig auch noch einen Heißstrahl dazu.

Bei der zirkumskripten *Sklerodermie* wird nach anfänglicher oberflächlicher Ganzmassage auf kräftige, die erkrankten Bereiche nicht nur dehnende, sondern auch die Verschiebeschichten lockernde sowie die Trophik der tiefergelegenen Gewebe verbessernde Anwendungen übergegangen.

Wirbelbäder

Sie sind gewissermaßen eine Variante der Unterwasserdruckstrahlmassage. Die Anwendungen werden entweder als Teil- oder als Großwannenbäder *(Whirl-Pool-Bath)* durchgeführt (Abb. 50). Auch bei dieser Anwendung wird das Wasser aus der Wanne angesogen und unter Wasser mit Luftbeimengung über eine Düse wieder ausgepreßt. Dieser starre Wasserstrahl setzt das Wasser in der Teil- oder Großwanne in Bewegung. Die zu behandelnden Extremitätenabschnitte oder der ganze Körper werden der leicht vibrierenden Strömung ausgesetzt.

Wegen der ausgesprochen entstauenden und den Rückstrom befördernden Wirkung werden Wirbelbäder – vorwiegend als Teilanwendung – gern vor

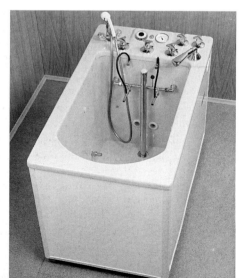

Abb. 50: Wirbelbad mit festen und verstellbaren Düsen und variablem Druck.

einer nachfolgenden Übungsbehandlung wegen funktionseinschränkender Verletzungsfolgen eingesetzt.

In Großwannen werden überwiegend warme bis heiße Wirbelbäder abgegeben. Häufig gestatten diese Einrichtungen den gleichzeitigen Aufenthalt mehrerer Personen in der Wanne. Derartige Anlagen sind aber nicht unter dem Gesichtspunkt Therapieeinrichtung zu sehen, auch wenn nicht bestritten werden soll, daß der vibrierende Wasserstrahl und das warme bis heiße Wasser zu einer gewissen Muskeldetonisierung beitragen können.

Bürstenbad

Es wird eingesetzt bei vegetativen Regulationsstörungen, Blutunterdruck, zur Verbesserung der Hautdurchblutung und des peripheren Kreislaufs.

Durchführung: Der Patient steigt in die halb gefüllte Wanne, taucht kurz einmal bis zum Hals unter und setzt sich dann leicht nach vorn gebeugt hin. Zuerst werden ihm Rücken und Flanken mit einer nassen, nicht zu harten Bürste in langen, regelmäßigen Strichen gebürstet, bis eine gleichmäßige Hautrötung auftritt (Abb. 51). Dann legt sich der Patient zurück und man bürstet ihm unter Wasser die Extremitäten, Brust und Bauch ebenfalls mit ruhigen, langen Strichen.

Die *Wassertemperatur* soll anfangs 34–35° C betragen. Nach der Bürstung kann die Temperatur durch Zugabe kalten Wassers um 4–5° C gesenkt werden. Zum Abschluß des Bades bürstet man den Patienten nochmals in der beschriebenen Reihenfolge und entläßt ihn aus dem Bade.

Die *Gesamtdauer* der Anwendung beträgt 5–10 Minuten. Nach dem Bad begibt sich der Patient je nach Verordnung in ein vorgewärmtes Bett oder trocknet sich ab, kleidet sich an und führt leichte Bewegungsübungen durch.

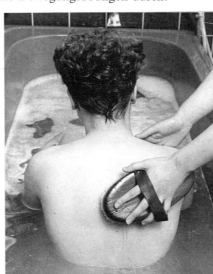

Abb. 51: Bürstenbad.

Kontraindikationen sind entzündliche oder atrophische Hautveränderungen, dekompensierte Herz-Kreislaufregulation.

5. Spezielle Bäder / Besondere Badeformen

Subaquales Darmbad

Die besondere Konstruktion dieser, abgekürzt auch als »*Sudabad*« bezeichneten Anwendung, ermöglicht eine gründliche und geruchfreie Darmspülung (Abb. 52). Der Patient sitzt dabei in einem Wannenbad und stemmt die Füße gegen einen Wannenverkürzer, der je nach Körpergröße eingestellt wird. Durch ein dünnes Gummidarmrohr fließt aus einem Irrigatorgefäß warmes Wasser (dem auch gegebenenfalls etwas Kochsalz oder Kamillenauszug beigegeben werden kann, etwa je 30 g auf 20 l Wasser) in den Dickdarm. Das wieder ausgepreßte Wasser wandert zusammen mit dem Kot durch ein anderes dickeres Rohr in einen Behälter, der in den Wannenabfluß gesteckt wird. In das dicke Abflußrohr ist ein Zwischenstück aus Plexiglas eingeschaltet, so daß man die Kotausscheidung beobachten kann. Mit Hilfe des subaqualen Darmbades lassen sich – je nach Notwendigkeit – innerhalb einer Dreiviertelstunde etwa 20 bis 30 Liter Wasser nacheinander irrigieren. Der Einlauf und der Abfluß erfolgen im Wechsel. Jedesmal, wenn der Darm einen gewissen Füllungsgrad erreicht hat, erträgt der Patient für kurze Zeit das Druckgefühl, atmet einige Male tief durch und preßt dann den Darminhalt aus eigener Kraft wieder aus. Für solche Kranke, die nicht genügend Kraft zum Pressen haben, ist das Gerät mit einer Absaugmöglichkeit versehen, welche das Entleeren des Darmes erleichtert.

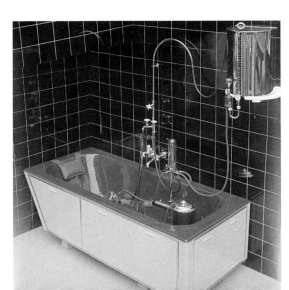

Abb. 52: Subaquales Darmbad.

Durchführung:
Zunächst füllt man das Irrigatorgefäß mit 20 bis 30 Liter Wasser von 38–39° C. Gegebenenfalls löst man darin 30 g Kochsalz oder gibt ebensoviel Kamillenauszug hinzu. Dann bereitet man die Wanne vor und schließt alle Einzelteile der Sudabad-Einrichtung an. Das Wasser in der Wanne wird auf 36 bis 37° C temperiert. Dem Kranken legt man einen Hüftgürtel um, an dem die Verbindungsgurte zu einem »Sattel« befestigt werden. Dann fettet man das bereits mit dem »Sattel« verbundene Darmrohr ein und führt es vorsichtig so in den Darm ein, daß der Patient fest auf dem »Sattel« aufsitzt. Jetzt läßt man den Patienten in die Wanne steigen und eine mehr sitzende Position einnehmen. Daraufhin befestigt man die Zu- und Abflußrohre am »Sattel« und pumpt das Sattelkissen auf. Damit wird der Innenraum des »Sattels« gegenüber dem Badewasser abgedichtet.

Wenn alle Anschlüsse ordnungsgemäß befestigt sind, überprüft man nochmals, ob der Patient auch entspannt in der Wanne sitzen kann. Erst dann öffnet man den Zufluß vom Irrigator und läßt sehr langsam Wasser aus diesem Gefäß in den Darm einlaufen. Je nach Darmfüllung, aber auch je nach Zustand des Patienten kann zunächst ½–1 Liter Flüssigkeit in den Darm eingeführt werden. Gibt der Patient ein unangenehmes Spannungsgefühl im Leib an, das sich auch nicht durch einige tiefe Atemzüge lindern läßt, so fordert man ihn auf, dieses Druckgefühl eine kurze Zeit auszuhalten und dann den Darm durch Pressen zu entleeren. Gelingt das spontane Abpressen nicht sogleich, so wird man mit Absaugen nachhelfen. Dieser Vorgang ist aber nur zur Unterstützung des Kranken gedacht. Sobald wie möglich muß er die Darmentleerung aus eigener Kraft bewerkstelligen. Meist hat der Patient nach zwei- bis dreimaligem Wechsel selbst gelernt, diese spontan durchzuführen. Füllung und Leerung des Darmes erfolgen nun in gleichmäßigem Wechsel. Häufig nimmt die tolerierte Wassermenge dabei zu. Gewöhnlich wird so lange gewechselt, bis kein Kot mehr im Glasteil des Abflußrohres beim Abpressen zu sehen ist. Dann kann das Sudabad beendet werden.

Neben der reinen Darmauswaschung ist aber noch zu berücksichtigen, daß das warme Badewasser *spasmolytisch* auf verkrampfte Eingeweidehohlorgane wirkt, daß ein erheblicher Anteil der in den Darm eingeführten Flüssigkeit resorbiert und *über die Nieren* wieder ausgeschieden wird, und daß die Anwendung erheblich *peristaltikanregend* wirkt.

Indikationen: Tiefsitzende Harnleitersteine (deren Abgang durch das Sudabad gefördert wird), chronische Obstipation (allerdings nicht als Dauerbehandlung, sondern nur zur Einleitung einer umfassenderen Therapie mit Diätumstellung, Bewegungsbehandlung, reflektorisch wirkenden Massagen etc.), chronische Vergiftungen (z. B. durch bromhaltige Schlafmittel).

Kontraindikationen: Erkrankungen des Darmes, besonders solche, die mit einer Schädigung der Darmwand verbunden sind, fieberhafte und infektiöse Erkrankungen, Hypertonie (Stad. IV WHO), hochgradige Koronarinsuffizienz, Herzinsuffizienz (Stad. III und IV NYHA), Ausscheidungsstörungen der Nieren, Prostatahypertrophie.

Hydroelektrische Bäder

Bei hydroelektrischen Bädern nutzt man die Leitfähigkeit des gewöhnlichen Wassers für den elektrischen Strom aus. Durch Anschließen der beiden Pole (Anode/Kathode) wird das Wasser in der Badewanne zu einer dem Körper völlig gleichmäßig und großflächig anliegenden Elektrode, die gleichzeitig die Gefahr von Verätzungen ausschließt, wie sie etwa an Metallelektroden bei weniger sorgfältiger Handhabung durchaus möglich ist.

Mit hydroelektrischen Bädern gelingt es, den Körper oder Körperteile mit therapeutisch wirkenden Stromformen zu durchfließen, mit Hilfe dieses Stromes ggf. bestimmte Arzneistoffe durch die Haut in den Körper einzuschleusen (Iontophorese) und gleichzeitig die physikalischen, insbesondere die thermischen Wirkungen eines Teil- oder Vollbades zum Einsatz zu bringen.

Hydroelektrische Bäder sind angezeigt bei Erkrankungen des peripheren Nervensystems, bedingt auch bei solchen des zentralen Nervensystems, bei Durchblutungsstörungen verschiedener Art sowie bei schmerzhaften rheumatischen Erkrankungen, wie etwa Lumbalgien oder M. Bechterew.

Da an solchen Stellen, an denen eine nicht intakte Haut dem Eindringen des Stromes einen geringeren Widerstand entgegensetzt, ein unangenehmes Brennen auftritt, empfiehlt es sich, Hautdefekte mit einer fetthaltigen Salbe (Borsalbe, weiße Vaseline) abzudecken.

Die bekanntesten hydroelektrischen Bäder sind das Vierzellenbad und das unter dem Namen Stangerbad bekannte hydroelektrische Vollbad.

Vierzellenbad

Die von SCHNEE eingeführte Anwendung besteht aus 4 Teilbadwannen, nämlich 2 Arm- und 2 Fußwannen sowie einem Behandlungsstuhl (Abb. 53). Jede Wanne besitzt eine (gegebenenfalls auch 2) Elektroden mit entsprechenden Zuleitungen. Die Armwannen stehen auf schwenkbaren und in der Höhe verstellbaren Ständern, die Unterschenkelwannen sind gewöhnlich fest montiert auf einem Bodenbrett oder mit der Schalteinrichtung verbunden. Die früher üblichen Porzellanwannen sind heute durchweg durch Kunststoffwannen ersetzt.

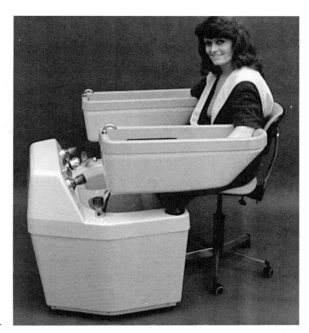

Abb. 53: Vierzellenbad.

In der Schaltanlage mit Installationspult wird der Wechselstrom in einen *galvanischen* Strom umgewandelt. Das Gerät selbst arbeitet mit 24 Volt Gleichstrom. Durch eingebaute elektrische Verriegelungen sind Fehlschaltungen ausgeschlossen. Der Einstellbereich für die Stromstärke bei Vierzellenbädern bewegt sich zwischen 0 und 100 mA.

Die Zuleitung des Stromes wird heutzutage meist über Drucktastenschalter vorgenommen. Dabei ist ein beliebiges Verteilen der Pole auf die einzelnen Wannen und damit auch auf die eingebrachten Extremitäten möglich. So können beispielsweise beide Arme auf »Plus«, beide Beine auf »Minus« oder umgekehrt geschaltet werden. Im Bedarfsfall können auch 3 Extremitäten auf »Plus« und eine auf »Minus« geschaltet werden. Insgesamt sind ca. 50 verschiedene Schalt- und Durchströmungsmöglichkeiten gegeben.

In Teilwannen, die mit 2 Elektroden ausgestattet sind, können auch galvanische Einzelbäder durchgeführt werden.

Wassertemperatur: Sie beträgt im allgemeinen 36–37°C. Liegen arterielle Durchblutungsstörungen vor, ist es vorteilhafter sich nach der Hauttemperatur der befallenen Extremität zu richten. Der Unterschied zwischen Wasser- und Hauttemperatur soll dabei nicht zu groß sein. Deshalb beginnt man in solchen Fällen wenige Grade über der Hauttemperatur, läßt allmählich warmes Wasser zufließen, um die Wassertemperatur zu erhöhen und schaltet erst dann, wenn diese den Indifferenzbereich überschritten hat, den Strom ein.

Durchführung: Zunächst werden die Teilbadewannen mit dem temperierten Wasser etwa dreiviertel angefüllt. Der Stromregler muß auf »0« stehen. Der Patient entkleidet sich nur so weit wie nötig. Dann gibt er die zu behandelnden Unterschenkel und Unterarme in die Wannen. Erst jetzt wird die Stromflußrichtung, d. h. die Verteilung der »Plus-« und »Minus«-Pole eingestellt und danach der Strom eingeschaltet. Die Stromstärke wird jetzt langsam, einschleichend, verstärkt, bis der Patient ein noch gut erträgliches Prickeln auf der Haut verspürt (bei lokalisiertem Brenngefühl an Hautdefekten wird diese Stelle mit Vaseline oder Borsalbe abgedeckt).

Dosierung: Bei *neuralgischen und myalgischen Beschwerden,* bei Schmerzen auf der Basis degenerativer Gelenk- und Wirbelsäulenveränderungen temperiert man das Wasser auf 36–37° C, schaltet den erkrankten Körperteil an die Anode und schleicht langsam bis auf 10, eventuell auch 20 mA hinauf. Für die Dauer der Durchströmung genügen 10–20 Minuten.

Soll bei *schlaffen Lähmungen* die Erregbarkeit im Nerv-Muskel-System gesteigert werden, so polt man die erkrankte Extremität auf »Minus« (Kathode), temperiert das Wasser auf etwa 35° C und geht mit der Stromstärke bis an die Erträglichkeitsgrenze, zumeist aber nicht über 40 mA hinaus. Wassertemperaturen über 36° C sollten in diesen Fällen vermieden werden, weil das warme Wasser bei längerer Badedauer den Tonus und die Erregbarkeit mindert, also im unerwünschten Sinne wirkt. Die Behandlungszeit beträgt 15–20 Minuten.

Funktionelle Durchblutungsstörungen, ständig kalte Füße, Frostschäden, werden in einem auf 37 bis 38° C temperierten Vierzellenbad behandelt mit Stromstärken zwischen 20 und 30 mA bei einer Behandlungsdauer von 10–15 Minuten. Dabei ist die Polung beliebig. Sie kann auch wechselweise angewandt werden (z. B. 5–7 Minuten Anode, 5–7 Minuten Kathode). Vor dem Umpolen muß aber stets mit der Stromstärke auf »0« mA heruntergegangen werden. Moderne Apparate gestatten ein Umpolen erst, wenn kein Stromfluß mehr gegeben ist.

Arterielle Durchblutungsstörungen, z. B. auf dem Boden einer ausgeprägten Arteriosklerose, erfordern eine vorsichtige Anpassung der Wassertemperatur. Günstig ist ein Beginn mit etwa 34° C und ein Anstieg der Wassertemperatur im Sinne der temperaturansteigenden Teilbäder (s. S. 122 ff.). Die Polung ist hierbei ohne Bedeutung. Die Stromstärke soll im allgemeinen 10 mA nicht überschreiten, weil bei diesen Erkrankungen nicht selten auch Sensibilitätsstörungen bestehen. Die Durchströmungsdauer beträgt 5–10 Minuten.

Die Möglichkeit der Durchführung einer *Iontophorese* im Vierzellenbad kann an dieser Stelle nur angeschnitten werden. Die Histamin-Iontophorese (Histaminlösung oder histaminhaltige Präparate) wirkt erweiternd auf Hautgefäße und begünstigt die Durchlässigkeit der Haut, der Gefäßwand und der Zellmembran. Narbige Verwachsungen sprechen günstig auf eine Jod-Iontophorese (mit Kalium jodatum) an. Der Zusatz von Natrium salizylicum und die natürlichen Badewässer von Tölz, Kreuznach sowie Meerwasser wirken im Vierzellenbad günstig bei rheumatischen Beschwerden.

Die Wahl des jeweiligen Pols ist für die Iontophoresebehandlung entscheidend. Als Grundregel gilt: Stoffe mit überwiegend positiven Ionen wandern zur Kathode und werden deshalb an der Anode angelegt, Stoffe mit überwiegend negativen Ionen wandern zur Anode und werden an der Kathode plaziert. Positive Ionen (Kationen) sind: Wasserstoff, die Metalle, metallartige Radikale und die Alkaloide. Negative (Anionen) sind: die Halogene Chlor, Brom, Jod, die OH-Gruppe und die Säurereste (NO_3). Für die erwähnten Mittel bedeutet das, daß man Histamin an den positiven Pol, Jod-Kali und Natrium salicylicum an den negativen Pol anschließt.

Die *Wassertemperatur* und die Durchströmungszeiten sind die gleichen wie bei Vierzellenbädern üblich.

Hydroelektrisches Vollbad

Seit der Entdeckung von GRAY (1720), daß der menschliche Körper die Elektrizität zu leiten vermag und seit der Beobachtung von GALVANI (1786) über die Reizbarkeit eines Nerv-Muskelpräparates durch einen Stromimpuls war man bemüht, elektrische Energie auch in der Heilkunde einzusetzen. 1803 berichtet SCHREGER über ein galvanisches Bad, bei welchem der eine Pol sich in dem salzhaltigen Badewasser befindet, der andere mit dem Körper des Patienten in Verbindung gebracht wird. Lange Zeit waren solche monopolaren elektrischen Bäder in Gebrauch. J. und H. STANGER beobachteten, daß sich die Effekte des galvanischen Stromes noch steigern ließen, wenn das Bad mit einem gerbstoffhaltigen Wasser zubereitet wurde.

Die Wannen für hydroelektrische Bäder müssen aus einem isolierenden Material bestehen. Früher verwandte man solche aus Holz oder aus Fayence, heutzutage sind die Wannen durchweg aus glasfaserverstärktem Kunststoff. Die den Strom zuführenden *Elektroden* sind an der Innenseite der Wanne angeordnet (vergl. Abb. 48). Sie sind entweder dauerhaft befestigt oder abnehmbar und bestehen aus großen Metall- oder Graphitplatten. Darüber hinaus können noch weitere Elektroden im Bad eingesetzt werden. Sie sind aber, um eine direkte Berührung des Patienten zu vermeiden, mit durchlöcherten Kunststoffüberzügen versehen. Bei verschiedenen Einrichtungen besteht ferner die Möglichkeit einen Pol mit einer Spezialbürste zu verbinden, mit welcher im Wasser die zu behandelnden Körperpartien bestrichen werden.

Von einem Schaltpult aus, das mit einem übersichtlichen und leicht verständlichen Schaltschema versehen ist, kann man den galvanischen Strom wahlweise den einzelnen Elektroden zuleiten und den Körper praktisch in allen Richtungen durchströmen. Da sich der Stromfluß über die gesamte Körperoberfläche verteilt, können im hydroelektrischen Vollbad deutlich größere Stromstärken als im Vierzellenbad zur Anwendung kommen. In Abhängigkeit von der *Wasserhärte* werden gewöhnlich Stromstärken zwischen 200 und 600 mA angewendet, wenngleich am Gerät maximale Stromstärken bis zu 2500 oder 3000 mA eingestellt werden könnten. Da das Wasser ein besserer Leiter als der Körper ist, fließen etwa ⅔ des Stromes am Körper vorbei. Lediglich ⅓ überwindet den Hautwiderstand und kann im Körper seine Wirkung entfalten. Das hydroelektrische Vollbad (Stangerbad) bietet nicht nur hinsichtlich der Wassertemperatur, sondern auch bezüglich des Stromverlaufs und der Stromstärke einen großen Dosierungsspielraum und gestattet eine fein abgestufte Anpassung an die jeweiligen Indikationen und die unterschiedlichen Reizzustände.

Mittels Wärmeleitzahlmessungen konnte nachgewiesen werden, daß unter einer Gleichstromdurchflutung in der Haut eine *Mehrdurchblutung* von 500% ausgelöst werden kann, und daß auch in der tiefer gelegenen Muskulatur noch eine Mehrdurchblutung von 300% auftritt.

Vielfach werden Zusätze zum hydroelektrischen Vollbad gegeben. Zumeist handelt es sich um gerbstoffhaltige Präparate, andererseits sind auch speziell für diesen Zweck angebotene Salze im Handel. Diese Zusätze dienen nicht dazu, die Leitfähigkeit des Badewassers zu verbessern. Das würde zu einer weiteren Minderung des die Haut durchdringenden Stromanteiles führen. Vielmehr ist das Ziel, mit diesen Zusätzen eine vermehrte Hautreizung herbeizuführen und damit den Hautwiderstand zu verringern.

Durchführung: Zunächst wird die Wanne mit dem entsprechend temperierten Wasser gefüllt. Bei neuritisch gefärbten Schmerzzuständen wird man die Temperatur auf 35–36° C einstellen, bei chronisch entzündlichen Erkrankungen, wie rheumatischen Veränderungen und Frauenleiden kann man jedoch auch auf 38 bis 39° C hochgehen. Man gibt den Zusatz in das Wasser und läßt den Patienten einsteigen. Der Strom ist abgeschaltet. Nach einer kurzen Eingewöhnungszeit, während der sich der Körper des Patienten auf den hydrostatischen Druck und auf die Temperatur einstellen soll, trifft man die Elektrodenwahl, schaltet den Strom ein und steigt langsam mit der Stromstärke so weit an, bis der Badende ein deutliches, aber nicht unangenehmes Kribbelgefühl an der Hautoberfläche verspürt. Dieses Gefühl läßt nach einigen Minuten nach, gegebenenfalls kann dann noch einmal »nachgeregelt«, d. h. erneut die Stromstärke bis zum erträglichen Kribbelgefühl verstärkt werden.

Insgesamt wird die Badedauer 15–20 Minuten betragen. Zur Beendigung des Bades wird die Stromstärke langsam auf »0« zurückgeführt. Erst wenn der Strom wieder abgeschaltet ist, läßt man den Patienten aus der Wanne steigen. Eine Nachruhe ist dringend erforderlich.

Es wird noch einmal auf das Erfordernis des allmählichen *Ein- und Ausschleichens* mit der Stromstärke hingewiesen. Abrupte Veränderungen des Stromflusses, auch ein plötzlicher Polwechsel (wie er bei älteren Geräten gegebenenfalls noch möglich ist) ist unbedingt zu vermeiden, damit nicht unerwünschte Muskelkontraktionen durch die Stromflußänderung ausgelöst werden. Die hydroelektrischen Vollbäder müssen heutzutage mit einer Elektrodenwahlsperre ausgestattet sein, die einen Polwechsel nur ermöglicht, wenn der Strom wieder auf »0« zurückgeführt worden ist.

Besondere Dosierungen: Rheumatische Beschwerden, die ausgesprochen neuritisch gefärbt sind, und bei denen eine intensive Wärmemaßnahme anfangs nicht gut vertragen wird, reagieren günstig, wenn man die hydroelektrischen Bäder mit etwa 35° C anwendet. Badedauer 15 bis 20 Minuten.

Bei *zentralmotorischen Störungen* (spastischer Lähmung) steht die Behandlung des Spasmus und möglicher Hyperkinesen im Vordergrund. Hierbei sollte nur ein eben untersensibelschwelliger galvanischer Strom *in absteigender Form* zur Anwendung kommen, d. h. die Anode soll kopfwärts, die Kathode fußwärts liegen. Keine zusätzliche thermische Belastung, deshalb Wassertemperatur 35–36° C bei einer Badedauer bis zu 20 Minuten.

Bei *peripheren Lähmungen* kommt es in der Regel auf die Steigerung der Erregbarkeit im Nerv-Muskel-System und auf die Besserung der Durchblutungsverhältnisse an. Man temperiert möglichst nicht über 35–36° C, geht aber mit der Stromstärke bis an die Verträglichkeitsgrenze bei einer Badedauer von 15–20 Minuten.

Bei *Neuralgien,* auch bei *Myalgien* behandelt man sowohl die chronischen, als auch die akuten Beschwerden. Im akuten Stadium sind milde Stromstärken angezeigt, man behandelt unterschwellig. Das heißt, man geht zunächst mit der Stromstärke so hoch, daß der Patient gerade eben ein Stromgefühl wahrnimmt und regelt dann wieder zurück, bis dieses Stromgefühl verschwunden ist.

Bei *polyneuritischen Beschwerden* empfiehlt sich die absteigende Galvanisation.

Bei *Armneuralgien,* bei *Ischias* und *Lumboischialgie* läßt man die Anode von der erkrankten Seite her einwirken. Die *Wassertemperatur* sollte bei akuten Zuständen 35 und 36° C, bei subakuten Stadien 37 bis 38° C betragen. Badedauer bis zu 20 Minuten.

Von *Gelenkerkrankungen* behandelt man besonders die chronischen, aber auch die subakuten Formen der progredient chronischen Polyarthritis, des M. Bechterew und der Spondylarthrosen.

Auch von *Frauenleiden* reagieren die chronischen Stadien, besonders der Endo-Parametritis und Adnexitis sowie Amenorrhoe und Dysmenorrhoe, gleichfalls die vasomotorischen Störungen im Klimakterium gut auf die Anwendung von hydroelektrischen Bädern. Bei diesen Erkrankungen beträgt die Wassertemperatur 37–38° C, die Badedauer 20 Minuten.

Kontraindikationen: Entzündliche Hauterkrankungen, andere Hautleiden, bei denen der Reiz zu einer Verstärkung der Symptomatik führt, Psychosen und die für Vollbäder geltenden Einschränkungen (s. S. 128).

Dampfbad

Man kann Dampfbäder als Teil- oder Ganzbäder anwenden. Die Teilbäder werden zumeist in besonderen kastenartigen Anlagen abgegeben, in die der Dampf aus einem Dampfbereiter eingeleitet wird und die einzelne Extremitätenabschnitte aufnehmen können = Dampfkastenbäder.

Für *Ganzkörperdampfbäder* setzt man vorwiegend möglichst gekachelte, gut belüftbare Räume ein, deren Luft mit Wasserdampf gesättigt ist. Diese feuchte Luft wirkt stärker auf den Organismus als trockene, weil die im Dampf gebundene Kondensationswärme frei wird und die Wärmeabgabe des Körpers auf dem Verdunstungswege wesentlich einschränkt. Deshalb beträgt die Raumtemperatur in einer Dampfkammer nur etwa 40–45° C.

Nach der Schwitzprozedur in einer Dampfkammer, die gewöhnlich nie länger als 10 Minuten dauern sollte, deren Zeit aber entscheidend abhängig ist von der subjektiven Verträglichkeit, wird dem Patienten ein laues oder temperaturabsteigendes Bad verabreicht, bzw. man läßt ihn temperiert duschen. Danach ist eine mindestens halbstündige Nachruhe erforderlich, um die im Organismus in Gang gesetzten Reaktionen abklingen zu lassen.

Russisch-römisches / römisch-irisches Bad

Es handelt sich bei ihnen um Schwitzbäder mit langsamem Temperaturanstieg und ebenfalls langsamem Abfall der Temperaturen.

Wir verstehen darunter Badeeinrichtungen, in denen sich der Badegast frei bewegen und nacheinander einen Warmluftraum von etwa 50° C und/oder einen Heißluftraum von über 70° C sowie danach den Dampfraum mit etwa 45° C aufsuchen kann. Die Abkühlung erfolgt anschließend je nach Verträglichkeit entweder abrupt durch Duschen, Kaltwasserbecken oder allmählich über unterschiedlich warme Becken. Eine Wiederholung des Badeganges ist möglich. Nach dem Bad muß eine längere Nachruhe eingehalten werden.

Die Benutzungsdauer eines russisch-römischen Bades beträgt insgesamt im allgemeinen bis zu 2½ Stunden, wenn man für An- und Auskleiden 10–15 Minuten, für die Vorreinigung 5–10 Minuten, für den Aufenthalt im Warmluftraum 5–10 Minuten, im Heißluftraum ebenfalls 5–10 Minuten und im Dampfraum abermals 5–10 Minuten ansetzt. Danach kurzes Abduschen (heiß oder kalt), Eintauchen in Kaltwasserbecken oder kalt abduschen, Benutzen eines Warmwasserbeckens für 5–10 Minuten, Ruhen mit Nachschwitzen für 15–30 Minuten, Wiederholung des bisherigen Durchganges und abschließende Ruhepackung für 30–45 Minuten.

Das Funktionsschema eines russisch-römischen Bades, für das ähnlich wie bei einem römisch-irischen Bad ein Flächenbedarf von etwa 100–150 m² anzusetzen ist, zeigt Abb. 54.

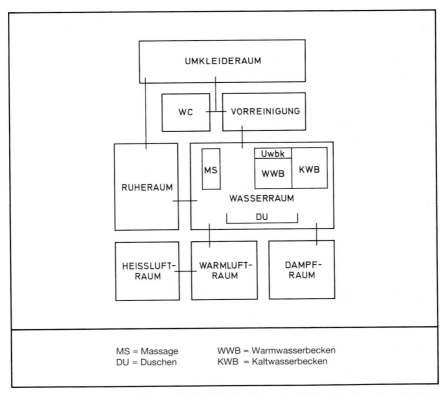

Abb. 54: Funktionsschema eines russisch-römischen Bades (nach Baurichtlinien für Medizinische Bäder 1982).

Die Bezeichnung »römisch« geht auf die im Altertum hochentwickelten im wesentlich trockenen Warm- und Heißluftbäder zurück. Unter einem russischen Bad (Banja) versteht man ein Bad mit feuchtigkeitsgesättigter Luft von 40–45° C. Es wird im Original auch als Wechselbad mit Abkühlung durch kaltes Wasser, kalte Außenluft oder Schnee angewendet. Das irische Bad ist ebenfalls ein Dampfbad, das sich allerdings durch eine besondere Frischluftversorgung und geringe Nebeltropfenbildung sowie Temperaturen um etwa 50° C und darüber auszeichnet.

Durch die 30 Minuten und mehr betragende Aufheizphase in einem russisch-römischen Bad bei nacheinander folgendem Aufenthalt im Warmluft-, Heißluft- und Dampfraum werden die lokalen Stoffwechselprozesse in der Haut besonders aktiviert. Im Dampfraum erfolgt durch Inhalation des warmen Nebels nicht nur eine Erwärmung der Schleimhäute der oberen Luftwege, sondern auch eine deutliche Benetzung des Flimmerepithels, wodurch Schleimhautreizungen gelindert und der Auswurf gefördert werden. Über die kräftige Durchwärmung der Körperdecke hinaus kommt es auch zu einer ausgeprägten Tonusminderung der Muskulatur, was besonders bei hypertonen Veränderungen sich günstig auswirkt. Die Erwärmung des Bindegewebes führt zu einer Lockerung und besseren Gleitfähigkeit der einzelnen Bindegewebsanteile gegeneinander. Über das Vegetativum werden allgemein-roborierende Effekte ausgelöst.

Indikationen: Subakute und chronische Stadien von Erkrankungen des rheumatischen Formenkreises (progredient chronische Polyarthritis, Spondylarthritis ankylopoetica, Arthrosen, Spondylarthrosen, Ischias), Sklerodermie, unterstützend bei der Behandlung von Stoffwechselleiden, chronisch-entzündliche Hauterkrankungen (endogenes Ekzem, chronische Urtikaria, Akne, Psoriasis), subakute und chronische Erkrankungen der Luftwege (Rhinitis, Nasennebenhöhlenentzündungen, Pharyngitis, Laryngitis, Bronchitis).

Kontraindikationen: akute Stadien der vorerwähnten Erkrankungen, Herz- und Kreislaufinsuffizienz (vergl. S. 128), Infektionskrankheiten.

Sauna

Die Sauna ist ein »Wechselbad«, eine wechselweise Anwendung von heißer, trockener Luft und anschließender Abkühlung. Die Durchwärmung findet in der Saunakabine statt, die Abkühlung in der Außenluft und mittels kalten Wassers.

Die Badeart der Sauna stammt aus Finnland. Sie ist hier weit verbreitet und hat eine lange geschichtliche Entwicklung. In Deutschland wurde die Sauna 1936 durch die Badeeinrichtung im Olympischen Dorf bei Berlin zunächst interessierten Kreisen bekannt. Populär jedoch wurde diese Badeart erst durch den Kontakt, den viele Soldaten während des Zweiten Weltkrieges mit dem Saunabaden in Finnland hatten.

Die Auswirkungen des Saunabadens auf den menschlichen Organismus sind vielseitig und zum Teil auch einschneidend. Der größte Teil der Saunagäste betreibt diese Anwendung zur Entspannung und wegen der erholungsfördernden Wirkung. Fast ebensoviele bezwecken Abhärtung und Leistungssteigerung, wozu auch indirekt die Hautpflege und die intensive Reinigung gehören. Schließlich – und das soll nicht übersehen werden – wird das Saunabaden aus prophylaktischen und therapeutischen Gründen betrieben.

Abb. 55 zeigt das Funktionsschema einer Saunalage.

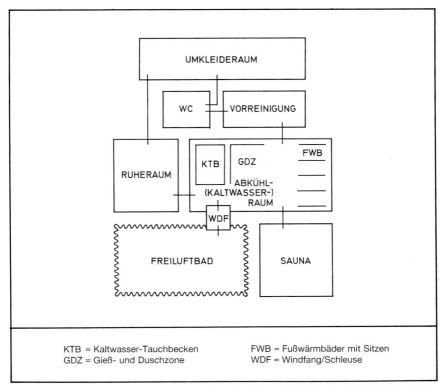

Abb. 55: Funktionsschema einer Sauna-Anlage (nach Baurichtlinien für Medizinische Bäder 1982).

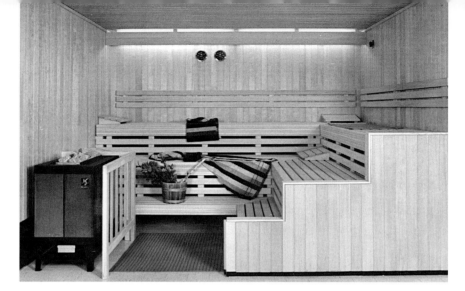

Abb. 56: Blick in eine Sauna.

Das Kernstück der Anlage ist der Saunaraum (Abb. 56). Er ist mit Holz ausgekleidet und mit zwei oder drei stufenförmig ansteigenden Bänken versehen, auf denen der oder die Badenden platznehmen können. Das Holz zum Auskleiden der Saunakabine sollte Hemlock oder nordische Fischte sein; Kiefernholz ist weniger geeignet, weil es zu stark harzt. Die Banklatten werden aus einheimischem Pappelholz oder aus afrikanischem Abachi angefertigt. Diese Hölzer weisen ein relativ geringes Wärmeleitvermögen auf.

Aus Gründen der Luftregulierung sind die Bänke »lattenförmig«, so daß die am Körper des Badenden abgekühlte Luft durch die Zwischenräume nach unten zum Fußboden absinken kann. Frischluft wird von außen zugeführt und zwar so, daß sie von unten in den Ofen gelangt, wo sie auf 100° C erhitzt wird und zur Decke aufsteigen kann. Durch den Kontakt mit dem Badenden kühlt die Luft nicht nur ab, sondern sie wird auch mit Feuchtigkeit beladen und sinkt zum Boden der Saunakabine ab, wo sie, zweckmäßigerweise an der dem Ofen gegenüberliegenden Wand in Fußbodenhöhe nach außen abgeführt wird. Damit die Luftumwälzung nicht behindert ist, soll die Bank nicht mit großen Badelaken abgedeckt werden. Der Badende legt nur ein trockenes Handtuch auf die Bank, auf das er sich legt oder setzt, damit der Schweiß nicht in das Holz einzieht.

Beheizt wird der Saunaraum durch einen Ofen. Während man früher als Heizmaterial Holz oder Koks benutzte, werden heutzutage die Saunen zumeist elektrisch, gelegentlich auch mit Öl oder Gas beheizt.

Der Ofen ist mit Steinen bestückt, welche sich erhitzen und eine Speicherwärme abgeben. Meistens benutzt man Granit oder Diorit für diesen Zweck. Auf die erhitzten Steine wird gegen Ende des Saunaganges Wasser gegossen und damit ein kurzer Dampfstoß erzeugt.

Die Gesamthöhe der Saunakabine soll etwa 2,40 m betragen. Zwischen der obersten Stufe und der Holzdecke ist ein Abstand von 1 m erforderlich. Damit die Abstrahlungswärme der Holzflächen bei Badebeginn ausreichend ist, muß mit dem Aufheizen der Sauna rechtzeitig begonnen werden. Man muß berücksichtigen, daß das Erwärmen des Holzes eine halbe bis eine Stunde länger dauern kann als das der Luft. Unter ungünstigen (Außen-) Bedingungen kann die Anheizzeit einer Sauna bis zu 2½ Stunden ausmachen.

Außer der Temperatur spielt die Luftfeuchtigkeit in der Kabine eine Rolle. Ein Thermometer und ein Hygrometer zeigen Temperatur und Luftfeuchte an. Es gibt auch Meßinstrumente, die beide Möglichkeiten vereinigen.

Die Bedeutung von Temperatur und Luftfeuchtigkeit ist so zu erklären: es ist einleuchtend, daß die Luftfeuchtigkeit (Wasserdampf) mit der Menge des verdunsteten Schweißes zusammenhängt, der Schweiß wiederum eine gewisse Körperkühlung bewirkt. Aus Versuchen (nach FRITZSCHE) wurden die Grenzwerte für die Luftfeuchte von 10 bis 30 g/m³ Luft in der Saunakabine abgeleitet. Unter 10 g käme es zu einer Reizung der Schleimhäute der Atemwege, bei über 30 g würde kaum noch Schweiß verdunsten können. Da die Feuchte oft als Relativwert mit einem Hygrometer gemessen wird, sei auf die Tatsache hingewiesen, daß die Prozent-Werte wegen der steigenden Sättigungsfeuchte bei höherer Temperatur immer kleiner werden. Es ergeben sich beispielsweise auf der 2. Bank (etwa 90 cm über dem Fußboden) ca. 60 ° C und 8 bis 23% relative Feuchte, in Höhe der 3. Bank (rund 135 cm über dem Fußboden) 70° C und 5 bis 15% relative Feuchte. Oberhalb der 3. Bank (etwa 150 cm über dem Fußboden) zeigt das Thermometer durchschnittlich 80° C und das Hygrometer 3 bis 10% relative Feuchte und schließlich an der Decke bei 100° C machen die Relativwerte nur noch 2 bis 5% Feuchte aus.

Der Badeablauf in der Saunaanlage läßt sich so darstellen: nach dem Auskleiden soll der Badegast auf jeden Fall das WC aufsuchen. Darm und Blase müssen entleert sein. Danach nimmt er eine Reinigungsdusche. Nach der Dusche soll gründlich abgetrocknet werden, denn die trockene Haut führt rascher zur Schweißbildung. Bevor der Badende den Schwitzraum betritt, muß er darauf achten, daß seine Füße warm sind. Am besten ist es, wenn er sie in einem warmen Fußbad vorwärmt. Das Wasser im Fußbad braucht nur etwa 15 cm hoch zu sein. Nach dem Teilbad zieht er Badepantienen an und begibt sich in die Saunakabine.

Im Schwitzraum breitet er ein trockenes Handtuch auf der mittleren Bank aus und setzt oder legt sich darauf. Beim Sitzen nimmt er am besten eine entspannte Hockstellung ein, damit die Füße der gleichen Temperatur ausgesetzt sind wie der übrige Körper. Bei herabhängenden Beinen können die Füße nicht in ausreichendem Maße miterwärmt werden. Das Aufsuchen der mittleren oder gar der dritten Bank hat sich als vorteilhaft erwiesen, weil alle Wirkungen der heißen Sauna in kürzerer Zeit erreicht werden, was als physiologischer Vorteil des Saunaklimas anzusehen ist. Überwärmung und Schweißbildung sind die beabsichtigten Wirkungen des Aufenthaltes in der Saunakabine. Wie bereits bei den allgemeinen physiologischen Wirkungen ausgeführt wurde, werden durch den Schweiß außer Wasser auch gas- und wasserlösliche Stoffe ausgeschwemmt.

Es kann durchaus der Fall sein, daß Neulinge nicht sofort beim ersten Saunabad zum sichtbaren Schwitzen kommen. »Schwitzen will manchmal geübt werden«. Nicht selten sind kurze Serien von 6 bis 8 Bädern erforderlich, ehe die Schweißabsonderung befriedigend umfangreich funktioniert. Unterstützend wirkt hier das warme Fußbad vor dem Betreten des Schwitzraumes.

Die Frage, wie lange sich der Badegast in der Saunakabine aufhalten soll, kann nicht generell beantwortet werden. Als Richtschnur sollte gelten, daß die Grenze erreicht ist, wenn der Badegast das Gefühl hat, genügend durchwärmt zu sein, und das Bedürfnis nach Abkühlung verspürt. Es ist – vor allem bei Anfängern – nicht unbedingt notwendig, daß man sichtbar schwitzt. Etwas Schweiß wird auch bei Ungeübten abgesondert, nur verdunstet er sofort. Aber selbst bei Sauna-Geübten tritt der Wunsch nach Abkühlung nicht immer in der erhofften Zeit und in dem erwünschten Ausmaße ein. Schweißbildung und Abkühlungsbedürfnis sind von der vegetativen Ausgangslage abhängig, die täglichen Schwankungen unterliegen kann. Um aber annähernde Anhaltspunkte zu geben, setzt man einen Zeitraum von 8 bis 12 Minuten, maximal von 15 Minuten an.

Hat der Badende das Gefühl ausreichender Durchwärmung erreicht, beziehungsweise stellt sich der Wunsch nach Abkühlung ein, so soll er nicht sofort von der Bank aufstehen und hinausgehen, sondern erst eine kurze Zeit in sitzender Stellung mit herabhängenden Beinen verharren. Andernfalls könnten Schwindelgefühl und Ohnmacht die Folge sein. Eine Erklärung dafür ist darin zu sehen, daß das Blut »im Prinzip« ein flüssiger Körper ist. Wenn nun infolge der Überwärmung die Blutgefäße weitgestellt wurden, so kann das Blut der Schwere folgend in die Peripherie »versacken«, wodurch ein Blutmangel im Kopf und dadurch eine Mehrbelastung des Herzens bewirkt wird. Sitzt man jedoch vor dem Aufstehen eine Zeitlang aufrecht, so schalten sich reflexbedingte Regulationsfunktionen ein, die das Absacken des Blutes und die erwähnten Folgeerscheinungen mindern oder aufheben.

Nach kurzem Aufsitzen verläßt der Badende die Saunakabine und geht (falls die Möglichkeiten dazu vorhanden sind) gemächlich ins Freie. Tief ein- und ausatmend wandelt er im Freiluftraum auf und ab und begibt sich, bevor er ein Frösteln verspürt, zur weiteren Abkühlung mit kaltem Wasser in den dafür vorgesehenen Raum der Saunaanlage. Hier benutzt er entweder einen drucklosen Wasserstrahl im Sinne eines KNEIPPschen Gusses oder eine Dusche. Der Wasserstrahl soll von den Füßen aufwärts zum Rumpf beziehungsweise zum Herzen hingeführt werden. Beim Guß benetzt man erst die rechte und danach die linke Körperhälfte (s. S. 73 ff.).

Wer über eine gewisse Saunaerfahrung bereits verfügt, darf – falls keine Gegenanzeigen vorliegen – auch ins kalte Tauchbecken steigen und dort kurz – etwa 15 Sekunden – eintauchen.

Die Durchwärmung in der Saunakabine hat eine maximale Weitstellung der Gefäße zur Folge. Während der Abkühlungsmaßnahmen ziehen sich die Gefäße wieder zusammen. Allerdings erfolgt nach kurzer Kälteeinwirkung eine erneute Gefäßweitstellung (s. Gefäßreaktionen S. 30). Gerade in der Aktivierung dieser reflektorischen Gefäßreaktionen liegt eine der bedeutendsten Wirkungen des Saunabadens. Nach der Abkühlung ist es empfehlenswert, für einige Minuten in sitzender Stellung die Füße erneut zu erwärmen. Dadurch wird die reaktive Mehrdurchblutung nach dem Kaltwasserreiz unterstützt und es stellt sich erneut ein subjektives Wärmegefühl ein, so daß man eine weitere Abkühlung gegebenenfalls wagen kann. Neulinge wiederholen den »Saunagang« noch einmal, Erfahrene können zwei Saunagänge wiederholen. Mehr als 3 sind jedoch wenig sinnvoll und ermüden zumeist zu stark.

Nach den Durchgängen ist eine ausreichende Abkühlung wichtig, wozu eine längere Liegeruhe empfohlen wird. Bei dieser ist darauf zu achten, daß der Körper (vor allem die Füße) zugedeckt ist, so daß eine zu starke Abkühlung der Haut vermieden wird. Verläßt der Badegast die Sauna ohne eine genügende Abkühlung, so besteht Erkältungsgefahr durch Nachschwitzen auf dem Heimweg.

Mit dem Gesagten wurde das Wichtigste kurz umrissen. Zusätzlich ist darauf hinzuweisen, daß man sich in der Saunakabine möglichst ruhig verhalten soll. Das Abbürsten des Körpers während des Schwitzens, das oft in der Absicht betrieben wird, die Blutzirkulation noch mehr anzuregen, sollte besser unterbleiben. Ebenso ist das sogenannte »Questen«, das in Finnland gebräuchlich ist, in öffentlichen Saunen aus Hygienegründen zu unterlassen. Dieses »Questen« ist nicht als Hautmassage gedacht, sondern soll – besonders während des Aufgusses – die »ruhende Luft« von der Haut wegfächeln, wozu man sich in Finnland belaubter Zweige bedient.

Durch den Aufguß wird ein kurzer »Dampfstoß« erzeugt, der rasch zur Decke aufsteigt und sich dann im ganzen Schwitzraum ausbreitet. Das Ergebnis ist ein vermehrter Schweißausbruch. Der »Aufguß« wird von vielen Badegästen besonders geschätzt, kann aber für empfindliche Patienten ein zu starker Reiz sein. *Merke: Die Sauna ist auch ohne den Dampfstoß wirksam!*

Die Frage, wie oft man saunabaden kann oder darf, läßt sich am einfachsten so beantworten: so oft es einem gut tut! So richtig diese Antwort auch im Prinzip ist, so wenig gibt sie Anhaltspunkte. Sportler und Saunageübte können ohne weiteres zweimal in der Woche zur Konditionsförderung saunabaden. Auch wenn jemand dreimal in der Woche die Sauna aufsucht und jedesmal 2 »Gänge« mitmacht, kann das durchaus bekömmlich sein. Übertreibungen hingegen tun niemals gut. Wenn sich statt der Erfrischung und des Wohlbefindens eine rasche Ermüdbarkeit bemerkbar macht oder nervöse Reizbarkeit und Schlafstörungen auftreten, so hat man zweifellos des Guten zuviel getan!

Eine deutliche Zunahme der Pulsfrequenz in der Wärme ist die Regel und physikalisch erklärbar. Jeder Mensch verfügt über eine bestimmte Blutmenge. Ein Teil davon ist in den Blutspeichern »vorrätig«. Werden nun die Blutgefäße in der Peripherie, etwa der Haut, erweitert, so entleeren sich die Speicher je nach Erfordernis. Die umlaufende Blutmenge wird größer, die Schlagfolge des Herzens steigt an. Eine Zunahme der Pulsfrequenz bis zu 50% kann in der Sauna erreicht werden; sie ist oft zu beobachten, ist jedoch als durchaus verträglich anzusehen.

Faßt man diese Hitze- und Kältereize zusammen, so darf man sie als systematisches *Zirkulationstraining* ansehen. Bezüglich der Herztätigkeit kann man sogar von einem Belastungstraining sprechen. Es sei aber nochmals betont, daß sich das Wohlbefinden während des Schwitzens steigern soll!

Die Wärmewirkung in der Saunakabine führt zu einem Anstieg der Hauttemperatur bis auf 40 (42)° C. Darüber hinaus kann sich die innere Körpertemperatur bis auf 38 (38,5)° C erhöhen. Diese Veränderungen haben aber nichts mit einem Heilfieber zu tun. Das »echte« Fieber ist eine Abwehrreaktion des Organismus auf eingedrungene oder im Körper kreisende Bakterien oder Gifte. Dabei kommt es zu biochemischen Abwehrreaktionen im Körper, die eine Temperaturerhöhung zur Folge haben. Bei der Überwärmung in der Sauna (wie auch bei ähnlichen Überwärmungsmaßnahmen), werden jedoch dem Körper die hohen Temperaturgrade von außen zugeführt. In der Regel ist die Außentemperatur dabei höher als die durch sie erzeugte Körperkerntemperatur. Daß diese Überwärmung des Körpers infolge der beschleunigten Blutzirkulation und der starken Schweißabsonderung auch gesundheitsfördernde Wirkungen hat, steht auf einem anderen Blatt, hat aber mit »Fieber« nichts zu tun.

So förderlich eine Überwärmung für die Gesundheit auch sein kann, so ist sie doch bei bestimmten Erkrankungen zu unterlassen. Beispielsweise sind alle frischen Infekte (wie Grippe), alle entzündlichen Erkrankungen innerer Organe, entzündliche Erkrankungen der Blutgefäße, floride Tuberkulose, Epilepsie, Krebs (um nur einige zu nennen) von der Überwärmung auszuschließen. Über Kontraindikationen wie auch Indikationen soll der Laienbehandler zwar informiert sein, letztlich hat aber der Arzt in diesen Fragen zu entscheiden.

Eine Frage, die häufig gestellt wird, ist die, ob das Herz der Saunabelastung gewachsen sei. Wir wissen bereits, daß es tatsächlich in der Sauna zu einer vermehrten Herztätigkeit kommt, daß die Pulszahl um die Hälfte des Normalwertes ansteigen kann, und daß das Herz in der Zeiteinheit mehr Blut als sonst befördern muß. Diese Mehrbelastung des Herzens ist also nicht bestritten, doch hält sie sich in erträglichen Grenzen, da sich das Volumen der peripheren Arterien vergrößert, was die Druckarbeit des Herzens in gewissem Umfang vermindert. Man kann also sagen, daß durch die »Trainingsbelastung« das Herz ökonomischer arbeitet.

Eine andere Frage betrifft die Nierentätigkeit. Im Verlauf des Saunabades und auch noch danach kommt es infolge der starken Verdunstung zu einem Konzentrationsanstieg des Urins. Das könnte bei Nierensteinleidenden zu einer verstärkten Anlagerung von Salzen an bereits bestehende Nierensteine führen. Dennoch sind Nierensteinleidende nicht generell vom Saunabesuch auszuschließen.

Bereits durch Aufnahme von 200 ml Flüssigkeit vor dem Saunabad kann dieser Konzentrationsanstieg im Urin weitestgehend kompensiert werden. Wer noch ein übriges tun möchte, sollte nach dem Saunabad eine größere Flüssigkeitsmenge zu sich nehmen, um ein »Durchspülen« der Nieren zu erreichen. Ein chronisches Nierenversagen wird überwiegend als Kontraindikation für das Saunabaden angesehen. Dennoch sei erwähnt, daß einige Kliniken das Saunabaden neben der Dialysebehandlung durchführen. Doch ist für die Entscheidung in solchen Fällen die ärztliche Aufsicht unentbehrlich.

Im allgemeinen wirkt sich die verbesserte Durchblutung der Nieren günstig aus. Für Patienten mit Nieren- beziehungsweise Harnwegsleiden ist von besonderer Bedeutung, daß sie auf die Erwärmung der Füße achten. Es ist altbekannt, daß kalte Füße »Gift« für Blase, Unterleib und Nieren sind. Nierenpatienten sollten auch nicht ins Tauchbecken steigen. Außerdem sind sie ganz besonders zum Tragen der Badesandalen anzuhalten.

Wie bereits gesagt, sollen Nierenpatienten, besonders aber diejenigen, die zur Steinbildung neigen, durch Trinken den Wasserverlust durch die Schweißverdunstung, die während des Saunabades entsteht, ausgleichen. Aber: Nach dem Bade! Während des Badens soll auch der Nierengesunde nicht trinken, da sonst die angestrebte Ausschwemmung harnpflichtiger Stoffe gemindert wird.

Das Einatmen so warmer Luft, wie sie in der Saunakabine herrscht, ist unschädlich. Was allerdings bedacht werden soll, ist der Umstand, daß der Sauerstoffgehalt der Luft mit zunehmender Wärme geringer wird. Das hängt mit der Verdünnung der Luft beim Erhitzen zusammen. Außerdem wird die Sauerstoffaufnahme durch den roten Blutfarbstoff vermindert, so daß es zu einer »relativen« Sauerstoffverarmung des Organismus kommen kann. Da zum Beispiel körperliche Arbeit mehr Sauerstoff verbraucht, soll vor, während und nach dem Saunabaden jede körperliche Anstrengung vermieden werden. Sonst könnte es leicht zu einem Mißverhältnis zwischen Sauerstoffbedarf und -angebot kommen.

Besonders Personen im 6. Lebensjahrzehnt sind oft zu Recht besorgt um ihren hohen Blutdruck. Die Frage nach der Zweckmäßigkeit des Saunabadens bei erhöhten Blutdruckwerten ist dann unvermeidlich. Deshalb soll zur allgemeinen Information hier folgendes gesagt werden:

Der Blutkreislauf hat ja dafür zu sorgen, daß das Blut alle Gewebe mit Sauerstoff und anderen lebenswichtigen Stoffen versorgt. Herzkraft und Gefäßsystem müssen daher optimal oder zumindest ausreichend sein.

Ohne auf die recht komplizierten Zusammenhänge einzugehen, sei hier nur so viel gesagt: Der Blutdruck soll gewisse Normalwerte erreichen, die ihrerseits wieder vom Kräftezustand, vom Körperbau und vom Alter abhängen. Als Normalwerte können gelten:

vom 10. bis zum 30. Lebensjahr	120 / 80 mmHg,
vom 30. bis zum 40. Lebensjahr	125 / 85 mmHg,
vom 40. bis zum 60. Lebensjahr	135 / 100 mmHg,
über 60 Jahre	150 / 100 mmHg.

Dabei gibt der höhere Wert den »systolischen«, der niedrige Wert den »diastolischen« Druck an (Systole = Blutauswurfphase des Herzens, Diastole = Entspannungs- und Erweiterungsphase des Herzens). Es gibt Personen, die immer einen etwas zu niedrigen oder auch einen etwas höheren Blutdruck haben als normal, die sich aber trotzdem leistungsfähig fühlen und sogar sportliche Aktivitäten ohne Schwierigkeiten entfalten können. Solche Personen darf man als funktional belastungsfähig betrachten.

In der Saunakabine fällt der normale Blutdruck um einen geringen Wert ab; bei einem erhöhten Blutdruck wurde ein deutliches Absinken der Werte registriert; zu niedriger Blutdruck steigt – besonders nach der Abkühlung – an. Sind die Druckwerte so hoch, daß man von einer Hochdruckkrankheit reden kann, so ist – falls ärztlicherseits keine Bedenken bestehen – das Saunabaden durchaus möglich. Nur darf ein Hochdruckkranker nicht ins Tauchbecken steigen. Durch die kältebedingte Zusammenziehung der peripheren Gefäße im

Zusammenhang mit dem hydrostatischen Druck könnte der Blutdruck so weit ansteigen, daß die Kompensationsgrenze überschritten wird.

Übergewichtige meinen oft, sie könnten durch Saunabaden ihr Körpergewicht reduzieren. Sie werden in den meisten Fällen enttäuscht. Zwar wird von einzelnen Leuten berichtet, die im Laufe eines Jahres 5–10 kg Körpergewicht verloren haben, doch dürfte das mehr eine Folge der gleichzeitig reduzierten Nahrungsaufnahme sein. Gewiß kann man nach 2 bis 3 Saunagängen bis zu 1500 g an Gewicht verlieren, doch geht dieses auf den Wasserverlust beim Schwitzen zurück und wird bald wieder ausgeglichen.

Eine weitere wichtige Frage im Zusammenhang mit dem Saunabaden ist die des Alters. Bis zu welchem Alter darf man die Sauna benutzen? Wann soll man sich zurückhalten? Dazu etwas Allgemeingültiges: Man soll, was das Alter betrifft, nicht zu sehr auf den Kalender schauen! Ein altes aber durchaus zutreffendes Wort sagt: »Ein Mensch ist so alt, wie seine Gefäße!« Bei manchen Menschen bleiben die Gefäße trotz der Jahre elastischer als bei anderen. Mancher Siebzigjährige macht einen total verfallenen Eindruck, während ein anderer frisch und leistungsfähig ist wie ein Sechzigjähriger. Es gibt also erhebliche individuelle Unterschiede, was sich auch in der Belastbarkeit im Alter ausprägt. Hinzu kommt der Faktor »Gewöhnung«. Wer seinen Körper »fit« hält, kann sich Belastungen zumuten, die ein anderer besser unterläßt. Es wird berichtet, daß man in Finnland alle Altersstufen – vom Säugling bis zum Greis – in der Sauna antreffen kann. Dies sollte wohl ein Beweis für »die Macht der Gewöhnung« sein. Man geht nicht fehl, wenn man Alter und Gesundheit mit Funktionstüchtigkeit gleichsetzt.

Periphere Durchblutungsstörungen gelten für die Sauna als Indikationsgebiet. Um Irrtümer zu vermeiden, soll darauf hingewiesen werden, daß entzündliche Gefäßerkrankungen von der Sauna auszuschließen sind. Periphere Angiospasmen sind – ähnlich wie Koronarspasmen – für die Sauna im Grunde ungeeignet. Es soll nicht bestritten werden, daß hie und da auch bei diesen Leiden eine Erleichterung zu verzeichnen ist, doch dürfte es sich wohl dann stets um leichtere Formen gehandelt haben. Entzündliche und degenerative Herzerkrankungen, ebenso Bluthochdruck, der von einer Arbeitsinsuffizienz begleitet ist, schließen ein Saunabad aus. Die Grenzwerte für den Bluthochdruckkranken werden für den systolischen Wert bei 180 mmHg und für den diastolischen Blutdruck bei 110 bis 120 mmHg gesehen.

Der Zustand nach Herzinfarkt ist nur eine relative Gegenanzeige, die nicht allein vom zeitlichen Abstand des Infarktgeschehens (einige Monate), sondern auch von den objektivierbaren Befunden im EKG sowie von den subjektiven Beschwerden des Patienten abhängig sind. Vereinfacht könnte man sagen, daß leichtere Fälle durchaus saunabaden dürfen, wohingegen bei schweren Fällen

Zurückhaltung geboten ist. Auf keinen Fall dürfen solche Patienten ins Tauchbecken steigen.

Infarktgefährdete sollen besonders darauf achten, sich nach dem Schwitzen langsam zu erheben und längere Zeit sitzenzubleiben. Wenn sich solche Personen nach den genannten Angaben verhalten, dürfte ihnen das Saunabaden nicht schaden. Jedenfalls hat man bisher keine negativen Änderungen im EKG feststellen können, wenn die genannten Vorsichtsmaßregeln eingehalten wurden.

Der Name Sauna ist nicht gesetzlich geschützt. Er wird deshalb gelegentlich auch für andere Aufwärmeinrichtungen benutzt, wie Warmluftbäder, Zimmer- oder Heimsauna, die aber lediglich die Aufwärmphase bieten, häufig kein ungezwungenes Bewegen gestatten und keine Abkühlmöglichkeit beinhalten.

Bewegungsbäder

Bewegungsbäder dienen der medizinisch-indizierten Übungsbehandlung sowohl im Bereich der Prävention, als auch der Rehabilitation (Abb. 57).

Für eine solche Übungsbehandlung im Wasser reicht eine normale Badewanne gewöhnlich nicht aus, deshalb wird sie entweder in Therapiebecken, Bewegungsbecken oder in der Schmetterlingswanne ausgeführt (vgl. S. 49ff.).

Für die Bewegungsbehandlung im Wasser gelten zum Teil ganz andere Gesichtspunkte als für eine Übungsbehandlung außerhalb des Wassers. So

Abb. 57: Bewegungsübungen im Therapiebecken.

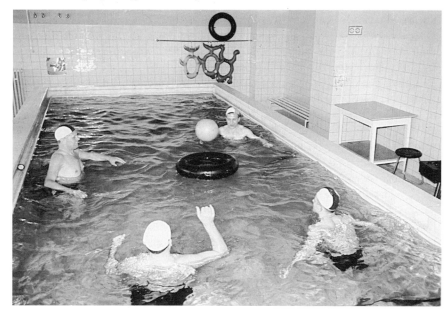

muß beispielsweise bei der Behandlung von Lähmungspatienten oder von schmerzhaften Gelenken besondere Aufmerksamkeit auf die Lagerung und Fixierung gelegt werden, denn wegen der fast völligen Schwerelosigkeit sind unerwünschte Ausweichbewegungen im Wasser in viel größerem Umfange möglich, als außerhalb desselben.

Die veränderten Schwerkraftverhältnisse verlangen häufig ein völliges Umdenken bei aktiven Übungen. Außerhalb des Wassers haben beispielsweise alle diejenigen Muskeln eine besonders schwere Arbeit zu leisten, die der Schwerkraft entgegenwirken. Je tiefer man ins Wasser steigt, desto leichter wird diesen Muskeln die Arbeit infolge der Gewichtsentlastung durch die sogenannte Auftriebskraft gemacht. Beispielsweise hat – bei aufrechtem Stehen oder Sitzen – der M. deltoideus außerhalb des Wassers beim Heben des Armes die größte Arbeit zu leisten. Unter Wasser dagegen verringert sich seine Arbeit auf ein Minimum, der Auftrieb unterstützt ihn beim Anheben des Armes wesentlich. Das gilt aber nur für langsam ausgeführte Bewegungen. Bei schnellen Bewegungen wirkt der Reibungswiderstand des Wassers »bremsend« und je schneller die Bewegung ausgeführt wird und je größer die Angriffsfläche ist, die der Körper, beziehungsweise der Körperteil, dem Wasser bietet, desto stärker macht sich der »Bremswiderstand« bemerkbar. Diesem Widerstand adäquat ist die Kraftleistung der Muskeln, die ihn überwinden sollen. Der Deltamuskel hat demnach beim raschen Heben des Armes bis zur Waagrechten auch unter Wasser eine beachtliche Arbeitsleistung zu vollbringen.

Soll der Arm aus dem Wasser herausgehoben werden, so ändern sich die Be- und Entlastungsverhältnisse folgendermaßen: Bei langsam ausgeführter Bewegung ist die Leistung des Deltamuskels minimal, solange der Arm im Wasssr nach oben geführt wird. In dem Augenblick aber, in dem der Arm über die Wasseroberfläche gehoben wird, macht sich die Schwerkraft sofort bemerkbar und der Deltamuskel wird wieder voll gefordert. Führt man nun die gleiche Bewegung sehr rasch aus, so ist die Kraftleistung des Deltamuskels am größten, so lange der Arm durch das Wasser nach oben bewegt wird. In dem Augenblick, in dem er das Wasser verläßt, verringert sich die Kraftbeanspruchung deutlich. Andererseits lassen sich auch die Adduktoren des Armes mittels Bewegungsübungen im Wasser trainieren. Gibt man dem Patienten beispielsweise einen Auftriebskörper, einen luftgefüllten Ball oder Ring in die Hand, so schwimmt dieser auf und nimmt den Arm mit zur Wasseroberfläche empor. Erhält der Patient dann die Aufgabe diesen Ball oder Ring mit gestrecktem Arm gegen die Auftriebskraft in die Tiefe zu führen, so ist hierfür ein dynamischer Kraftaufwand der Armadduktoren erforderlich. Die Leistung läßt sich noch verstärken, wenn der Arm schnell von der Wasseroberfläche nach unten bewegt wird – vielleicht noch mit waagrecht gehaltener Handflä-

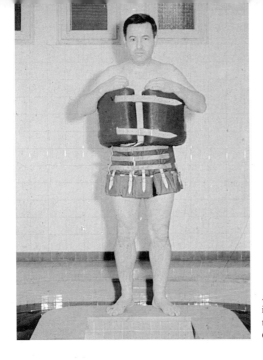

Abb. 58: Für die Traktionsbehandlung im Wasser erhält der Patient einen Auftriebskörper und einen bleibeschwerten Gürtel angelegt.

che –, weil dann die Muskeln nicht nur gegen den Auftrieb, sondern auch gegen den Reibungswiderstand des Wassers eingesetzt werden.

Der *Auftrieb* des Wassers läßt sich auch *als eigenständige Therapieform* einsetzen. Beispielsweise kann man besondere Auftriebskörper an den Extremitäten so anbringen, daß die Gliedmaßen noch voll vom Wasser bedeckt bleiben. Der Patient schwebt gewissermaßen mit Hilfe dieser Auftriebskörper frei beweglich im Wasser, er kann auch eine Position in Rücken-, Bauch- und Seitenlage einnehmen. Durch diese Schwebelage wird eine völlige Entspannung der Muskulatur erreicht, so daß bei der Behandlung besonders auf das periartikuläre Bindegewebe, auf die Muskulatur und auf die anderen Gewebe des Bewegungsapparates eingewirkt werden kann. Diese Auftriebstherapie ist auch als Auftriebsdehnung ausführbar, beispielsweise gegen die Schwerkraft des menschlichen Körpers oder gegen die Schwere von zusätzlichen Gewichten. Selbstverständlich lassen sich mit Hilfe von Auftriebskörpern auch Widerstandsübungen im Wasser ausführen.

Ebenfalls mit Auftriebskörpern wird eine *Traktionsbehandlung im Wasser* möglich. Der Patient erhält einen luftgefüllten Reifen unter die Achsel, der ihn an der Wasseroberfläche hält (Abb. 58). Die Gewichtsbelastung erfolgt bei Kranken mit Wirbelsäulen- oder Bandscheibenerkrankungen mittels eines um die Hüften gelegten Gürtels, in dessen Taschen Bleigewichte deponiert werden (Abb. 58). Patienten mit Hüftleiden benutzen keinen Gürtel, sondern Schuhe, in deren Sohlen Bleiplatten eingelegt sind. Bei diesem Verfahren sorgt der Auftriebskörper für ein lockeres Schweben im Wasser, durch welches die Muskulatur optimal entspannt wird. Der Bleigürtel oder die Bleischuhe bewirken einen Dehnungszug, der wegen der fehlenden muskulären Abwehrspannung gut zur Geltung kommt. Ein Vorteil dieses Verfahrens ist auch, daß sich der Patient frei im warmen Wasser bewegen kann. Allerdings sollte er keine über das der Erkrankung angepaßte Maß hinausgehenden Bewegungsausschläge anstreben, weil sonst – besonders bei der Nachbehandlung von bandscheibenoperierten Patienten – Rückschläge auftreten können.

Auftrieb und Reibungswiderstand des Wassers bieten eine Fülle von behandlerischen Möglichkeiten. Sie müssen allerdings fein dosiert und in Anpassung an den Befund und das medizinische Erfordernis abgestimmt werden. Auch darf nicht unberücksichtigt bleiben, daß bei aller scheinbarer Leichtigkeit der Übungsbehandlung im Wasser dennoch eine Ermüdungsgrenze gesetzt ist, die niemals überschritten werden sollte.

Gelähmte Gliedmaßen lassen sich unter Wasser weitaus besser und sicherer bewegen als außerhalb desselben. Patienten, die auf »festem Boden« nur mit mehr oder weniger umfangreichen Stützhilfen sich bewegen können, stehen und gehen im brusttiefen Wasser eines Bewegungsbeckens oft ohne Hilfsmittel. Diese offensichtlichen Erleichterungen und Besserungen der Bewegungsfähigkeit erweitern nicht nur das Gebiet der Übungsbehandlung, sie geben auch dem Kranken einen großen »seelischen Auftrieb«. Nicht zuletzt ist es oft das Bewußtsein der Unabhängigkeit von Fremdhilfe, das manchen Kranken aus der Resignation wieder zum aktiven Üben und damit schließlich auch zum Erfolg führt.

Bei spastischen Paresen erzielt man durch die tonusherabsetzende Wirkung des Warmwassers, aber auch durch den Auftrieb eine gewisse Auflockerung der Gliedmaßen. In diesem gelockerten Zustand lassen sich konktrakte Extremitäten relativ gut bewegen, aktivierbar gebliebene Restmuskeln kräftigen und Bewegungskoordinationen leichter ausüben. Das setzt allerdings voraus, daß der Kranke vertraut ist mit den veränderten Belastungsverhältnissen im Wasser, sich nicht ängstlich verspannt und damit den Spasmus erhöht.

Günstig beeinflußt wird die Beweglichkeit bei Kranken mit schmerzhaften, zu Versteifung neigenden Gelenken, mit spondylotischen und spondylarthrotischen Veränderungen der Wirbelsäule, mit Kontrakturen verschiedenster Art und weiteren Bewegungsbehinderungen. Dieser Einfluß kann noch verstärkt werden durch eine Unterwasserdruckstrahlmassage, die der Übungsbehandlung vorangeht oder zwischengeschaltet ist.

Sie kann sowohl in Schmetterlingswannen, als auch in Bewegungs- und Therapiebecken durch fahrbare Unterwasserdruckstrahlmassageaggregate ausgeführt werden. Neben den erwähnten bewegungsfördernden Faktoren spielt selbstverständlich ebenso ein trainierender, allgemein kräftigender Einfluß der Bewegungsbehandlung im Wasser auf die Atmung, die Herz- und Kreislaufregulation eine nicht zu unterschätzende Rolle. Auch im Rahmen der Behandlung gynäkologischer Erkrankungen, insbesondere auf dem Boden statischer Beschwerden, und bei neurovegetativer beziehungsweise hormonaler Dysfunktion hat sich – im Rahmen von Heilverfahren – die Bewegungsbehandlung im Wasser bewährt.

Kontraindikationen: Wie für Vollbäder (s. S. 128).

6 Kalt- und Heißpackungen

Relativ oft ergibt sich das Erfordernis, dem Körper oder einzelnen Körperabschnitten Wärme zu entziehen oder zuzuführen. Ersteres ist der Fall, wenn es sich beispielsweise darum handelt, lokale Stoffwechselerhöhungen in Verbindung mit einem entzündlichen Prozeß zu dämpfen oder reflektorische, eine Übungsbehandlung störende Reaktion auszuschalten. Wärmezufuhr ist angezeigt zur Durchblutungsförderung, Anregung des Stoffwechsels, Spasmolyse und Tonusminderung der Muskulatur. Für diese Aufgaben sind eine Reihe von Verfahren und unterschiedlichen Materialien in Gebrauch, die sich je nach Erfordernis einsetzen lassen. Ihre Variationsbreite hinsichtlich der thermophysikalischen Gegebenheiten ist allerdings relativ groß. Das ist jedoch nicht von Nachteil, denn so ermöglichen gerade die vielfältigen Anwendungsmöglichkeiten eine dem Befund optimal anzupassende Dosierung.

Wärmeentziehende Packungen

Besonders ausgeprägt ist die Anwendungsbreite der Temperaturen bei den kühlenden, dem Körper Wärme entziehenden Anwendungen. Hier stehen uns Temperaturen zwischen etwa 15° C, wie beim kalten Umschlag, über die kalte Packung von 5–10° C, die Kryotherapie, d. h. die Behandlung mit Eis (kryos, griech. = Frost oder Eis), bis hin zur Kaltgasbehandlung mit maximal − 180° C zur Verfügung.

Selbstverständlich sind die durch *die Kälteeinflüsse ausgelösten Reaktionen in ihrer Ausprägung abhängig* von dem Grad der erreichten Gewebsabkühlung, damit aber auch abhängig *von den angewandten Verfahren.* Darüber hinaus lassen sich beispielsweise muskeltonussenkende, die Spindelaktivität und die Propriozeption des Muskels herabsetzende Effekte nur durch intensiv abkühlende Anwendungen erzielen.

Wirkungsweise und Indikation: Die Anwendung von Kälte ganz allgemein, insbesondere aber in Form der Kryotherapie, umschließt *antiphlogistische,* analgetische, tonusvariierende und antiexsudative Effekte. Die bei lokalen Entzündungen gesteigerte Permeabilität der Gefäßwände, die Ausbildung perivasculärer Exsudate, die vermehrte Leukozyten- und Lymphozytenemigration und der erhöhte Stoffwechsel mit vermehrter metabolischer Azidose werden durch Kälteeinwirkung herabgesetzt. Ebenso nimmt die Aktivität enzymatisch gesteuerter Entzündungsprozesse ab und die Freisetzung von Entzündungsmediatoren wird gehemmt. Letztere sind es, die besonders die nozizeptiven Schmerzrezeptoren aktivieren. Kälte reduziert jedoch nicht nur die rezeptorenreizenden Substanzen, sondern auch die Erregbarkeit dieser Rezeptoren selber und ebenso die Leitgeschwindigkeit in den afferenten Nervenbahnen, welche die Schmerzimpulse zentralwärts leiten, bis hin zu einer Teil- oder Ganzblockierung dieser Fasern und wirkt auf diesem Wege *analgetisch*.

Die *tonusvariierende* Wirkung der Eisanwendung läuft in unterschiedlichen Phasen ab. Bei nur kurzzeitiger, nur wenige Minuten dauernder Kryotherapie kommt es zu einer Tonussteigerung im Muskel. Das nutzt man aus bei der Behandlung hypotoner, paretischer Muskulatur, um eine anschließend an die Kälteeinwirkung durchzuführende Übungsbehandlung zu unterstützen. Eine über etwa 5 Minuten hinausgehende Eisbehandlung bewirkt am Muskel eine Reizschwellenerhöhung und führt zur Minderung des Muskeltonus. Dies wirkt sich günstig aus vor einer Bewegungsbehandlung spastisch veränderter Muskulatur. Die erwähnten Effekte der Kryotherapie kommen anfangs auch ohne eine direkte Abkühlung des Muskels zustande. Vermittelt und gesteuert werden sie vielmehr durch die neuralen Schaltungen zwischen Rezeptoren in der Haut, im Rückenmark und der Muskulatur. Erst mit zunehmender Abkühlung des Muskels selbst durch länger dauernden Wärmeentzug wird dann die Ansprechbarkeit der Muskelspindeln und somit die Propriozeption aus dem Muskel herabgesetzt.

Die unter Kälteeinfluß veränderte Kapillardurchblutung, der reduzierte Perfusionsdruck, die herabgesetzte Filtration und damit die verminderte Oedembildung wirken ebenso *antiexsudativ* wie die durch die Tonisierung der Venenwand bedingte Steigerung des venösen Rückflusses. Diese Faktoren zusammen führen zu einer Abschwellung, Entstauung und Senkung der Gewebsspannung. Besonders bei rheumatischen, aber auch bei anderen entzündlichen Schwellungen wird diese Kältewirkung ausgenutzt. Bei primären und auch sekundären Lymphoedemen sollten Kälteanwendungen jedoch unterbleiben, da eine reaktive Hyperämie das Beschwerdebild ungünstig beeinflussen kann.

Die Kältebehandlung, sowohl in Form der Kryo-, als auch der Kaltgasttherapie (s. S. 208), ist aber nicht nur unter dem Gesichtspunkt der tonusvariierenden, antiexsudativen, antiphlogistischen und analgetischen Wirkung zu sehen, sondern bevorzugt unter dem Aspekt, daß durch ihre über die Applikationszeit hinausreichenden Einflüsse eine weitreichende Bewegungsbehandlung ermöglicht wird. Das macht man sich nicht nur in der Behandlung schmerzhafter, entzündlicher, sondern auch spastischer Bewegungsstörungen zunutze.

Kontraindikationen: Als relative Kontraindikation gilt die Kälteanwendung bei Kindern unter 6 Jahren, bei alten, anämischen Patienten, im Bereich peripherer arterieller Durchblutungsstörungen und bei Neigung zu Angina pectoris. Eine absolute Kontraindikation stellen Kälteallergie und Raynaud-Syndrom dar.

Kalter Umschlag

Er besteht aus einem mehrfach zusammengelegten feucht-kalt getränktem Tuch, welches die Aufgabe hat, dem Körper während der Liegedauer Wärme zu entziehen. Deshalb muß das Tuch ständig naß gehalten werden. Das geschieht entweder durch häufiges Wechseln oder durch wiederholtes Anfeuchten. Einen kalten Umschlag deckt man nicht mit einem trockenen Tuch ab, sondern läßt ihn unbedeckt.

Kalte Packung

Man kann solche wärmeentziehenden Packungen durchführen mit kalt angerührtem Fangobrei oder Lehm. KNEIPP empfahl hierfür gekühlten Quark. Wichtig ist es, damit der Wärmeentzug auch ausreichend ist, daß diese Packung mindestens 2 cm Dicke aufweist. Sie bleibt so lange liegen, bis sie so viel Wärme aufgenommen hat, daß ein weiterer Wärmeentzug nicht mehr stattfindet. Sowohl der kalte Umschlag, als auch die kalte Packung werden nur als lokale Anwendung eingesetzt.

Indikationen: örtliche Entzündungsprozesse (Thrombophlebitis, Abszeß, aktivierte Arthrose, Gichtanfall, Polyarthritis).

Kryotherapie

Zur Definition der Kryotherapie siehe S. 203.

Zwar zählen zur Kryotherapie auch Eisbäder, doch sollen sie hier – ebenso wie Kältesprays – unberücksichtigt bleiben.

Ebensowenig soll eine generalisierte Anwendung von Eis, welche die Körpertemperatur deutlich erniedrigt – man spricht dann von Hypothermie –, besprochen werden, vielmehr ist die lokale Kryotherapie, die mit Kältepackungen durchgeführt wird, hier darzustellen.

Die Zubereitung entsprechender *Kältepackungen* ist mit unterschiedlichen Materialien möglich.

Wenn solche Packungen – beispielsweise im klinischen Bereich in großer Zahl regelmäßig eingesetzt werden, so empfiehlt sich die Anschaffung eines Eisbereitungsautomaten, der fortlaufend *Brucheis* (Eischips) produziert. Die körnigen, unregelmäßig geformten Eisstücke frieren nicht zusammen und sind gut zu handhaben. Dieses Brucheis weist durchschnittlich nur eine Temperatur von −0,5° C auf, die jedoch völlig ausreichend ist, da erst beim Tauvorgang, also bei 0° C der stärkste Kühleffekt durch den Verbrauch von 80 kcal/l Eis auftritt. Die Eischips werden entweder in ein Frotteetuch gepackt und mit diesem angelegt – die beim Tauvorgang auftretende Nässe kann allerdings unangenehm sein – oder sie werden in einen Beutel aus kältebeständiger Plastikfolie (etwa 1–2 kg Eis) gefüllt, den man sorgfältig wasserdicht verschließt, z. B. mit Tesafilmstreifen. Es empfiehlt sich, den eisgefüllten Beutel – um mögliche Kälteschäden auszuschließen – nicht direkt auf die Haut zu bringen, sondern ein trockenes Tuch dazwischen zu legen.

Bei nicht zu häufigem Gebrauch von Kältepackungen kann auch auf die Benutzung eines mit einer schwachen Salzlösung (1 kg Salz auf 5 l Wasser) getränkten *Frotteetuches* zurückgegriffen werden. Das gut ausgewundene Tuch wird aufgerollt und in das Tiefkühlfach gelegt. Nach 3–4 Stunden ist es ausreichend durchgekühlt, bleibt aber infolge der Gefrierpunktverschiebung durch die Salzlösung noch ausreichend modellierbar, kann also gut um Körperabschnitte herumgewickelt werden und als Kältepackung einwirken.

Als *fertige Kältepackungen* dienen handelsübliche *Kompressen,* die in – auch bei Kälte noch ausreichend – schmiegsamen Plastikhüllen (Abb. 59 a–c) verschiedener Größe und Form eine gel-artige, selbst bei −12° C gut verformbare Masse aus hydriertem Silikat *(Kryogel)* enthalten. Die geringe Temperaturleitfähigkeit dieser Substanzen ermöglicht die Anwendung von Temperaturen bis etwa −18° C bei langer Wirkungsdauer. Die Kühlung dieser Packungen erfolgt im Tiefkühlfach oder in Gefrierschränken beziehungsweise -truhen. Zur Vermeidung von Kälteschäden ist zwischen die Kryogel-Packung und die Haut eine Stofflage, z. B. ein Frotteetuch zu bringen. Als *Applikationshilfen* für die Kältekissen stehen Nyltex-Elastik-Binden zur Verfügung. Diese Kältekissen sind zigfach wieder zu verwenden. Es muß jedoch nach jeder Behandlung eine ausreichende Oberflächendesinfektion gefordert werden. Sie kann beispielsweise mit einem handelsüblichen alkoholischen Sprühdesinfektionsmittel erfolgen.

Eine besondere Anwendungsform von *Kälte-Spezial-Kopfkompressen* ist erwähnenswert. Bei der Behandlung von Tumorpatienten mit Zytostatika kann es durch verschiedene Präparate zu einer passageren Schädigung der Haarfollikel und dadurch zu einem kompletten Haarausfall kommen. Eine Durchblutungsdrosselung der Kopfhaut zur Zeit der Zytostatikainfusion ver-

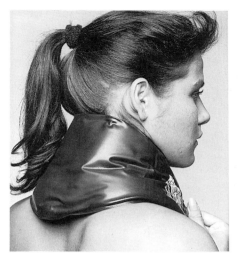

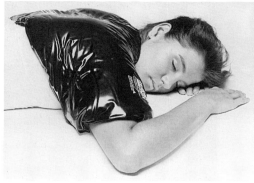

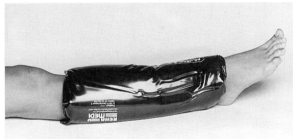

Abb. 59: Verschiedene örtliche Kälteapplikationen mit »Cryo-Soft«-Kompressen.

mag aber diese unangenehme Begleitreaktion zu verhindern beziehungsweise zu verringern. Zu diesem Zweck werden dem Patienten etwa 10 Minuten vor der Chemotherapie besonders geformte Kompressen mit einer Temperatur von −12 bis −15° C auf den Kopf gelegt und mit einer Kappe fixiert. Diese Kompresse sollte frühestens 30 Minuten nach Beendigung der Infusion abgenommen werden.

Eine weitere Form der Eisanwendung stellt der in Japan verbreitete, aber auch hierzulande vereinzelt schon verwendete *Eisbeutel* (ice bag) dar. Es handelt sich um einen länglichen, relativ dünnwandigen Gummibeutel, der mit etwa 1 kg Brucheis gefüllt wird, dem 3–4 Eßlöffel möglichst grobkörniges Salz beigegeben sind. Der Beutel wird verschlossen. Sein Inhalt kühlt sich durch den vom Salz eingeleiteten Schmelzprozeß des Eises stark (bis auf −18 °C) ab. Mit diesem Gummibeutel werden dann die zu behandelnden Körperpartien bestrichen.

Leicht zu handhaben ist auch die sogenannte *Eismassage* (Eisabreibung), bei

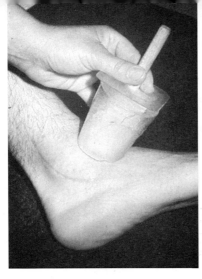

Abb. 60: Eisabreibung (Eismassage).

der unter dauernder Tast- und Sichtkontrolle durch den Behandler Eisblocks in leicht kreisenden oder in Längsstrichen über die zu behandelnden Körperabschnitte geführt werden (Abb. 60). Die Herstellung der Eisblocks erfolgt, indem man leere Joghurtbecher mit Wasser füllt und in das Tiefkühlfach stellt. Als Haltegriff bei der späteren Eismassage kann man einen Holzspatel mit einfrieren lassen. Vor dem Gebrauch hält man den Plastikbecher kurz unter fließendes Wasser und kann dann den Eisblock leicht entnehmen.

Auch spezialbehandeltes *Moor* läßt sich – in Plastikfolien eingeschweißt – als Kältepackung bis auf −10° C abkühlen und dann als Kältekissen (mit verschiedener Form und Größe) anwenden.

Verschiedentlich wird Moor in natürlicher schlammartiger Konsistenz auf 3° C herabgekühlt und zum *Moorkneten* bei akuter Exacerbation polyarthritischer Entzündungen in den Hand- und Fingergelenken eingesetzt.

Weitere, stärker kühlende Verfahren

Lokale Kaltgastherapie

1977 wurde das von dem japanischen Arzt YAMAUSCHI entwickelte Verfahren bekannt, bei welchem Kaltgas zur Schmerzbekämpfung an rheumatisch veränderten Strukturen des Bewegungsapparates und zur Erleichterung einer intensiven Bewegungsbehandlung angewendet wird.

In ihrer *Wirkung* ist diese Methode am ehesten mit einer Kurzzeit-Kryotherapie vergleichbar. Die lokale Kaltgasanwendung beeinflußt in ganz bevorzugtem Maße das Verhalten der oberflächlichen Rezeptoren und führt zu einer weit über die Applikationszeit hinausgehenden Schmerzherabsetzung. Ihre

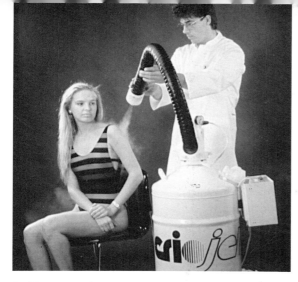

Abb. 61: Lokale Kaltgas-
behandlung.

Indikationen sind chronischer Gelenkrheumatismus und andere schmerzhafte Gelenkveränderungen.

Zur lokalen Kaltgasanwendung sind Geräte unterschiedlicher Art und Größe im Handel. Stets wird jedoch als Kaltgas flüssiger Stickstoff verwendet. Er befindet sich in einem Isoliergefäß. Bei einem Gerätetyp wird die Verdampfung des Stickstoffs durch eingeführte getrocknete Druckluft bewirkt, bei einer anderen Gerätesorte durch eine elektrisch gesteuerte Wärmeentwicklung. Der entstehende Kaltgasnebel wird über einen mit einer Düse versehenen isolierten Schlauch nach außen geführt (Abb. 61). Die Temperatur des austretenden Kaltgases ist steuerbar. Gewöhnlich kommt das Kaltgas zwischen -130 und $-160°$ C zur Anwendung. Der aus der Düse austretende Kaltgasstrom wird unter kreisenden Bewegungen auf das zu behandelnde Areal gelenkt. Die Anwendungszeit beträgt nur 1–3, maximal 5 Minuten. Dabei kommt es zu einer Erniedrigung der Hauttemperatur auf 7–10° C. Um oberflächliche Erfrierungen zu vermeiden, ist eine ständige Sichtkontrolle durch den Behandler notwendig. Besonders gefährdet durch lokale Erfrierungen sind vorspringende Körperpartien.

Kältekammerbehandlung

Die Kaltgastherapie wurde inzwischen zur Ganzkörperbehandlung weiterentwickelt. Dabei werden die nur mit Badezeug bekleideten Rheumakranken, deren Akren allerdings besonders gegen Erfrierungen geschützt sind (Ohrschützer, Handschuhe, Pantoffel, Nasen-Mundschutz) für 1–3 Minuten in einer speziellen Kältekammer einer Temperatur von $-130°$ C ausgesetzt.

Die Wirkungsweise dieser Ganzkörper-Kaltgasanwendung ist in vielerlei Hinsicht identisch mit derjenigen der lokalen Kaltgastherapie. Besonders bei

Patienten mit chronischer Polyarthritis, d. h. entzündlichem Befall vieler Gelenke, ist die nacheinander folgende lokale Behandlung mit Kaltgas eine sehr zeitaufwendige Maßnahme, die durch einen Kältekammeraufenthalt erheblich abgekürzt werden kann.

Durch die weit über die Applikationszeit hinausreichende Wirkung der Kälte wird eine anschließende Bewegungsbehandlung der schmerzhaft entzündeten Gelenke der Rheumapatienten, für die diese Anwendungsform des Kaltgases ebenfalls von YAMAUSCHI eingeführt wurde, wesentlich erleichtert.

Wärmezuführende Anwendungen

Ein Teil der diesem Abschnitt zuzuordnenden Verfahren ist bereits bei den Teilbädern (S. 121ff.), Überwärmungsbad (S. 130ff.) Dampfbad, russisch-römisches/römisch-irisches Bad und Sauna (S. 186ff.) besprochen worden. Deshalb kommen hier nur die unterschiedlichen *Heißpackungen* zur Darstellung.

Örtliche Wärmezufuhr veranlaßt den Organismus zunächst einmal dazu, die Wärme aus der Haut mit dem Blut abzutransportieren, zu verteilen, damit keine lokalen Hitzeschäden auftreten. Der Blutstrom übt diesbezüglich eine Schutzfunktion aus. Nach kurzfristiger Vasokonstriktion werden die Gefäße im erwärmten Bereich weitgestellt, es tritt sichtbar eine Hyperämie auf (Abb. 62). Bei anhaltender lokaler Überwärmung breitet sich die Rötung auch auf weitere Abschnitte der Körperdecke aus.

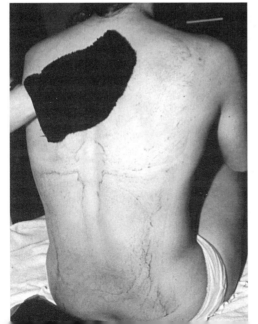

Abb. 62: Hyperämie nach Abnahme einer Einweg-Naturmoorpackung.

Wirkung und Indikation: Wärmezufuhr wird immer dann therapeutisch ausgenutzt, wenn eine *vermehrte Durchblutung* erwünscht ist, die z. B. dazu dienen soll, verstärkt Stoffwechselschlacken aus den Geweben abzuführen, gegebenenfalls auch unter *Anregung des Stoffwechsels* selbst (van t'Hoffsche Regel, s. S. 29). Ebenso ist mit einer Mehrdurchblutung auch eine verbesserte Versorgung des Gewebes mit Abwehrstoffen verbunden. Dadurch können umschriebene entzündliche Prozesse besonders im subakuten und chronischen Stadium mittels Wärmezufuhr vermindert oder beseitigt werden. *Akute entzündliche Veränderungen* dagegen *werden* durch Wärmeeinfluß zumeist aktiviert und zur weiteren Ausbreitung angeregt. Aus diesem Grunde kann Wärmeapplikation bei entzündlichen Veränderungen nicht schematisch verordnet werden. Manchmal ist es zwar angezeigt, eine oberflächliche akute Entzündung durch Wärme zu verstärken, nämlich dann, wenn beispielsweise die Reifung eines Abszesses beschleunigt werden soll. Im Großen und Ganzen jedoch wird man bei akut entzündlichen Prozessen auf eine Wärmezufuhr verzichten. Es muß in diesem Zusammenhang allerdings berücksichtigt werden, daß die *Eindringtiefe* der mit Packungen (oder Infrarot-Strahlen) zugeführten Wärme *relativ gering* ist. Wohl kann man auf dem direkten Wege einen Teil der *oberflächlichen Muskulatur,* auch *Gelenke* ohne stärkere Bedeckung, wie das Knie- oder das Schultergelenk erreichen, doch ist eine unmittelbare Erwärmung innerer Organe nur mit Hochfrequenz-Wärmeanwendung (Kurzwellen) möglich. Über die auf die lokale Durchblutung abzielende Wirkung hinaus löst Wärmezufuhr aber auch weitere reflektorisch gesteuerte Durchblutungsänderungen aus, die als *konsensuelle Reaktion* (vgl. S. 32) in Erscheinung treten. So läßt sich durch lokale Wärmebehandlung eines Fußes eine Mehrdurchblutung des anderen Fußes erzielen, ja selbst die kräftige Erwärmung einer Hand führt zu einer nachweisbaren Erhöhung der Fußtemperatur. Die Ausnutzung der konsensuellen Reaktion ist dann von Bedeutung, wenn beispielsweise bei einer *arteriellen Verschlußkrankheit* die direkte Wärmezufuhr im Bereich der erkrankten Extremität nicht mehr möglich ist. Es müssen allerdings in dem mangelversorgten Gebiet noch Durchblutungsreserven vorhanden sein. Auch bei *Erfrierungen* der Zehen kann man im Rahmen der Notfalltherapie auf die reflektorische Durchblutungssteigerung über die Ausnutzung der konsensuellen Reaktion zurückgreifen. Die Anregung des Stoffwechsels und der dadurch ausgelöste vermehrte Sauerstoffverbrauch muß dann jedoch mit einer Zunahme der Blutzufuhr synchron verlaufen, da sonst starke Schmerzen *(Sauerstoffmangelschmerzen)* im Gewebe auftreten können. Weitere reflektorische Effekte prägen sich an der Muskulatur unter Wärmeeinfluß aus. Sowohl die glatte, als auch die quergestreifte Muskulatur lassen unter Wärmezufuhr eine *Tonusminderung* erkennen. Als spasmolytisch wirkend wird Wärme gern angewendet bei *schmerzhaften Verkrampfungen der Eingeweidehohlorgane.* Dabei wird der therapeutische Effekt nicht durch direkte Wärmeeinwirkung ausgelöst, sondern über cuti-viscerale Wege. Deshalb braucht z. B. bei Gallen- oder Magenkoliken die Wärmeanwendung nicht unbedingt auf den Leib gegeben zu werden. Gewöhnlich läßt sich eine gleichgute Wirkung auch erzielen, wenn die Wärmezufuhr im Bereich der dem betroffenen Organ zugehörigen HEADschen Zone erfolgt. Schmerzhafte Tonuserhöhungen der Muskulatur des Bewegungsapparates, besonders auf dem Boden *degenerativer Veränderungen der Wirbelsäule und Gelenke,* als Hartspann bekannt und tastbar, werden gleichfalls durch Wärmeanwendung gelindert und für eine zumeist nachfolgende Massage vorbereitet. Dabei kann man davon ausgehen, daß nur die oberflächlichen Muskeln direkt auf die Wärmezufuhr reagieren, bei allen tieferen Muskelpartien kommt der tonusmindernde Wärmeeinfluß jedoch *auf nerval-reflektorischem Wege* zustande. Das aus der Haut abströ- mende erwärmte Blut beeinflußt Thermoregulationszentren im Gehirn, die sekundär steuernd auf den Muskeltonus einwirken. Das geschieht u. a. zu dem Zweck, daß die Muskulatur ihre eigene Wärmeproduktion reduziert. Wärme verbessert gleichfalls die *Dehnbarkeit bindegewebiger Strukturen.* Deshalb wird sie bevorzugt vor einer Bewegungsbehandlung, z. B. bei *Kontrakturen* eingesetzt. Ebenso nimmt die Beweglichkeit von Patienten mit einer *Sklerodermie* unter Wärmeeinfluß (wenn auch nur vorübergehend) deutlich zu. Auch auf das vegetative Nervensystem übt Wärme meßbare Wirkungen aus. Besonders großflächige Wärmeapplikation zeigt allgemein dämpfende, beruhigende Einflüsse im Sinne einer *Vagotonie.* Die *Hormonproduktion* wird durch Wärmezu- fuhr ebenfalls stimuliert. Völlig unabhängig von möglichen chemischen Einflüssen gelingt der Nachweis einer solchen Anregung des Hypophysen-Nebennierenrinden-Systems selbst mit Packungen, welche chemisch völlig inert sind. Unter dem Wärmeeinfluß nimmt die Plasmacortisolmenge zwar zunächst ab, doch läßt sich bei Erreichen einer bestimmten Körpertemperatur dann ein gegenregulatorischer Anstieg erkennen, der Ausdruck einer vermehrten Nebennierenrinden-Hormon-Ausschüttung ist. Gleichzeitig wird beobachtet, daß eine konsequente Wärmebehandlung bei Kranken mit *chronischer Polyarthritis* eine Reduktion der sonst erforderlichen Hormon-(Cortison-)gaben möglich macht. Man spricht in diesem Zusammenhang von einem cortisonspa- renden Effekt der Wärmetherapie. Lokale Wärmeanwendungen haben auf den Gesamtkreislauf nur unbedeutende Auswirkungen. Wohl kommt es unter ihrem Einfluß zu einem vermehrten Abstrom von Blut in die Peripherie, damit zu einer gewissen Entlastung des Herzens infolge Absinken der zentralen Blutmenge und leichtem Anstieg der Pulsfrequenz, doch lösen diese Änderun- gen normalerweise keine Beschwerden oder Störungen der Kreislaufregulation, insbesondere keine wesentlichen Änderungen des Blutdrucks aus. Wenn dennoch gelegentlich von Patienten während einer Packung *auf das Herz bezogene Beschwerden* geklagt werden, so sind sie zumeist psychogen bedingt und ausgelöst durch die als Fesselung empfundene, oft unnötig straffe Einwicklung des Kranken. Durch Lockerung der Umhüllung lassen sich die störenden Sensationen rasch zum Abklingen bringen. Erst bei extrem starker Wärmezufuhr, etwa durch eine Ganzkörperpackung kommt es zu Auswirkungen auf die Gesamtkreislaufregulation, zum vorübergehenden Anstieg des Körperstoffwechsels bis zu 30% und der Körpertemperatur auf mehr als 37° C.

Für Peloid-Paraffin-Packungen werden diese Reaktionen zusammenfassend folgendermaßen beschrieben:

Lokalpackungen lösen in erster Linie eine Hyperämie im behandelten Hautabschnitt aus, führen zu einer maximalen Erweiterung des peripheren arteriellen Systems und über die Aktivierung des Vasomotorenmechanismus zu einer Förderung des Blut- und Lymphstromes. Eine Permeabilitätssteigerung im erwärmten Gewebe ist nachweisbar. Herzfrequenz und andere Kreislaufparameter werden nicht meßbar beeinflußt. Die Schweißproduktion nimmt deutlich zu.

Teilpackungen, die schon größere Körperabschnitte bedecken, bewirken neben der Hyperämie der Haut unter der Packung auf reflektorischem Wege auch eine Tiefenhyperämie und damit Durchblutungsförderung innerer Organe. Leichte Herz-Kreislaufbeeinflussungen sind zu verzeichnen, beispielsweise ein Anstieg der Herzschlagfolge um 10–20 Schläge pro Minute.

Ganzpackungen beeinflussen die Herz-Kreislaufregulation ausgeprägter. Die Vergrößerung des Schlagvolumens des Herzens bedingt eine bessere Arterialisierung des Blutes. Der prozentuale O_2-Volumentanteil im venösen Blut kann eine Zunahme bis zu 30% erfahren. Die Exkretionsfunktion wird gesteigert, desgleichen der Grundumsatz. Das hormonelle System wird aktiviert, eine Erhöhung der Körpertemperatur erfolgt bis fast 38° C. Dementsprechend steigen die Stoffwechselvorgänge an, denn 1° C Temperaturanstieg im Gewebe läßt die chemischen Umsetzungsprozesse zwei- bis dreimal schneller ablaufen.

Diese Beispiele zeigen, daß das Ausmaß der unter Wärmeeinfluß ausgelösten Reaktionen wesentlich von der Intensität der Wärmezufuhr abhängig ist.

Die lokale Erwärmung der Haut führt zu einer *Erhöhung der Schmerzschwelle* in der Körperdecke, wofür vermutlich weniger die Zunahme der Durchblutung, sondern vielmehr die Anhebung der Hauttemperatur verantwortlich ist.

Die *Nervenleitgeschwindigkeit* peripherer Nerven wird unter Wärmeeinfluß gesteigert. Das macht man sich bei der Behandlung peripherer Lähmungen zunutze. Lokale Wärmeanwendung fördert die *Innervation der Schweißdrüsen.* Es kommt zur Steigerung der Schweißbildung, die (pro m² Körperoberfläche) von 15 ml bis auf 500 ml/24 Std. zunehmen kann. Im Schweiß sind nicht nur Natriumchloridionen nachzuweisen, sondern auch andere Elektrolyte, ferner Harnstoff, Harnsäure und Aminosäuren.

Die *Kontraindikationen* der Wärmeanwendungen sind oben bereits größtenteils erwähnt. Sie lassen sich dahingehend zusammenfassen, daß überall dort Wärme fehl am Platze ist, wo *akute Entzündungen* vorliegen, welche die Gefahr beinhalten, daß sie durch Wärme aktiviert und unkontrollierbar werden. Ferner verbietet sich eine direkte Erwärmung überall dort, wo ein geschädigtes Gefäßsystem, z. B. bei *peripheren arteriellen Durchblutungsstörungen*, nicht mehr in der Lage ist, die einströmende Wärme entsprechend abzuleiten (Verbrennungsgefahr) beziehungsweise die Anforderungen eines durch Wärme erhöhten Gewebsstoffwechsels an eine gesteigerte Sauerstoffzufuhr zu erfüllen (Auftreten von Sauerstoffmangelschmerzen). *Krampfadern* reagieren ungünstig auf Wärmezufuhr, da eine weitere Tonusminderung ihrer sowieso schon stark erweiterten Gefäßwand zu einer noch stärker ausgeprägten Strömungsverlangsamung und damit zu einer ungünstigen Auswirkung auf die lokalen Permeabilitätsvorgänge führt.

Zur intensiven lokalen Wärmezufuhr stehen eine ganze Reihe recht unterschiedlicher *Materialien* zur Verfügung. Entscheidend für ihre Einsatzmöglichkeit zu therapeutischen Zwecken sind die jeweiligen thermophysikalischen Konstanten. So wird eine ca. 50° C heiße Peloid-Paraffin-Packung gut von der Haut toleriert, eine gleichheiße Aluminiumplatte aufgelegt würde dagegen zu Verbrennungen führen. Worin liegt hier der Unterschied in der Verträglichkeit trotz gleicher Temperatur begründet?

Bei der Bewertung von Stoffen zur Heißanwendung kommt es zunächst auf das *Wärmeleitvermögen* der entsprechenden Substanz an. Dieses Wärmeleitvermögen ist das Maß für die Wärmemenge in cal, die durch 1 cm^2 einer 1 cm dicken Schicht bei 1° C Temperaturdifferenz in 1 sec. hindurchfließt. Je höher das Wärmeleitvermögen ist, desto rascher erfolgt der Wärmeeinstrom in die Haut. Ist dieser so stark, daß das Blut mit seiner Kühlstromfunktion nicht nachkommen kann, kommt es zu lokalen Hitzeschäden (Verbrennungen). Es sind also für Heißpackungen beispielsweise nur solche Materialien geeignet, deren Wärmeleitvermögen sich innerhalb gewisser Grenzen bewegt, d. h. daß sie keinen zu starken Wärmefluß aufweisen. Während das Wärmeleitvermögen von Luft relativ gering ist, wir vertragen in der Sauna Temperaturen bis fast 100° C, ist dasjenige von Paraffin schon wesentlich höher. Dementsprechend werden paraffinhaltige Packungen auch nur bis zu einer Temperatur von etwas über 50° C toleriert. Ein relativ hohes Wärmeleitvermögen besitzt Wasser. Badetemperaturen, selbst bei Teilbädern, von mehr als 43° C sind kaum noch erträglich.

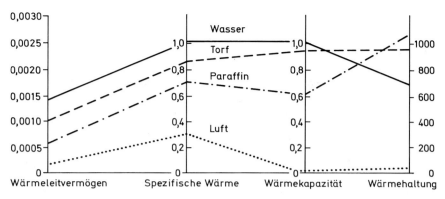

Abb. 63: Gegenüberstellung der thermophysikalischen Eigenschaften des Wassers, des Torfes und des Paraffins denjenigen der Luft (nach GILLMANN 1981).

Ein weiterer Faktor bei der Beurteilung von wärmezuführenden Substanzen ist die *spezifische Wärme* des Materials. Darunter versteht man die Wärmemenge (in cal), die erforderlich ist, um ein l g der Substanz um 1° C zu erwärmen. Die spezifische Wärme nimmt zu von Luft über Paraffin bis hin zu Wasser (vgl. Abb. 63).

Häufig wird sich bei der Darstellung der physikalischen Faktoren auch auf die *Wärmekapazität* bezogen. Die Wärmekapazität läßt das spezifische Gewicht unberücksichtigt und orientiert sich am Raummaß und gibt an, welche Wärmemenge erforderlich ist, um $1\,cm^3$ des betreffenden Stoffes um 1° C zu erwärmen. Die Wärmekapazität ist für Luft relativ gering, höher für Paraffin und noch mehr für Wasser.

Ein weiterer Begriff ist derjenige der *Wärmehaltung*. Er gibt die Zeit in Sekunden an, die notwendig ist, bis 1 ml des Materials um 1° C erwärmt ist. Die Wärmehaltung ist gering bei Luft, deutlich größer bei Wasser und noch mehr bei Paraffin.

Diese angeführten physikalischen Einzelfaktoren sind für jedes verwendete Material spezifisch. Sie lassen sich zusammenfassen als diejenige Wärmemenge in cal, die in der Sekunde durch den Querschnitt von $1\,cm^2$ durchfließt, wenn senkrecht zu diesem auf der Strecke von 1 cm die Temperaturdifferenz von 1° C herrscht. Die Wärmeleitung ist von entscheidender Bedeutung beim Wärmeaustausch zwischen wärmezuführendem Material und Haut. Dementsprechend muß die Wärmeleitung der verwendeten Substanz in einer vertretbaren Relation zur Wärmeleitung der Haut stehen. Ist diejenige eines Stoffes wesentlich höher als diejenige der Haut, so scheidet der Stoff für die Verwendung als

Packungsmaterial aus. Das ist beispielsweise bei den Metallen der Fall. Dagegen erfüllen die eingeführten Substanzen, die heutzutage für Heißpackungen Verwendung finden, diese thermophysikalischen Bedingungen. So kann bei einem Material mit niedriger Wärmeleitfähigkeit dieser scheinbare Nachteil durch höhere Applikationstemperaturen ausgeglichen werden. Paraffin hat beispielsweise eine niedrigere Leitfähigkeit als ein wäßriger Fangobrei. Dementsprechend können paraffinhaltige Packungen auch höher temperiert angelegt werden als Fangobreipackungen.

Die besprochenen Gesichtspunkte, wie Wirkungsweise, Indikationen, Kontraindikationen und thermophysikalische Aspekte sind maßgebend für die nachfolgend im Einzelnen beschriebenen Wärme- beziehungsweise Heißanwendungen.

Heiße Umschläge

Heiße Umschläge dienen der örtlichen Wärmezufuhr. Sie finden vornehmlich in der häuslichen Krankenpflege Anwendung. Sie erzeugen eine rasche, kräftige Hautdurchblutung. Man benötigt für einen heißen Umschlag ein nasses, heißes Innentuch, ein trockenes Zwischentuch und eine Wolldecke. Bei Umschlägen und Wickeln rollt man das Innentuch von beiden Seiten her auf (ähnlich wie eine zweiköpfige Binde), taucht es in heißes Wasser und wringt es in einem trockenen Frottiertuch (zum Schutz der eigenen Hände) gut aus. Das Anlegen des heißen Umschlages muß schnell geschehen, damit er nicht auskühlt. Aus diesem Grunde soll das Gefäß mit heißem Wasser sich möglichst nahe am Behandlungsbett befinden. Ist das aus irgendwelchen Gründen nicht möglich, so transportiert man das ausgewrungene heiße Tuch in Gummitücher eingedreht zum Patienten.

Der heiße Wickel hat die Neigung leicht auszukühlen. Aus diesem Grunde muß man ihn fest mit einer wollenen Decke umhüllen. Am besten ist es, wenn man einen *Thermophor* (z. B. Gummiwärmflasche, aber *kein elektrisches Heizkissen!*) mit einpackt.

Als Leibumschlag oder -auflage sind diese Anwendungen früher unter dem Namen »WINTERNITZ'sches Magenmittel« bekannt gewesen. Sie sind besonders angezeigt bei entzündlichen Erkrankungen des Magen-Darmtraktes und des Leber-Gallensystems.

Dampfkompressen

Eine weitere Form der feuchten, örtlichen Hitzeanwendungen ist die Dampf-kompresse.

Ein Handtuch, in der Größe des zu behandelnden Gebietes entsprechend gefaltet, wird in sehr heißes Wasser getaucht. Mit einem Stab, einer Wäsche-klammer, oder einem anderen Hilfsgegenstand fischt man das Tuch heraus und drückt es zwischen 2 Deckeln (z. B. Kochtopfdeckeln) aus. Dann schlägt man das Tuch in ein Flanell- oder Frottiertuch und legt es auf die schmerzende Stelle. Möglicherweise muß die Haut durch mehrmaliges Auflegen und Abhe-ben erst an die Hitze gewöhnt werden, bevor man die Kompresse liegenlassen kann. Läßt die Hitze nach, so wiederholt man die ganze Prozedur. Insgesamt sind 2–4 Wiederholungen hintereinander üblich.

Dampfkompressen haben eine intensive Wirkung und sind bei schmerzhaften Zuständen, Spasmen und Koliken angezeigt. Bei heftigen Neuralgien oder Neuritiden und akuten Entzündungen können Dampfkompressen jedoch ver-mehrte Schmerzen verursachen!

Heiße Rolle

Eine recht praktische und wirkungsvolle Form der feuchten, örtlichen Hitzean-wendung ist die von MAMMELE eingeführte heiße Rolle. Sie gestattet eine *in weiten Grenzen abstufbare Dosierung* von milden bis krassen Wärmegraden und somit eine weitgehende Anpassung an individuelle Verträglichkeit und an unterschiedliche Indikationsgebiete. Außerdem kann sie in vielen Fällen dem Patienten zur *Selbstbehandlung* überlassen werden.

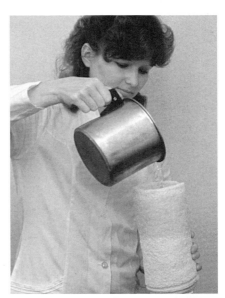

Abb. 64: Vorbereitung der »Heißen Rolle« (ein Liter kochendes Wasser wird vorsichtig in die Rolle gefüllt).

Vorbereitung der heißen Rolle: Von 5 nicht zu großen Frotteetüchern faltet man zunächst 4 der Länge nach. Dann wickelt man das erste Tuch zu einer bindenartigen Rolle auf, und zwar derart, daß sich an der Faltkante eine spiralförmige Spitze herausschiebt. Auf der Gegenseite entsteht dadurch eine entsprechende trichterartige Vertiefung. Das zweite Frotteetuch wickelt man in derselben Weise über das erste; das dritte und vierte Tuch rollt man nunmehr zylindrisch um die beiden ersten, d. h. so, daß die Spitze und der Trichter nicht weiter vertieft werden. Das fünfte Tuch bleibt ausgebreitet in Bereitschaft liegen.

Es ist unbedingt wichtig, daß die Tücher fest zu einer Rolle aufgewickelt werden, damit aus der fertigen heißen Rolle nachher kein Wasser heraustropfen kann.

Ist die Rolle soweit vorbereitet, gießt man in die trichterartige Vertiefung 1 Liter kochendes Wasser (Abb. 64). Die vier Tüchter saugen dieses Wasser restlos auf.

Jetzt wird die Rolle in das fünfte Frotteetuch, das als Hülltuch dient, eingeschlagen, so daß auf jeder Seite ein wenig vom Tuch übersteht, damit man hier die Rolle anfassen kann.

Anwendung der heißen Rolle: vornehmlich setzt man sie ein bei chronischen Leber-Gallenstörungen (jedoch nicht während einer Kolik). Darüber hinaus eignet sich die heiße Rolle für alle Fälle, bei denen es auf eine intensive, örtliche Wärmezufuhr ankommt. Vor allem die muskulären Beschwerden bei degenerativ-rheumatischen Veränderungen der Wirbelsäule und der Gelenke sprechen gut auf diese Behandlung an.

Als *Beispiel für die technische Durchführung* sei die Behandlung der Leber-Gallengegend, also des rechten Oberbauches beschrieben. Mit sanftem Druck führt man die heiße Rolle vom Bauch her gegen den rechten Rippenbogen. Nach kurzer Berührungszeit hebt man sie einen Augenblick lang ab, um sie dann sofort wieder aufzulegen. So geht es in rhythmischem Wechsel weiter, bis sich die Haut an die Hitze gewöhnt hat. Nach und nach läßt man die Rolle immer etwas länger und schließlich ganz auf der Haut liegen, wobei man sanfte, massierende Rollbewegungen gegen den Rippenbogen ausführt. Auf diese Weise behandelt man den ganzen Rippenbogen vom Schwertfortsatz beginnend, allmählich seitlich absteigend, bis man den gesamten Leberbereich in die Behandlung einbezogen hat.

Eine Auskühlgefahr besteht nicht, denn erstens speichert die Haut hohe Wärmegrade und zweitens kommt die Rolle während der Behandlung immer wieder in kurzen Zeitabständen erneut auf das entsprechende Hautgebiet. Bereits nach kurzer Behandlungszeit zeigt sich eine intensive Rötung der

Körperdecke, die noch nach beendeter Behandlung lange, meist mehr als 1 Stunde, anhält. Die Körperkerntemperatur bleibt durch die heiße Rolle praktisch unverändert.

Ist das äußere Tuch nicht mehr heiß genug, so wickelt man es langsam ab. Die heiße Rolle hält in ihren Tuchwindungen die Anfangstemperatur bis zuletzt und bis in den innersten Kern fast unverändert. Diese *ausgezeichnete Wärmehaltung* in der heißen Rolle beruht auf der geringen Konvektion im Stoffgewebe und auf der hohen Wärmekapazität des Wassers.

Nach und nach rollt man nun ein Tuch nach dem anderen ab. Das Abrolltempo richtet sich nach der Abkühlungsgeschwindigkeit der jeweils äußeren Tuchschicht und nach der Wärmeempfindlichkeit des Patienten. Verträgt der Kranke nur mildere Wärmegrade, so zögert man mit dem Abrollen natürlich länger, als wenn er hohe Temperaturen aushält.

Nach der Behandlung, die etwa 15 bis 20 Minuten dauert, pudert man die Haut etwas ein, um die letzte Feuchtigkeit wegzunehmen und einer Verdunstungsabkühlung vorzubeugen (was besonders wichtig ist, wenn man rheumatische Erkrankungen mit der heißen Rolle behandelt hat). Dann deckt man die Haut mit einem trockenen Tuch ab und läßt den Patienten etwas *nachruhen.*

Die heiße Rolle eignet sich auch sehr gut zur Selbstbehandlung, denn der Patient fühlt ja am besten, ob ihm die Rolle zu heiß ist oder nicht, beziehungsweise wann er sie wieder weiter abwickeln muß.

Bei chronischen Obstipationen wendet man die heiße Rolle mit gutem Erfolg im Sinne der *Segmenttherapie* (also ähnlich wie die Bindegewebsmassage) an. Hierbei sollte aber grundsätzlich die Leber mitbehandelt werden, weil Obstipation und Leberfunktionsstörungen oft miteinander in Zusammenhang stehen.

Auch bei funktionellen Störungen der Unterleibsorgane hat sich die segmentale Anwendung gut bewährt.

Breiumschläge (Kataplasmen)

Als Hausmittel seit langer Zeit bekannt sind Breiumschläge verschiedener Art. Sie dienen ebenfalls der örtlichen Wärmezuführung und sind überall da angezeigt, wo man feuchte Hitze über längere Zeit auf den Körper einwirken lassen will. Am leichtesten herzustellen sind Umschläge oder Packungen aus Kartoffeln, da diese im Hause fast immer vorrätig sind.

Kartoffelbreiumschlag: man kocht Kartoffeln in der Schale, gießt das Wasser ab, schlägt die Kartoffeln in ein dem Behandlungsgebiet entsprechend großes Tuch (Handtuch, Serviette, Leinenbeutel) ein und zerstampft sie in dem Tuch zu Brei.

Zwischen Haut und Umschlag legt man ein (eventuell mehrfach gefaltetes) trockenes Zwischentuch. Je dicker das Zwischentuch, desto langsamer wirkt die Hitze ein. Nach dem Auflegen deckt man den ganzen Umschlag mit einem Flanell- oder Frotteetuch ab. Der Umschlag bleibt so lange liegen, bis die Wärme deutlich nachläßt. Er kann mehrmals erneuert werden. Aus diesem Grunde ist es vorteilhaft, wenn man gleich so viele Kartoffeln kocht, daß sie für zwei gleichgroße Umschläge ausreichen. Ist der erste ausgekühlt, legt man den zweiten auf.

Leinsamenumschlag: Man verwendet hierzu pulverisierten Leinsamen, den man in einen Beutel tut und dann in siedend heißes Wasser legt. Nach kurzer Zeit quillt der Leinsamen zu einer breiartigen Masse auf. Den Beutel schlägt man in ein Flanelltuch und legt ihn dann auf den Körper. Zwischen Haut und Beutel appliziert man ein trockenes Zwischentuch. Auch bei dieser Anwendung verwendet man möglichst 2 Beutel, die man wechselweise auflegen kann.

In der gleichen Weise lassen sich aus *Bockshornklee* und *verschiedenen Kräutern* Umschläge herstellen.

Heusack

In der KNEIPPschen Heilmethode hat der Heusack einen festen Platz als Wärmeträger eingenommen.

Gewöhnlich benutzt man einen Beutel aus Leinen oder Nessel in gewünschter Größe, füllt ihn mit Heublumensamen ca. 6 cm dick an und verschließt ihn. Ein so gefertigter Heusack ist mehrfach wiederverwendbar. Es sind aber auch fertig

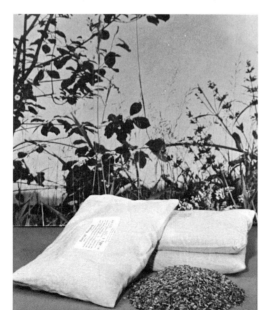

Abb. 65: Fertig gefüllte Heusäcke sind in verschiedenen Größen erhältlich.

vorbereitete Heusäcke im Handel erhältlich (Abb. 65). Weiterhin werden *Einmal-Heusäcke* angeboten, bei denen die Heublumensamen in Vliespapierbeuteln eingenäht sind.

Die *Erwärmung* des Heusacks geschieht zweckmäßigerweise mit Dampf. Während in größeren Einrichtungen dafür spezielle Dampfkammern vorhanden sind, bedient man sich im Einzelfall eines Kartoffeldämpfers oder eines ausreichend großen Topfes. In diesen Topf legt man 2 gleichgroße Steine (z. B. Ziegelsteine) und darüber einen Rost oder ein rostartiges Gestell aus Draht. Man gibt in den Topf etwas Wasser, das aber den Rost nicht erreichen darf, auf den man den mit Wasser benetzten Heusack legt. Der Topf wird gut zugedeckt und das Wasser zum Kochen gebracht. Der aufsteigende Dampf erhitzt den Heusack intensiv.

Der Heusack wird dem Topf entnommen und mit einem Gummituch oder einer Wolldecke umhüllt, damit er nicht auskühlt, zum Patienten gebracht. Ein Ausdrücken des Heusackes ist nicht erforderlich.

Zwischen Heusack und Haut wird ein trockenes Zwischentuch gelegt, das nach allen Richtungen ein paar Zentimeter größer als der Heusack sein soll. Dann wird der Heusack, der eine Temperatur von etwa 45° C aufweist, aufgelegt. Wird er vom Patienten als zu heiß empfunden, nimmt man ihn zum Abkühlen noch einmal ab und schwenkt ihn, an zwei Zipfeln fassend, kurz hin und her. Dabei wird der Inhalt von der durchströmenden Luft etwas abgekühlt. Dann legt man ihn erneut auf und gibt dem Patienten Gelegenheit sich an die Hitze zu gewöhnen. Das erreicht man durch mehrmaliges kurzes Auflegen und Abnehmen. Man deckt den Heusack zunächst nur lose ab. Erst wenn die Hitze für den Patienten erträglich geworden ist, wickelt man ihn fest ein. Der Heusack kann bis zu 1 Stunde liegenbleiben.

Er hat sich vor allem *als schmerzstillendes Mittel bewährt* bei Gallen-, Nieren-, Darmkoliken, chronischen Entzündungen im Magen-Darmtrakt, chronischen rheumatischen Beschwerden und M. Bechterew.

Turbatherm

Turbatherm ist ein Trockentorf-Granulat, das mit Kohlenhydraten und thermophilen Bakterien angereichert ist.

Bei Kontakt mit Wärme und Wasser vermehren sich die Bakterien, verarbeiten die Kohlenhydrate und erzeugen selbst Wärme. Dieser Prozeß dauert länger als 24 Stunden, so daß Turbatherm sehr gut für *Dauerpackungen* geeignet ist. Solche Dauerpackungen sind u. a. angezeigt im Frühstadium der Kinderlähmung, das von erheblichen Schmerzen begleitet ist, die auf Wärme aber gut ansprechen.

Die *Zubereitung* erfolgt folgendermaßen: das Turbatherm wird mit 55° C heißem Wasser durchfeuchtet, beispielsweise in einer großen Schüssel. Diese läßt man, gut mit Wolldecken abgedeckt, über Nacht stehen. Während dieser Zeit entwickelt sich in der Masse eine Temperatur von etwa 65° C, die – je nach Dicke der Schicht – bis zu 48 Stunden gehalten werden kann. Dann füllt man das Material in Beutel, deren Größe dem Bedarf jeweils angepaßt ist. Die Turbatherm-Packung legt man in einer Dicke von 8–10 cm an und packt sie, nachdem man den Patienten an die Hitze gewöhnt hat, fest in Wolldecken ein.

Je nach Indikation und Verträglichkeit bleibt die Packung bis zu Stunden oder (bei Poliomyelitis) auch einen Tag liegen.

Die *speziellen Indikationen* sind ähnlich denen des Heusacks. Auch als Vorbehandlung zur Mobilisierung versteifter Gelenke sowie zur Dehnungsbehandlung von Kontrakturen werden Turbathermpackungen empfohlen.

Peloidpackungen

Unter dem Begriff Peloide faßt man Schlamme, Schlicke, Torfe (für welche sich allerdings meist die Bezeichnung Moore eingebürgert hat) und ähnliche Substanzen zusammen, die zu therapeutischen Zwecken verwendet werden. Nach den Begriffsbestimmungen des Deutschen Bäderverbandes sind Peloide folgendermaßen definiert:

»Peloide sind durch geologische oder geologische und biologische Vorgänge entstandene anorganische oder organische Stoffe, die entweder bereits von Natur aus feinkörnig vorliegen oder durch einfache Aufbereitung in feinkörnigen beziehungsweise fein zerkleinerten Zustand gebracht werden und in der medizinischen Praxis in Form von schlamm- oder breiförmigen Bädern oder Packungen Verwendung finden. Peloide können in der Natur sowohl wasserhaltig, als auch trocken vorkommen.

Ihre krankheitsheilenden, -lindernden oder -verhütenden Eigenschaften sind durch wissenschaftliche Gutachten eines Balneologischen Instituts oder eines anerkannten Balneologen nachzuweisen.

Sie müssen sich ebenso wie die Heilwässer und -gase durch besondere Wirkungen auf den menschlichen Organismus bewährt haben. Ihre chemischen und physikalischen Eigenschaften sind durch »Peloidanalysen« nachzuweisen und durch Kontrollanalysen laufend zu überprüfen.

Von jedem Peloid, das nach einer Lagerzeit von mindestens 10 Jahren erneut einer balneotherapeutischen Verwendung zugeführt werden soll, müssen Sonderuntersuchungen durchgeführt werden.

Peloide im balneologischen Sinne werden geologisch-genetisch in »aquatische« und »terrestre« Lockersedimente eingeteilt.«

Zu den »aquatischen« Lockersedimenten (Unterwasserablagerungen) gehören die Torfe (Niedermoor- oder Hochmoortorf, Moorerde), die überwiegend organischer Herkunft sind, und die Schlamme (sowie Schlicke), die je nach ihrer Herkunft entweder vorwiegend anorganische oder organische Bestandteile aufweisen. Die Schlamme unterteilt man in

bituminöse Schlamme	(Sapropel, Gyttja)
Tonschlamme	(Schweb, Schluff)
Kalkschlamme	(Seekreide, Alm)
Kieselschlamme	(Diatomeen-, Radiolarien-, Spongiengur)
Schlicke	(Süßwasser-, Salzwasserschlicke)
Sonderschlamme	(Sulfid-, Ocker-, Phosphat-, Schwefelschlamm).

Die »terrestren« Lockersedimente (mineralische Verwitterungsprodukte) sind zum Teil auch als Heilerden bekannt. Zu ihnen gehören Ton, Lehm. Mergel, Löss und vulkanischer Tuff.

Wie aus der Definition der Peloide hervorgeht, werden sie in der Hydro- und Balneotherapie in Form von breiigen Bädern oder Packungen verabfolgt, wobei die Anwendung als Bad oder als Packung sich nach der Konsistenz, d. h. je nach dem Grad des Wasseranteils, richtet. Die Heilerden spielen in der Naturheilkunde eine große Rolle, insbesondere in dem Behandlungsverfahren nach KNEIPP und »Lehmpastor« FELKE.

Die *Wirksamkeit* der Peloide beruht überwiegend auf ihren thermophysikalischen Konstanten. Insbesondere die den »aquatischen« Lockersedimenten zuzurechnenden Schlamme (Schlicke) und Torfe sowie ihnen vergleichbare breiförmige Aufbereitungen von Zermahlungsprodukten vulkanischen Tuffs zeichnen sich durch *hohe Wärmekapazität bei niedrigem Wärmeleitvermögen* aus, d. h. sie geben über längere Zeit eine gleichmäßige, gut verträgliche Wärmemenge ab. Sie erwärmen sich langsamer als Wasser und haben einen geringen Wärmeverlust, d. h. sie bleiben länger heiß.

Die Frage, ob den Peloiden aufgrund ihrer breiigen Konsistenz und ihres Gewichts möglicherweise eine eigene *mechanische Wirkung* zukommen kann, darf für das breiförmige Bad bedingt bejaht, sollte aber bezüglich der therapeutischen Auswirkungen nicht allzu hoch veranschlagt werden. Die erhebliche Viskosität eines Peloidbreibades wirkt als Widerstand gegen Bewegungen und zwar aus jeder Ausgangslage (Abb. 66). Für die Überwindung des zähen Widerstandes im Moorbreibad ist ein erheblicher Kraftaufwand erforderlich. Allerdings werden Moorbäder üblicherweise nicht gleichzeitig für eine Bewegungsbehandlung mit Widerstandübungen benutzt. Bei Packungen wird die erhöhte Gewichtslast vom Patienten zwar registriert, doch hat sie praktisch keine Auswirkungen, da bei den üblichen Schichtdicken durch den Auflage-

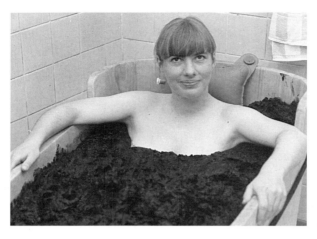

Abb. 66: Moorbreibad.

druck keine druckpassiven Einschränkungen der Hautdurchblutung zu erwarten sind. Es werden immer wieder *chemische Einflüsse* bei der Anwendung von Peloiden diskutiert. Für die in ihnen enthaltenen Mineralstoffe liegt der Angriffspunkt ihrer Wirkung vorrangig in der Haut, d. h. sie können bei entsprechender Konzentration eine Hautreizwirkung entfalten. Daneben enthalten die organischen Peloide aber eine Reihe weiterer Stoffe, die möglicherweise resorbiert werden können. Von diesen beanspruchen hormonartige, östrogen wirksame Substanzen, wie sie vor allem in Torfen, allerdings in unterschiedlicher Konzentration nachgewiesen sind, bevorzugtes Interesse. Insgesamt sind aber die Mengen dieser Verbindungen in den Badetorfen so gering, daß die selbst nach wiederholter Breibadanwendung beobachteten östrogenartigen Effekte einer solchen Badekur nicht als Ausdruck einer durch Resorption zustande gekommenen Östrogensubstitutionswirkung anzusehen sind. Vielmehr sind die östrogenartigen Wirkungen ausgelöst durch die thermischen Einflüsse im Rahmen einer vegetativ-hormonalen Gesamtumschaltung. Für Peloidpackungen, die nur einen begrenzten Teil der Körperoberfläche bedecken, hat eine mögliche Resorption solcher Substanzen praktisch keine Bedeutung. Auch weitere, bisher den chemischen Einflüssen der Peloide zugeschriebene Effekte sind nicht in letzter Konsequenz gesichert, sie sind zum Teil durch Bäder mit andersartigen Zusätzen oder durch chemisch völlig inerte, paraffinhaltige Packungen ebenfalls auszulösen. Die durch den Vertorfungsprozeß im Torf entstandenen *Huminsäuren* sind hochgequollene Gele, die zur Wasserkapazität und zur plastischen Konsistenz dieses Peloids beitragen. Sie wirken adstringierend auf die Haut, fördern die Entquellung, doch dürfte ihnen darüber hinausgehend keine weitere Einflußnahme zukommen.

Nicht selten wird bei der Besprechung von Peloidwirkungen der Begriff der *Sorption* ins Gespräch gebracht. Man versteht darunter das Herauslösen von Stoffen aus der Haut. Abgesehen davon, daß die Sorption die mögliche perkutane Resorption von Peloidinhaltsstoffen hemmt, ist die therapeutische Bedeutung der sorptiven Effekte von Peloiden bisher noch keinesfalls als hinreichend geklärt anzusehen.

Die Vielzahl der unterschiedlichen Peloide, die besonders an ihren Fundorten (Meeresschlick an der Nord- und Ostseeküste, Limanschlamme an der Schwarzmeerküste, Schwefelschlamme in verschiedenen Kurorten) zu Pak-kungen benutzt werden, kann an dieser Stelle nicht näher vorgestellt werden (vergleiche auch Moor-, Schlamm-, Schlickbäder S. 163 ff.). Vielmehr kommt es darauf an, Herkunft, Art, Aufbereitung und Anwendung derjenigen Materialien vorzustellen, die in medizinischen Badebetrieben, Kliniken, Kranken-gymnastik- und Massagepraxen überwiegend Verwendung finden.

Fangopackungen

Das Wort »fango« findet sich sowohl im Italienischen, als auch im Spanischen und bedeutet »heilkräftiger Schlamm«. Es hat sich eingebürgert, unter diesem Ausdruck solche Schlamme zusammenzufassen, die überwiegend von minera-lischer Substanz und vulkanischer Herkunft sind. An Orten, wo diese Mineral-schlamme ständig durch Thermalwasser erwärmt werden, hat ihre Nutzung zu Packungen (und Bädern) eine zum Teil jahrtausendealte Tradition. Beispiels-weise erwähnt LIVIUS (59 v. Chr. – 17 n. Chr.) bereits die heißen Schlammvor-kommen unweit Padua im Bereich der Euganeischen Hügel, denen die Kurorte Abano, Montegrotto und Battaglia-Galzignano ihren heutigen internationalen Ruf verdanken. Zum Versand wird der dort aus vulkanisch gespeisten Teichen herausgebaggerte anorganische Fangoschlamm getrocknet und als Sackware geliefert.

Seit etwa 1908 wird in der Umgebung von Bad Neuenahr ein eingetrockneter vulkanischer (anorganischer) Schlamm abgebaut. Das Material wird zerklei-nert, getrocknet, feinst vermahlen (mittlerer Korndurchmesser etwa 0,036 mm) und bei 300° C sterilisiert. Es wird unter dem Namen *Eifelfango* in Papiersäcken – zu Großabnehmern in Containern – versandt.

Durch Feinstvermahlung vulkanischen Gesteins aus dem Bereich des Kaiser-stuhls wird ein weiteres Fangopulver gewonnen, das als *Vulkanit* im Handel ist. Zu erwähnen ist auch der sogenannte *Jurafango,* er wird seit 1934 bei Bad Boll abgebaut. Ausgangsmaterial des Zermahlungsproduktes ist ein Posidonien-schiefer mit deutlich organischem Anteil.

Aus Pistyan, einem seit Jahrhunderten bekannten tschechoslowakischen Heilbad im Waagtal mit Schwefelschlammvorkommen, wird ebenfalls Fangopulver als Sackware exportiert.

Für die häusliche Anwendung kann entweder das Fangopulver in entsprechender Menge mit Wasser (etwa im Verhältnis 1:0,4) in einem Topf angerührt und erhitzt werden, oder man bedient sich handelsüblicher *Fangokompressen*. Bei diesen ist eine geringe Menge Fangopulver zwischen Watteschichten eingestreut. Eine Umhüllung aus Gaze hält die Schichten zusammen. Die Erhitzung dieser Fangokompressen erfolgt durch Eintauchen in heißes Wasser. Nach leichtem Ausdrücken werden sie so heiß wie verträglich aufgelegt und mit Folie, Leinen und Wolltuch umhüllt. Nach Gebrauch getrocknet, sind die Kompressen mehrfach wiederverwendbar.

Als Faßware kommt ein organischer Binnenseeschlamm zum Versand, der aus einer mehrere Meter dicken Ablagerung vom Seegrund bei Schollene in der Mark Brandenburg (DDR) stammt. Diese *»Schollener Pelose«* ist von blaugrauer Farbe und guter plastischer Konsistenz. Sie wird dem Faß in erforderlicher Menge entnommen und gewöhnlich unverdünnt erhitzt.

Fertigpackungen

Moor-(Torf-)packungen unabhängig vom Gewinnungsort und von einer umständlichen Lagerhaltung anzuwenden, gestatten *Einweg-Naturmoorpakkungen*. Bei ihnen ist ein leicht verfestigter Torf in etwa 0,5 cm dicker Schicht in eine mit Vliespapier auf der Auflageseite versehene Packung eingearbeitet. Diese Umhüllung behindert weder den Wärme- noch einen Stoffaustausch mit der Haut. Mehrere dieser Packungen werden in eine Plastikfolie eingeschweißt versandt und sind in dieser Folie über lange Zeit lagerfähig. Die Einweg-Naturmoorpackung wird in einem besonderen Erwärmungsgerät erhitzt, wobei durch geringe Feuchtigkeitsbeigabe ein Austrocknen des Torfes während des Erhitzungsvorganges vermieden wird. Weil die Packung während der Anlagezeit dagegen etwas austrocknet, wird der Torf bröckelig und die ursprünglich glatte Schicht in der Packung zerfällt. Dadurch ist eine Wiederverwendung der Packung in der üblichen Form nicht möglich.

Eine Variante dieses Vorgehens stellen die *Einweg-Naturmoorpackungen ascend* dar (Abb. 67). Hier liegt im Prinzip das gleiche Packungsmaterial – das in mehreren Größen erhältlich ist – vor. Die Erwärmung der bei Zimmertemperatur angelegten Packung erfolgt hierbei jedoch nicht in einem besonderen Erwärmungsgerät, sondern durch Auflegen eines heißen Wärmeträgers. Dieser Wärmeträger besteht aus einem wiederverwendbaren, mit Moor gefülltem Plastikbeutel, der dann im Wasserbad auf ca. 60° C erhitzt wird. Durch diesen Wärmeträger wird die Naturmoorpackung ascend im Verlauf von etwa 2 Minu-

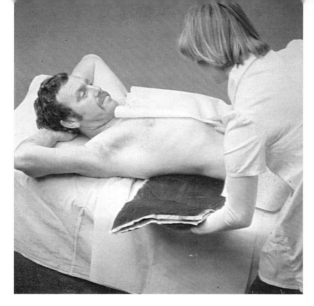

Abb. 67: Anlegen einer Einweg-Naturmoorpak-kung ascend (Moorpak-kung und gesonderter Wärmeträger).

ten auf mehr als 45° C »ascendierend« erwärmt. Es kommt dadurch zu keinem, wie sonst gelegentlich beim Auflegen von heißen Packungen vom Patienten als unangenehm empfundenen »Hitzeschock«. Die aus dem Wärmeträger lang anhaltend nachströmende Wärme hält die dünne Naturmoorpackung lange Zeit (mehr als 30 Minuten) im therapeutisch optimalen Temperaturbereich. Selbstverständlich werden die angelegten Packungen einschließlich des Wär-meträgers durch Leinentuch und Wolldecke vor Wärmeverlusten nach außen geschützt und gleichzeitig am zu behandelnden Körperteil fest anmodelliert. Ein rationelles Arbeiten gestatten auch die Hydrocollator-Steam-Packs. Die-ses aus den USA stammende Verfahren zur lokalen Wärmeapplikation bedient sich Packungen, bei denen ein Silikatgel in abgesteppte Stoffhüllen gefüllt ist. Es besteht die Auswahl zwischen verschieden großen und auch unterschiedlich geformten Packungen (Abb. 68). Die Steam-Packs werden in einem fahrbaren,

Abb. 68:   Hydrocollator-Steam-Pack. (Unterschiedliche Applikationsformen)

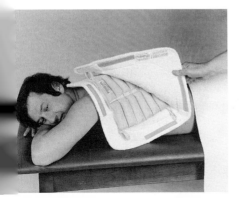
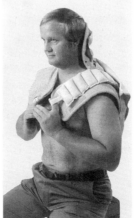
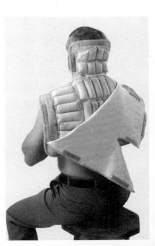

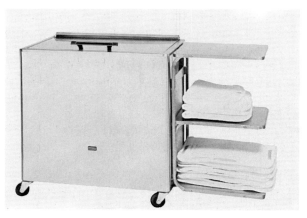

Abb. 69: Fahrbares Erwärmungsgerät für Hydrocollator-Steam-Packungen mit Ablageflächen.

thermostatisch gesteuerten Aufbereitungsgerät erhitzt und vorrätig gehalten (Abb. 69). Zur Anwendung werden die Packungen in besondere Frotteetaschen gegeben (oder mit einem Frotteetuch umhüllt) und aufgelegt. Applikationsdauer etwa 20–30 Minuten bei guter Abdeckung nach außen. Die vielfach wiederverwendbaren Packungen werden nach Gebrauch in das Aufbereitungsgerät, die Frotteeumhüllungen in die Wäscherei gegeben.

Zubereitung und Anlage von Peloidpackungen

Soweit nicht bereits im vorigen Abschnitt bei einigen besonderen Packungsarten beschrieben, soll hier der Umgang mit den gebräuchlichsten Peloiden zu Packungszwecken geschildert werden.

Torf (Moor) wird in größerem Umfang in Kurorten zu Packungen bereitet. Der feuchte Torf wird dazu in sogenannten Moormühlen vermahlen, so daß eventuell nicht völlig vertorfte Bestandteile zerkleinert werden. Das Material wird danach mit einer entsprechenden Menge Wasser versetzt, so daß eine breiförmige Konsistenz entsteht, und dann auf ca. 50–60° C erhitzt. Nach Entnahme aus dem Aufbereitungsgerät wird der heiße Torfbrei gewöhnlich in einem Eimer oder ähnlichem Gefäß zur Patientenliege transportiert. Üblicherweise hat man diese Ruheliege für die Packung bereits vorbereitet: Zunächst wird eine Wolldecke und darüber ein Leinentuch auf der Liege ausgebreitet. Dann legt man darauf ein entsprechend großes Gummituch oder eine Plastikfolie und anschließend ein gewaschenes, vom Torf bereits verfärbtes Leinentuch. Auf dieses Tuch wird der Torfbrei in etwa 3 cm dicker Schicht in der Größe des zu behandelnden Körperabschnittes aufgetragen. Man prüft danach mit dem eigenen Handrücken die Temperaturverträglichkeit. Gegebenenfalls muß noch eine kurze Zeit abgewartet werden, bis die Packung auf die zumutbare Temperatur von etwa 45° C abgekühlt ist. Dann reibt man den Patienten an dem zu behandelnden Körperteil mit etwas Torfbrei ein, um ihn auf die Temperatur vorzubereiten und läßt ihn sich in die Packung legen.

Jetzt »modelliert« man die Packung an, so daß der erkrankte Körperteil ringsum gut von Torfbrei bedeckt ist. Danach schlägt man das breite Leinentuch und dann das Gummituch um den Körper und sorgt dafür, daß die Packungsmasse sich gleichmäßig an den Körper anschmiegt und nirgends herausquillt. Zuletzt führt man das äußere Leinentuch und die Wolldecke um den Körper herum und packt den Patienten damit fest ein. Nur wenn der Kranke, was im Einzelfall vorkommen kann, über Beklemmungsgefühle durch diese »Fesselung« klagt, wird die Umhüllung über der Brust gelockert und aufgeschlagen.

Im Durchschnitt bleibt der Patient 30 Minuten in der Packung liegen. Besonders bei größeren Anwendungen kommt es schon in dieser Zeit zu einem kräftigen Schweißausbruch. Der Schweiß muß vom Gesicht des Patienten regelmäßig durch den Behandler abgetupft werden. Nach der Packung wird warm abgeduscht oder ein kurzes warmes Reinigungsbad genommen (Abb. 70). Zugedeckt schließt sich eine möglichst mehr als 30 Minuten *dauernde* Nachruhe an. Bei guter Verträglichkeit kann die Packung kurmäßig täglich mit neuem Material wiederholt werden.

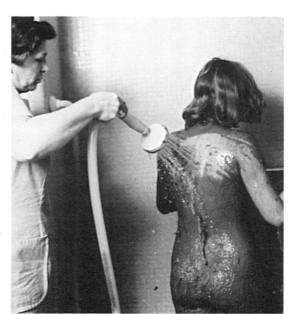

Abb. 70: Reinigung nach einem Moorbad oder nach einer Peloidpackung.

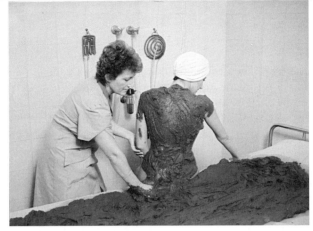

Abb. 71a: Nachdem der Patient zur Temperaturgewöhnung am Rücken mit heißem Fangobrei eingestrichen ist, kann er sich in die vorbereitete Packung legen.

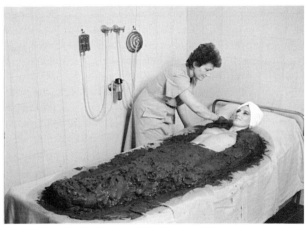

Abb. 71b: Anschließend wird der Patient mit Fangobrei bedeckt und danach mit Laken und Wolldecke eingewickelt.

Fangopackungen werden im Grundsatz in ähnlicher Weise wie Torfpackungen bereitet. das trockene Pulver wird in besonderen thermostatisch gesteuerten Rührwerken etwa im Verhältnis 1:0,4 mit Wasser zu einem pastenartigen Brei gemischt und erhitzt. Entnahmen aus den Rührwerken entweder durch Schöpfkelle oder – heute überwiegend üblich – über einen mit Schieberventil versehenen Auslaßstutzen. Transport mit Eimer zum vorbereiteten Ruhebett des Patienten. Weiteres Vorgehen analog demjenigen, wie bei den Torfpackungen oben beschrieben (Abb. 71a–b).

Nach Gebrauch sollte das Fangomaterial zur Abfallbeseitigung gegeben werden, zumal eine Wiederverwendung bei verschiedenen Personen aus hygienischen Gründen nicht zulässig ist, da die alte Packung nicht desinfiziert werden kann.

Eine Wiederverwendung bei dem gleichen Patienten für weitere Anwendungen ist allerdings dann gestattet, wenn das Material bis zur erneuten Benutzung in einem namentlich gekennzeichneten Behälter (z. B. Plastikeimer) aufbewahrt wird. Die Erhitzung kann dann, wenn aus diesem Fango erneut eine Packung bereitet werden soll, in einem Wasserbad geschehen. Um wieder eine salbenartige Konsistenz zu erhalten, ist allerdings ein erneuter Wasserzusatz erforderlich.

Paraffinpackungen

Auch wenn Paraffinpackungen und die anschließend zu besprechenden Peloid-Paraffin-Gemische keine hydrotherapeutischen Verfahren im eigentlichen Sinne darstellen, so müssen sie nicht nur aus dem Grunde Erwähnung finden, weil sie in medizinischen Badeabteilungen häufig verabfolgt werden, sondern auch, da sie in ihrer Anwendungs- und Wirkungsweise den anderen, oben beschriebenen Packungen in vielerlei Hinsicht vergleichbar sind.

Die *Wirkung* der Paraffinpackungen ist eine rein thermische. Paraffin ist ein relativ schlechter Wärmeleiter im Verhältnis zum Wasser und zu wasserhaltigen Packungssubstanzen. Es gibt die Wärme nur langsam an den Körper ab. Infolge dieses geringen Wärmeleitvermögens lassen sich Paraffinpackungen mit höherer Temperatur anwenden als wasserhaltige (Torf-, Fango-) Packungen. Hinzu kommt, daß bei besonderen Auftragungsweisen des Paraffins, z. B. durch Aufpinseln, die erste dünne Schicht des Materials sofort abkühlt und dann eine gewisse Isolierwirkung gegenüber dem Wärmefluß aus weiteren aufgetragenen Paraffinschichten darstellt.

Wichtig ist, daß bei der Verwendung von Paraffin kein Wasser mit der flüssigen Masse in Verbindung kommt, da das Material dadurch verändert wird. Auch kann durch Wasser der Wärmeübergang in die Haut ungünstig beeinflußt werden.

Die *Anwendung* des Paraffins zur Packung kann in sehr unterschiedlicher Weise erfolgen.

Besonders zur Gelenkbehandlung kommen speziell gefertigte Beutel zum Einsatz, in welche das flüssige Paraffin eingegossen wird. Für die Behandlung von Füßen und Händen können Packungen durch wiederholtes Eintauchen in ein Paraffin-Teilbad hergestellt werden. Weiterhin besteht die Möglichkeit eine Paraffinpackung durch Aufpinseln oder Aufspritzen des flüssigen Materials zu bereiten.

Zur Anwendung eines *Paraffin-Teilbades* benutzt man heute genau auf die vorgesehenen Temperaturgrade einzustellende, thermostatisch regulierte Erwärmungsgeräte mit einer entsprechenden Teilbadewanne (Abb. 72). Es wird unterschiedlich grädiges Paraffin, vorwiegend aber Paraffinum durum DAB 7 mit einem Schmelzpunkt von etwas über 50° C verwendet. Darüber

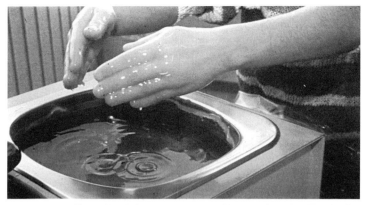

Abb. 72: Paraffin-Teilbad. (Beachte den Paraffinmantel an den Händen.)

hinaus kann für besondere Anforderungen der Schmelzpunkt der Substanz durch Beigabe von niedriger- oder höhergrädigem Paraffin verändert werden und dadurch eine Anpassung der Anwendungstemperatur an die jeweiligen Erfordernisse erfolgen. Bei einer Temperatur von etwa 52° C ist ein kurzes Eintauchen der Hand oder des Fußes durchaus üblich. Beim Herausnehmen verbleibt auf der Haut ein anfangs dünner, nach mehrmaligem, im Abstand von 2–3 Minuten wiederholtem Eintauchen aber zunehmend dicker werdender Paraffin-Überzug. Dieser geschmeidige Überzug wird besonders an der Hand dann nicht nur zum Wärmen, sondern auch zur Bewegungsbehandlung ausgenutzt. Nachdem man etwa 5 Minuten die Erwärmung durchgeführt hat, wird der Paraffinhandschuh, der jetzt zu erstarren beginnt, abgestreift und als Knetmasse für die nachfolgende Übungsbehandlung benutzt. Je nach Bedarf kann der geschilderte Vorgang mehrfach wiederholt werden.

Bei einem anderen Vorgehen, dem *Aufpinseln,* bedient man sich ebenfalls geschmolzenen Paraffins im vergleichbaren Temperaturbereich. Zum Aufpinseln benutzt man einen flachen Pinsel, der keine Metallteile besitzen soll (das Metall als guter Wärmeleiter könnte eine Verbrennungsgefahr beinhalten). Mit raschen Strichen trägt man eine dünne Schicht Paraffin auf die Haut auf. Diese Schicht erstarrt bereits während des Aufpinselns. Über die erste Schicht pinselt man noch 5–6 weitere und packt das Ganze in Gummituch ein und wickelt eine Wolldecke herum. Falls nötig, befestigt man die Packung mit einer Binde.

Beim Auftragen der ersten Schicht empfindet der Patient die hohe Temperatur nicht sonderlich stark, da die dünne Bedeckung ja nur eine geringe Wärmekapazität beinhaltet. Erst wenn weitere Schichten aufgetragen werden, stellt sich ein zunehmendes Hitzegefühl ein. Verbrennungen kommen aber nicht vor, wenn eine gewisse Maximaltemperatur des Paraffins nicht überschritten wird. Man kann bei 60–65° C Paraffintemperatur mit dem Aufpinseln beginnen, da das Material am Pinsel stark abkühlt, so daß es nur mit ungefähr 52° C noch auf die Haut kommt.

Paraffin kann auch geschmolzen und dann *zu Schaum geschlagen* werden. Dieser Schaum wird aufgetragen oder aufgeschmiert. Beim Schaumschlagen, welches maschinell oder auch manuell durchgeführt wird, erfolgt eine Luftbeimengung in das Paraffin. Die Wärmeleitung und -kapazität werden dadurch herabgesetzt. Hitzeempfindliche Patienten vertragen den Paraffinschaum oft besser als andere Anwendungsformen.

Bei ausgedehnten Paraffinpackungen oder Paraffin-Ganzpackungen kann das flüssige Paraffin auch *aufgespritzt* werden. Dafür sind jedoch besondere Sprühapparate erforderlich. Das Verfahren ist zwar relativ mühelos und geht rasch, jedoch kühlt das Paraffin beim Aufsprühen sehr schnell ab. Aus diesem Grunde muß es bei diesem Vorgehen auf ca. 80° C erhitzt werden, damit es noch ausreichend warm auf den Körper gelangt.

Ist das Paraffin in einer Schicht von einigen Millimetern aufgetragen, so packt man das Ganze ebenfalls mit Gummituch und Wolldecke ein.

Peloid-Paraffinpackungen

Sie haben eine außerordentliche Verbreitung gefunden und sind in der Mehrzahl aller medizinischen Badebetriebe und vergleichbarer Einrichtungen im Gebrauch.

E. HESSE entwickelte Anfang der 50er Jahre ein Packungsmaterial, das neben Paraffinen verschiedener Schmelzpunkte trockenes Fangopulver aus Battaglia enthält sowie einen Stabilisator, der im geschmolzenen Zustand eine zu starke Sedimentation des Fangopulvers verzögert. Dieses unter dem Namen Parafango di Battaglia (später Parafango Battaglia) eingeführte Präparat fand aus mehreren Gründen rasch Eingang in die Therapie. Einmal weist es nämlich außerordentlich günstige thermophysikalische Eigenschaften auf. So ist es als ca. 2 cm dicke Schicht nach Entnahme aus dem Aufbereitungsgerät deutlich heißer als wasserhaltige Substanzen anzulegen, nämlich mit gut 50° C, besser noch mit 51–52° C. Es kühlt dann während der üblichen Packungsdauer von 20–30 Minuten kaum ab, da bei etwa 50° C die sogenannte Schmelzwärme bei der Kristallisation der Paraffine freigesetzt wird. Die Kurve des Temperaturverlaufs zeigt deshalb eine sogenannte »Plateaubildung« und erst nach Ablauf der normalen Packungszeit einen Abfall (Abb. 73).

Die Beigabe von feinstkörnigem Peloidpulver zu den Paraffinen ist insofern von Vorteil, da es die Modellierbarkeit der Packung günstig beeinflußt, auch positive Auswirkungen auf das thermophysikalische Verhalten des Materials hat.

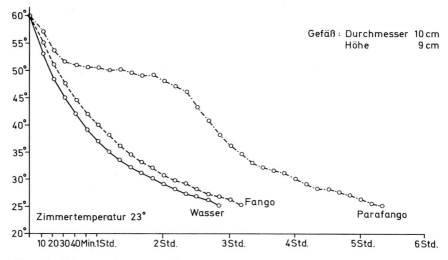

Abb. 73: Abkühlungskurven von Wasser, wasserhaltigem Fangobrei und einem Fango-Paraffin-Gemisch. Beachte die »Plateaubildung« der Kurve des Fango-Paraffin-Präparates (nach JAHNKE 1953)

Ein weiterer Vorteil der Peloid-Paraffinpackungen ist, daß sie unter bestimmten Bedingungen zur Wiederverwendung auch bei verschiedenen Patienten zugelassen sind. Dadurch wird ein außerordentlich wirtschaftliches Arbeiten mit diesen Peloidgemischen möglich: Eine umfangreiche Lagerhaltung entfällt ebenso wie eine tägliche Abfallbeseitigung. Die Bedingungen für die Wiederverwendbarkeit von Peloid-Paraffingemischen – inzwischen ist eine Vielzahl von Moor-Paraffin-, Fango-Paraffin-, auch Moor- und Fango-Paraffin-Präparaten auf dem Markt – sind folgende: Insgesamt bis zu dreißigmalige Wiederverwendung des Materials, wenn es nach der Abnahme vom Patienten vom anhaftenden Schweiß und von sichtbaren Verunreinigungen befreit und durch Erhitzen auf 130° C über mindestens 20 Minuten desinfiziert, d. h. frei von aktiven Krankheitskeimen gemacht wurde. Eine Sterilisation (d. h. Beseitigung sämtlicher Mikroorganismen, einschließlich deren Sporen) ist bei dem verwendeten Packungsmaterial jedoch nicht erforderlich und auch bei den einzuhaltenden Temperaturen nicht möglich. Insofern ist der Hinweis »Sterilisation«, der sich auf vielen Aufbereitungsgeräten findet, irreführend. Pakkungsmaterial, welches mit den Ausscheidungsöffnungen oder Fußsohlen des Patienten in Berührung gekommen ist, muß verworfen, darf also nicht wieder verwendet werden.

Peloid-Paraffinpackungen entfalten ihre therapeutischen Wirkungen allein im thermophysikalischen Bereich. Die Resorption möglicherweise in ihren Beimengungen (Torf, Fango) enthaltener Stoffe wird durch das Paraffin absolut ausgeschlossen. Sämtliche Stoffpartikel werden in der Masse vollständig von Paraffin umschlossen, das letztlich auch die Kontaktfläche zum Körper darstellt.

Zubereitung von Peloid-Paraffinpackungen

Selbstverständlich kann ein Peloid-Paraffingemisch zur Herstellung der Packung auch in einem Topf auf dem Herd bei ständigem Umrühren geschmolzen und dann in etwa 2 cm dicker Schicht auf einer Folie (die den Transport zum Patienten erleichtert) ausgegossen werden. Insgesamt ist dieses Verfahren jedoch umständlich. Schon früh kamen thermostatisch gesteuerte, auch eine Desinfektion ermöglichende *Erwärmungsgeräte* auf den Markt, die etwa 10–15 l fassen. Aus ihnen wird das geschmolzene Peloid-Paraffingemisch bei etwa 65–70° C mit einer Schöpfkelle entnommen und zur Packung ausgegossen. Diese Erwärmungsgeräte sind jedoch nicht mit einem Rührwerk versehen. Deshalb kann es besonders bei mehrfach wiederverwendetem Material in ihnen zu einem Absetzen des Peloidpulvers kommen, so daß vor der Entnahme ein mühsames Umrühren des Gemisches notwendig wird.

Im Laufe der Zeit setzten sich deshalb – auch in Anpassung an den gestiegenen Verbrauch – mehr und mehr große, z. B. 60 oder 120 Liter fassende, automatisch gesteuerte, mit Rührwerk versehene Erhitzungsgeräte für Peloid-Paraffingemische durch (Abb. 74). Das zur Wiederverwendung in diese Kessel eingegebene Material wird nach entsprechender Schaltung erhitzt, geschmolzen, verrührt und desinfiziert. Da die anschließende Abkühlung des bei diesem

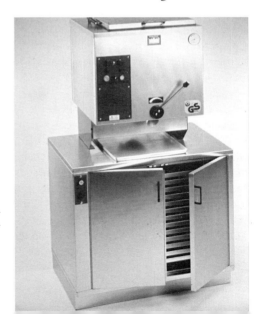

Abb. 74: Aufbereitungsgerät für Peloid-Paraffin-Präparate und Vorrats-Warmhalteschrank.

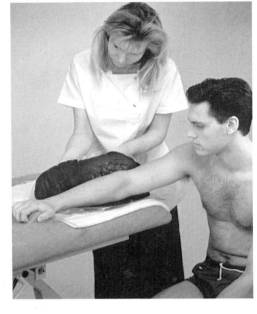

Abb. 75: Anlegen einer Peloid-Paraffinpackung.

Desinfektionsvorgang auf 130° C erhitzten Präparates mehrere Stunden dauert, läßt man ihn üblicherweise abends nach Betriebsschluß anlaufen. Am anderen Morgen steht dann ein Gemisch zur Verfügung, dessen Temperatur annähernd der gewöhnlichen Entnahmetemperatur aus dem Gerät entspricht. Noch flüssig wird das Material entnommen und auf der Folie in ca. 2 cm dicker Schicht zu einer Fläche ausgestrichen. Um eine bis zum Rand gleichmäßig starke Packung zu erhalten, kann man Bleche in Packungsgröße mit entsprechend aufgebördelter Kante benutzen, auf denen zunächst eine Folie ausgebreitet und auf die dann das Peloid-Paraffingemisch gegeben und glattgestrichen wird. In diesem Zustand ist die Packung jedoch noch zu heiß zum Anlegen. Sie muß einige Minuten abkühlen. Bei großer Packungsfrequenz werden zur Beschleunigung des Abkühlvorganges gelegentlich spezielle *Kühltische,* deren Tafel von kaltem Wasser durchflossen wird, eingesetzt. Dieses Vorgehen ist im Hinblick auf die Wärmeentwicklung der Packung insofern nicht günstig, weil die Packung auf der körperfernen Seite abkühlt und ihr hier über Gebühr Wärme schon vor dem Anlegen entzogen wird. Dadurch wird das Wärmereservoir der Packung wesentlich reduziert, die thermophysikalischen Qualitäten des Materials erheblich beeinträchtigt, ebenso die sonst gute Modellierbarkeit ungünstig beeinflußt. Im Grunde ist eine Förderung der Verfestigung der Packungsoberfläche mittels eines *Ventilators* ebenfalls mit Nachteilen bezüglich der Anwendbarkeit der Packung verbunden (zu starker Wärmeverlust, Abnahme der Modellierbarkeit usw.). Auch ohne eine forcierte Abkühlung erreicht die Packung in kurzer Zeit die *Anlegetemperatur.*

Diese läßt sich daran erkennen, daß die zunächst glänzende Oberfläche der Substanz einen matten Überzug bekommt (die oberflächliche Paraffinschicht ist erstarrt) und daß an einer darauf getupften Fingerspitze kein Material mehr haften bleibt. Jetzt wird die Packung mit der Folie zum Patienten gebracht, angelegt, gut anmodelliert und die Umhüllung mit Leinentuch und Wolldecke ausgeführt (Abb. 75).

Die erwähnte *Schichtdicke der Peloid-Paraffinpackungen* von etwa 2 cm ist unbedingt einzuhalten, denn nur so kann die Anwendung auch optimal ihre thermische Wirkung entfalten. Wird nämlich eine Packung, z. B. infolge von Zeitdruck, zu dünnflüssiger Masse oder ungenügender apparativer Ausrüstung nur in ½ cm dicker Schicht bereitet, so ist sie im anlegefertigen Zustand (leicht matte Oberfläche, kein Haften von Material am Finger mehr) großteils – wie Messungen ergeben haben – schon auf 47° C abgekühlt. Sie hat damit ihre *Schmelzwärme* bereits abgegeben und ist nach wenigen Minuten therapeutisch weitgehend wirkungslos!

Vielfach werden, da der Betrieb mit einer Füllung seines Aufbereitungsgerätes pro Tag nicht auskommt, *Vorrats-Warmhalteschränke* für Packungen verwendet. Beispielsweise wird zu Betriebsbeginn das Rührwerk entleert, die entnommenen Packungen in den Wärmeschrank gegeben und im Laufe des Vormittags verwendet. Inzwischen ist das Aufbereitungsgerät wieder neu mit Material beschickt worden, der Erhitzungs- und Desinfektionsvorgang abgelaufen. Die Masse im Gerät kann beispielsweise für die am Nachmittag benötigten Packungen eingesetzt werden. So bestechend die Idee der Warmhalteschränke für Peloid-Paraffinpackungen auch ist, so erfordert sie doch eine einwandfreie Handhabung dieser Vorratsbehälter. Wird deren Thermostat nämlich nur auf 50° C eingestellt, so kühlt die Packung im Schrank zu weit ab, denn sie verliert inzwischen ihre Schmelzwärme. Sie ist dann zwar noch ausreichend plastisch, um anmodelliert zu werden, doch hat sie einen bedeutenden Teil ihrer spezifischen Wärmekapazität bereits verloren. Dementsprechend muß der Thermostat des Warmhalteschranks höher eingestellt sein, so daß die Packung in ihm noch nicht in den Erstarrungsprozeß eingetreten ist, sondern bis zur Entnahme eine glänzende Oberfläche aufweist und bei der Fingerprobe noch Material an der Fingerspitze haften bleibt!

7 Zusammenstellung bevorzugter Indikationen

In den Abschnitten »Hydrotherapeutische Praxis« (S. 54 ff.) und »Praxis der Bäder« (S. 144 ff.) wurde bereits auf die Indikationen und auch auf Kontraindikationen der einzelnen Anwendungen hingewiesen. Damit sollte der typische Anzeigenbereich jeder einzelnen Maßnahme beziehungsweise jedes einzelnen Bades umrissen werden.

In der Praxis stellt sich aber nicht selten auch die umgekehrte Überlegung, nämlich welche Maßnahme für die Behandlung einer bestimmten Erkrankung, eines bekannten Leidens oder einer Behandlung aus anderem Anlaß eingesetzt werden kann. Dafür möchte man möglichst auch noch eine Auswahl treffen und die angebotenen Möglichkeiten auf einen Blick übersehen können.

Diesem vielfachen Leserwunsch wird auf den folgenden Seiten nachgekommen. Es muß jedoch betont werden, daß diese Auflistung nur im Sinne ganz allgemein gehaltener informativer Hinweise zu sehen ist. Bei einem Rückgriff auf die einzelnen Empfehlungen muß eine Vielzahl von Einzelfaktoren dennoch berücksichtigt werden. Allein schon die konstitutionellen Unterschiede der einzelnen Menschen, das Vorherrschen des einen oder des anderen Reaktionstyps und die konditionellen Schwankungen, denen der Mensch unterworfen ist und die im Krankheitsfalle recht erheblich sein können, erfordern eine Bewertung und Berücksichtigung.

Nicht selten kommt hinzu, daß in einem Behandlungsfall mehr als nur ein Krankheitsbild zu berücksichtigen ist. Gerade der ältere Patient weist überwiegend eine Multimorbidität auf. Wie oft liegt beispielsweise neben einem Gelenkrheumatismus ein Herzschaden, neben einer Schlafstörung ein Bluthochdruck oder eine Arteriosklerose, neben einer Neuralgie ein angiospastisches Beschwerdebild vor. Auch wenn es primär ärztliche Aufgabe ist, die dem Einzelfall angepaßte Verordnung zu erstellen, so bleibt aber dem Behandler immer noch die Verpflichtung auf besondere Situationen Rücksicht zu nehmen, besonders hinsichtlich der Dosierung, die er der Konstitution des Kranken und seinem Reaktionsvermögen jeweils anzupassen hat.

Aber nicht nur die in einem Behandlungsfall gleichzeitig, sozusagen nebeneinander bestehenden Beschwerden oder Leiden erfordern eine sorgfältige Auswahl der Maßnahmen und ein subtiles Abstimmen der Dosierung, sondern auch die verschiedenen Stadien ein und desselben Leidens; die während eines Krankheitsverlaufes oftmals erheblich wechselnden Reizzustände können unterschiedliche Anwendungen und abweichende Dosierungen verlangen. Der dem Körper zugeleitete Heilungsreiz muß bezüglich seiner Stärke meist im umgekehrten Verhältnis zum Reizzustand stehen. Es ist in den vorstehenden Abschnitten immer betont worden, daß akute Erscheinungen stets eine schonende Behandlung, d. h. die Auswahl mildwirkender Maßnahmen bei geringer Dosierung verlangen. Subakute Reizzustände sind anfangs genauso wie akute zu behandeln. Erst bei guter Verträglichkeit oder wenn man den Eindruck hat, daß eine Reizgewöhnung eingetreten ist, darf man versuchen, auf stärker wirkende Maßnahmen und kräftigere Dosierungen überzugehen. Stets muß man dem Körper Zeit lassen, den einmal gesetzten Heilungsreiz zu verarbeiten! Das bedeutet: Ausreichende Ruhe nach jeder Behandlung, Vermeiden aller den Reaktionsablauf störenden Einflüsse und oftmals eine nicht zu dichte Behandlungsfolge. Chronische Leiden hingegen, bei denen die natürliche Heilungstendenz des Organismus herabgesetzt ist, bedürfen in der Regel kräftigerer Reize, um die notwendige Umstimmung herbeizuführen und so die Heilungsvorgänge wieder zu aktivieren. Aber auch hier ist zu unterscheiden, ob es sich um die Reduktion der Heilungstendenz oder um einen allgemeinen Kräfteabbau des Körpers handelt, der die Belastung durch eine bestimmte Behandlung nicht mehr zuläßt.

Um den vielfältigen Erfordernissen der Praxis gerecht zu werden und um die verschiedenen Situationen zu beherrschen, ist es von Vorteil, wenn man über ein ausreichendes therapeutisches Repertoire verfügt.

Die nachfolgende Übersicht will die Möglichkeit zu einer raschen Orientierung bieten. Sie soll aber nicht zu einer oberflächlichen Schematisierung oder gar zur Polypragmasie verleiten. Sie möchte Anregungen geben und verschiedenartig wirkende Maßnahmen zur Auswahl nebeneinander stellen, um nötigenfalls auch einen sinnvollen Reizwechsel zu ermöglichen. Sie soll auch verhüten, daß durch tägliche Routinearbeit wertvolle Behandlungsweisen der Vergessenheit anheim fallen, die, im rechten Augenblick am richtigen Fall angewandt, eine entscheidende Hilfe sein können. Die Rangfolge der nachstehend angeführten Behandlungsverfahren hat keine Verbindung zur therapeutischen Wertigkeit.

Indikationshinweise

Abhärtung	Abreibungen, Flachgüsse, Rückenblitzguß, Vollblitzguß, kaltes Tauchvollbad, Waschungen (Ganz- oder Oberkörperwaschung).
Abwehrkräfte fördern	Solebad, Schaumbad, Überwärmungsbad, Sauna.
Abszeß	Temperaturabsteigendes Teilbad, Kryotherapie, Kamillenteilbad, kalter Umschlag, kalte Packung.
Adnexitis	Temperaturansteigendes Sitzbad, Bäder mit Salizylmoor- oder Schwefelzusatz, Moor-, Schlamm- oder Schlickbäder, hydroelektrisches Vollbad.
Afterekzem	Eichenrindenbad.
Akne	Russisch-römisches/römisch-irisches Bad, Bäder mit Zusatz von Schwefel oder Weizenkleie, Sauna.
Akrozyanose	Rosmarinbad, temperaturansteigende Teilbäder, Unterwasserdruckstrahlmassage.
Allergie	Solebad, radioaktives Mineralbad.
Analfissur	Bad mit Kamillen- oder Eichenrindenzusatz, temperaturansteigendes Sitzbad.
Angina pectoris	Warmer Armwickel, warmer Armguß, warmes Armbad, temperaturansteigendes Armbad, Kohlensäurebad.
Anregung der Kreislaufregulation	Lakenbad, Flachgüsse, Waschungen.
Arteriosklerose	Temperaturansteigendes Unterschenkelbad, Jodbad, Kohlensäurebad, radioaktives Mineralbad.
Arthrose	Dämpfe, Bäder mit Jod-, Moorlaugen-, Moorextrakt-, Fichtenrinden-, Schwefelzusatz, Rheumabad, russisch-römische/römisch-irische Bäder, Moor-, Schlamm- oder Schlickbäder, Unterwasserdruckstrahlmassage.

Arthrose, aktivierte	Kryotherapie, kalte Packung, kalter Umschlag, wärmeentziehende Wickel.
Asthma bronchiale	Rückenguß, temperaturansteigendes Armbad, Bad mit Thymianzusatz, Waschungen.
Atmungsanregung	Abklatschung, Oberguß, Rückenguß.
Atrophie der Muskulatur	Unterwasserdruckstrahlmassage, Gymnastik im Wasser.
Auswurfförderung	Abklatschung, Kopfdampf, Rückenguß.
Bänderzerrung	Akut Kryotherapie, später Unterwasserdruckstrahlmassage, Gymnastik im Wasser, Heißpackungen.
Blasenfunktionsstörungen (-katarrh)	heißes Sitzbad, temperaturansteigendes Sitzbad, warmes/heißes Unterschenkelbad, Heißblitz-Rücken.
Blutandrang zum Kopf	Gesichtsguß, temperaturansteigendes Teilbad.
Bluterguß	Kryotherapie, kalter Umschlag, kalte Packung, später Rosmarinbad.
Bluthochdruck	Kohlensäurebad, Kohlendioxid-Gasbad, Luftsprudelbad, Sauerstoffbad, temperaturansteigendes Armbad, Wechsel-Unterschenkelbad.
Blutverteilungsstörungen (funktionell)	Abreibungen, Waschungen, Flachgüsse, Unterwasserdruckstrahlmassage.
Blutunterdruck	Abreibungen, Waschungen, Flachgüsse, Luftsprudelbad, Meerbad, Unterwasserdruckstrahlmassage.
Brachialgie	Hydroelektrisches Teil- oder Vollbad, Unterwasserdruckstrahlmassage, Kryotherapie.
Bronchiektasen	Wärmestauender Wickel, Thymianbad.
Bronchitis	Brustwickel, russisch-römisches/römisch-irisches Bad, Sauna, Thymian-, Inhalationsbad, Waschungen.
Cholecystopathie	siehe Gallenkolik
Claudicatio intermittens	siehe Durchblutungsstörungen (arterielle periphere).
Coronarinsuffizienz	siehe Angina pectoris.
Cystitis	siehe Blasenfunktionsstörungen (-katarrh).

Darmfunktionsstörungen	Wärmeanwendungen, z. B. temperaturansteigendes Sitzbad, Heißpackung, Heißblitz-Rücken; subaquales Darmbad.
Darmkolik	Intensive Wärmeanwendungen: warmes/heißes Sitzbad, Heusack oder andere Heißpackungen.
Dekubitus	Kohlensäurebad, Bäder mit Zusatz von Haferstrohextrakt, Kamillen-Badeöl, Kamillenblütenextrakt, Schachtelhalmextrakt.
Degenerative Gelenk- und Wirbelsäulenerkrankungen	siehe Arthrosen und Osteochondrosen.
Distorsion, akut	Kryotherapie, kalter Umschlag, kalte Packung.
Distorsion, Zustand nach	Warmes/heißes Teilbad, Rosmarin-Teilbad, Unterwasserdruckstrahlmassage, Heißpackungen.
Durchblutungsanregung	Abreibungen, Flachgüsse, Blitzgüsse, Waschungen, Bäder mit Zusätzen von Rosmarin oder Jod, hydroelektrische Bäder.
Durchblutungsstörungen, arterielle periphere	Temperaturansteigende Teilbäder (ggf. kontralateral), Kohlensäurebad, Kohlendioxid-Gasbad, hydroelektrische Bäder, Bäder mit Zusätzen von Jod, Lavendel oder Rosmarin, Unterwasserdruckstrahlmassage, Heißpackungen am Stamm.
Durchblutungsstörungen, funktionelle	Kalte oder Wechsel-Teilbäder, Bäder mit Zusätzen von Lavendel, Melisse oder Rosmarin, Abreibungen, Flachgüsse, Blitzgüsse, Unterwasserdruckstrahlmassage, Waschungen.
Durchblutungsstörungen, coronare	siehe Angina pectoris.
Einschlafstörungen	Waschungen, Wickel, kalte Teilbäder, indifferente Vollbäder mit Zusätzen von Baldrian, Brom-Baldrian oder Melisse, Sedativbad.
Eiterungen, chronische	Überwärmungsbad, Bäder mit Zusätzen von Eichenrinden, Fichtenrinden, Kamille.
Eiterungen der Haut	Teil- oder Vollbäder mit Zusätzen von Jod, Kamille, Eichen- oder Fichtenrinden.

Ekzem, endogenes	Russisch-römisches/römisch-irisches Bad, Unterwasserdruckstrahlmassage.
Ekzem, juckendes	Bäder mit Zusätzen von Molke, Weizenkleie oder Teer.
Ekzem, nässendes	Teil- oder Vollbäder mit Eichen- oder Fichtenrindenextrakten.
Endangiitis obliterans	Temperaturansteigende Teilbäder, Kohlensäurebad.
Endo-Parametritis	siehe Adnexitis.
Entzündungen, örtliche	Kryotherapie, wärmeentziehende Packungen, kalter Umschlag, Lehmwickel.
Entzündungen, chronische im Beckenbereich	Wechsel-Sitzbad, temperaturansteigendes Sitzbad, Bäder mit Zusätzen von Moorlauge, Moorextrakt oder Salizylsäure-Huminsäure-Präparaten, Heißpackungen, Moor-, Schlamm- oder Schlickbäder.
Entmüdung	Flachgüsse, insbesondere Gesicht-, Ober- oder Vollguß.
Erfrierungen	Wärmezuführende Anwendungen, Unterwasserdruckstrahlmassage.
Erfrischung	Flachgüsse, Lakenbad.
Erkältungskrankheiten	Schweißtreibende Wickel oder Packungen, temperaturansteigendes Vollbad.
Erregungszustände	Lauwarme oder indifferente Vollbäder, besonders mit Zusätzen von Baldrian, Brom-Baldrian oder Melisse, Sedativ- oder Luftsprudelbad.
Erschöpfungszustände	Bäder mit Zusätzen von Baldrian, Brom-Baldrian, Fichtennadel oder Kalmus, Sedativ- oder Luftsprudelbad.
Expektorationsförderung	siehe Auswurfförderung.
Fettsucht	Schweißtreibende Wickel, Schaumbad, Heißblitz-Rücken.
Fieber	Wärmeentziehende Wickel, nasse Socken, temperaturabsteigendes Teil- oder Vollbad.
Frauenleiden, chronische	Temperaturansteigendes Sitzbad, warm/heißes Sitzbad, Heißpackungen, Moor-, Schlamm-, Schlickbäder,

	Bäder mit Zusatz von Sole, Schwefel, Moorlauge, Moorextrakt o. Salizylsäure-Huminsäure-Präparaten, hydroelektrisches Vollbad.
Frostbeulen	Wechsel-Teilbäder, Bäder mit Zusatz von Rosmarin oder Lavendel, Kohlensäurebad.
Gallenkolik	Heißpackungen (Heusack, Moor, Fango), heiße Rolle.
Gangrän	Temperaturansteigendes Teilbad auf der kontralateralen Seite, Kohlendioxid-Gasbad.
Gastritis	Heißpackungen, Heißblitz-Rücken, Sedativbad.
Gelenkbeschwerden, chron.	Wickel (Heublumenwickel), Wechsel-Güsse, Blitzgüsse, warme/heiße Teilbäder, Heißpackungen, heiße Rolle, Überwärmungsbad, Bäder mit Zusatz von Sole, Fichtennadel, Fichtenrinden, Salizylsäure-Huminsäurepräparaten oder Schwefel, Rheumabad, radioaktive Mineralbäder, russisch-römisches/römisch-irisches Bad, hydroelektrisches Vollbad, Paraffin-Tauchbad. Bei starker entzündlicher Komponente: kalter Umschlag, kalte Packung, Kryotherapie, Kaltgastherapie.
Gelenkrheumatismus	siehe Gelenkbeschwerden, chronische.
Genitalorgane, chronische Entzündung der	siehe Adnexitis.
Gesichtsneuralgien	Gesichtsguß.
Gichtanfall	Kalter Umschlag, kalte Packung, kaltes Teilbad, kalter Flachguß, Kryo- oder Kaltgastherapie.
Grippaler Infekt	Schweißtreibender Wickel oder Packung, Salzhemd, temperaturansteigendes Teilbad, Kopfdampf, Schaumbad.
Gynäkologische Erkrankungen, chronische	siehe Frauenleiden, chronische.
Hämorrhoiden	Kaltes Sitzbad, Sitzbäder mit Eichenrinden- oder Kamillenzusatz.
Harnblasenentzündung	Temperaturansteigendes Sitz- oder Unterschenkelbad, warmes/heißes Sitzbad, Heißpackungen.

Harnleitersteine, tiefsitzende	Im kolikfreien Intervall subaquales Darmbad.
Harnleitersteinkolik	Temperaturansteigendes Sitz- oder Vollbad, Heißpakkungen.
Hartspann	Dämpfe, wärmezuführende Anwendungen, Heißpakkungen, Unterwasserdruckstrahlmassage.
Hautdurchblutung, Verbesserung der	Waschungen, Wickel (auch mit Sole- oder Essigzusatz), Sole-, Schwefel-, Kohlensäurebad, Bürstenbad.
Hautleiden	siehe Ekzeme.
Heiserkeit	Halswickel, Kopfdampf.
Herzinfarkt, Zustand nach	Temperaturansteigendes Armbad, Kohlensäurebad, Sedativbad.
Herzklopfen	Kaltes Armbad.
Herz-Kreislaufbeschwerden, funktionelle	Waschungen, Abreibungen, Flachgüsse in steigender Dosierung.
Herzmuskelschwäche, rekompensiert	Kohlensäurebad.
Hexenschuß	Heißblitz-Rücken, Heißpackungen, heiße Rolle, Moor-, Schlamm- oder Schlickbäder.
Hinken, anfallsweises	Warmer Beinwickel, siehe auch Durchblutungsstörungen, arterielle periphere.
Hitzebelastung	Kaltes Armbad.
Hyperhidrosis	Bad mit Eichenrindenextrakt.
Hypertonie	siehe Bluthochdruck.
Hypotone Muskulatur	Unterwasserdruckstrahlmassage.
Hypotonie	siehe Blutunterdruck.
Inaktivitätsatrophie	Unterwasserdruckstrahlmassage. Gymnastik im Wasser.
Infekt	siehe grippaler Infekt.
Ischias, Ischialgie	Heißblitz-Rücken, Heißpackungen, heiße Rolle, hydroelektrisches Vollbad, russisch-römisches/römisch-

irisches Bad, Bäder mit Salizylsäure-Huminsäurepräparaten oder Heublumenextrakt, Moor-, Schlamm- oder Schlickbäder.

Katarrh der oberen Luftwege	Armguß, Inhalationsbad, Thymianbad.
Klimakterische Beschwerden	Bäder mit Zusatz von Fichtennadel oder Melisse, Sedativbad, Flachgüsse.
Kopfschmerzen	Armguß, temperaturansteigendes Teilbad.
Kolik	Heiße Wickel (Lendenwickel), warmes/heißes Sitzbad, Dampfkompressen, Heißpackungen, heiße Rolle.
Kontrakturen	Dämpfe, örtliche Wärmeanwendungen, Heißpackungen, Unterwasserdruckstrahlmassage, heiße Rolle.
Krampfadern	Schenkelguß, Wassertreten, temperaturabsteigendes Unterschenkelbad.
Kreislaufbeschwerden, funktionelle	siehe Durchblutungsstörungen, funktionelle.
Kreislaufentlastung	Waschungen.
Lähmung, periphere	Vierzellenbad, hydroelektrisches Vollbad, Bewegungsbad.
Lähmung, spastische	Bewegungsbad, Kryotherapie.
Lähmungsfolgen	Radioaktive Mineralbäder, Bewegungsbad.
Laryngitis	Russisch-römisch/römisch-irisches Bad, Inhalationsbad.
Leber-Gallenbeschwerden	Warmer Lendenwickel, heiße Rolle, Heißpackungen, Heißblitz-Rücken.
Lumbago	Heißpackungen, hydroelektrisches Vollbad, Unterwasserdruckstrahlmassage.
Magen-Darmbeschwerden	Lendenwickel, Unterguß.
Magenschleimhautentzündung	Heißblitz-Rücken, Heißpackungen, Lendenwickel.

Mehrdurchblutung, Anregung im Becken-Bauchraum	Kaltes oder warmes/heißes Sitzbad, Heißpackungen, Lendenwickel.
Meteorismus	Unterguß, warmer Lendenwickel, Wechsel-Sitzbad.
Migräne	Gesichtsguß, Bäder mit Baldrianzusatz.
Mikroangiopathie, diabetische	Temperaturansteigendes Teilbad, Kohlensäurebad.
Morbus Bechterew	Überwärmungsbad, Heißblitz-Rücken, hydroelektrisches Vollbad, russisch-römisch/römisch-irisches Bad, Bad mit Schwefelzusatz, Rheumabad, Unterwasserdruckstrahlmassage, Kaltgastherapie.
Morbus Bürger	Kohlensäurebad, Kohlendioxid-Gasbad, temperaturansteigendes Teilbad.
Morbus Raynaud	Kohlensäurebad, temperaturansteigendes Teilbad, Teilbad mit Rosmarinzusatz.
Muskelhärten	Blitzgüsse, Dämpfe, Unterwasserdruckstrahlmassage.
Muskelrheumatismus	siehe Muskuläre Beschwerden.
Muskelzerrung	Kryotherapie, später Unterwasserdruckstrahlmassage, Rosmarinbad.
Muskuläre Beschwerden	Blitzgüsse, Unterwasserdruckstrahlmassage, Vierzellenbad, hydroelektrisches Vollbad, Bäder mit Zusatz von Moorlauge, Moorextrakt, Sole oder Schwefel, Rheumabad, Moor-, Schlamm- oder Schlickbäder, Heißpackungen, heiße Rolle.
Myalgie	siehe muskuläre Beschwerden.
Myogelosen	siehe Muskelhärten.
Nasennebenhöhlenentzündung	Russisch-römisch/römisch-irisches Bad, Kopfdampf.
Nervosität	Waschungen, Flachgüsse, indifferentes Vollbad, Bäder mit Zusatz von Baldrian, Brom, Fichtennadel oder Melisse, Sedativbad, Sauerstoffbad, Luftsprudelbad.
Neuralgie	Vierzellenbad, hydroelektrisches Vollbad, Bäder mit Zusatz von Jod, Heublumen, Salizylsäure-Huminsäurepräparaten.

Neurodermitis	Solebad.
Nierenentzündung, chronische	Warmer Lendenwickel, Heißpackungen, temperaturansteigendes Sitzbad.
Nierenkolik	siehe Kolik.
Obstipation	Unterguß, kaltes Sitzbad, Lendenwickel, Unterwasserdruckstrahlmassage, subaquales Darmbad, heiße Rolle, Heißpackungen.
Osteochondrose	Heißblitz-Rücken, Bäder mit Zusatz von Jod, Moorextrakt oder Moorlauge, Rheumabad, Moor-, Schlamm- oder Schlickbäder, Heißpackungen, heiße Rolle, hydroelektrisches Vollbad.
Panaritium	Heißes Tauchbad.
Paraesthesien	Wechsel-Güsse, Vierzellenbad, hydroelektrisches Vollbad.
Paresen	siehe Lähmung.
Pharyngitis	Russisch-römisches/römisch-irisches Bad, Inhalationsbad, Kopfdampf.
Phlebitis	Lehmwickel, kalter Umschlag, kalte Packung.
Pectanginöse Beschwerden	siehe Angina pectoris.
Pleuritis	Brustwickel (Senfwickel).
Pleuropneumonie	Oberkörperwaschung, Brustwickel (Senfwickel).
Pneumonie	Abklatschung, Brustwickel, Oberkörperwaschung.
Poliomyelitis, Zustand nach	Überwärmungsbad, Bewegungsbad.
Polyarthritis, chronische	siehe Gelenkbeschwerden, chronische
Polyneuritis	Vierzellenbad, hydroelektrisches Vollbad, Bewegungsbad.
Posttraumatische Beschwerden	Bäder mit Zusatz von Salizylsäure-Huminsäurepräparaten oder Moorlauge und Moorextrakt, Heißpackungen, heiße Rolle.

Prellungen	Kryotherapie, kalte Packung, später Rosmarinbad, Unterwasserdruckstrahlmassage.
Prostatitis	Temperaturansteigendes Sitzbad, Bäder mit Zusatz von Schwefel oder Salizylsäure-Huminsäurepräparaten, Moor-, Schlamm- oder Schlickbäder, Heißpackungen.
Psoriasis	Bäder mit Zusatz von Teer, Schwefel oder Sole, russisch-römisches/römisch-irisches Bad.
Pyodermie	Bäder mit Zusatz von Teer oder Schwefel.
Quetschungen	Kalter Umschlag, Kryotherapie, später Rosmarinbad, Unterwasserdruckstrahlmassage.
Regulationsstörungen, vegetative	Flachgüsse, Heißblitz-Rücken, Wickel.
Rekonvaleszenz	Bäder mit Zusatz von Sole oder Baldrian.
Retropatellararthrose	siehe Arthrose.
Rheumatische Beschwerden	siehe Gelenkbeschwerden, chronische und Osteochondrose.
Rhinitis	Russisch-römisches/römisch-irisches Bad, Kopfdampf.
Rigor	Unterwasserdruckstrahlmassage.
Schilddrüsenüberfunktion	Kaltes Armbad, kalte Packung der Halsregion.
Schlafstörungen	Teilwickel, Ganzwaschung, Wechsel-Unterschenkelbad, Bäder mit Zusatz von Brom, Baldrian, Melisse, Fichtennadel oder Kalmus, Sauerstoff- oder Luftsprudelbad, Sedativbad.
Schmerzschwelle, Beeinflussung der	Lokale wärmezuführende Anwendungen, Kryotherapie.
Schüttelfrost	Warme Wickel.
Schuppenflechte	siehe Psoriasis.
Seborrhoe	Schwefelbad.
Sehnenscheidenentzündung	siehe Gelenkbeschwerden, chronische.

Sklerodermie, zirkumskripte	Russisch-römisches/römisch-irisches Bad, örtliche wärmezuführende Anwendungen, Unterwasserdruckstrahlmassage.
Spasmus	Bewegungsbad, warmes/heißes Teilbad, Bad mit Zusatz von Salizylsäure-Huminsäurepräparaten. Unterwasserdruckstrahlmassage.
Spondylarthrosen	siehe Osteochondrose, vergleiche Arthrose.
Spondylarthritis ankylopoetica	siehe Morbus Bechterew.
Spondylosis deformans	siehe Osteochondrose.
Stauungszustände im Pfortaderkreislauf	Knie-, Schenkel- oder Unterguß, temperaturansteigendes Unterschenkelbad.
Stenocardie	siehe Angina pectoris.
Stoffwechselanregung	Wärmestauende Wickel, schweißtreibende Wickel oder Dreiviertelpackung beziehungsweise Ganzpackung, Sauna, Schaumbad, Abreibungen, Lakenbad, temperaturansteigendes Vollbad, Vollguß, Vollblitz.
Stoffwechsel, Reduktion eines erhöhten	Kaltes Teilbad.
Stoffwechselkrankheiten	Bäder mit Zusatz von Sole oder Schwefel, Sauna.
Sudeck-Syndrom Stadium I	Temperaturabsteigende Teilbäder, kalter Umschlag, kalte Packung, wärmeentziehende Anwendungen, Kryotherapie.
Sudeck-Syndrom Stadium II	Temperaturansteigende Teilbäder, Wechsel-Teilbäder.
Symptomenkomplex, gastro-kardialer	Lendenwickel, Sedativbad.
Tennisellenbogen	siehe Gelenkbeschwerden, chronische
Thrombophlebitis	Wärmeentziehende Beinwickel, kalter Umschlag, kalte Packung, Kryotherapie.
Tonisierung der Rückenmuskulatur	Rückenguß, Vollguß, Rückenblitz, Vollblitz.
Tracheitis	Brustwickel, Thymianbad.

Überarbeitung	Baldrianbad, Sedativbad.
Überlastung der Muskulatur	Wärmestauende Wickel, warme/heiße Teilbäder, Luftsprudelbad, Bäder mit Zusatz von Moorextrakt oder Moorlauge.
Ulcus cruris	Kohlensäurebad, Bäder mit Zusatz von Eichenrinden, Schachtelhalm oder Teer, Unterwasserdruckstrahlmassage (zur Entstauung in der Umgebung des Ulcus).
Umstimmung des vegetativen Nervensystems	Wärmestauende Ganzpackung, Rückenblitz, Überwärmungsbad, Schaumbad, Solebad, Unterwasserdruckstrahlmassage.
Unterschenkelgeschwür	siehe Ulcus cruris.
Urticaria	Bäder mit Zusatz von Weizenkleie, Molke, Teer, russisch-römisches/römisch-irisches Bad.
Vagotonie, Förderung der	Blitzgußbad, wärmestauende Wickel oder Ganzpackungen, Heißpackungen, temperaturansteigendes Vollbad.
Varikosis	siehe Krampfadern.
Vegetative Umstimmung	siehe Umstimmung des vegetativen Nervensystems.
Vegetative Fehlsteuerung, Beeinflussung der	kalte Teilbäder, Tonikumbad, radioaktives Mineralbad.
Venenentzündung	siehe Thrombophlebitis.
Verbrennungswunden	Kohlensäurebad, Bäder mit Zusatz von Eichenrinden-, Schachtelhalm- oder Haferstrohextrakt.
Vergiftungen, chronische	Subaquales Darmbad.
Verstopfung, chronische	siehe Obstipation, chronische.
Verstauchung	Kalter Umschlag, kalte Packung, Kryotherapie, später Rosmarinbad, Unterwasserdruckstrahlmassage.
Wirbelsäulensyndrom	siehe Osteochondrose und Lumbago.
Wunden, schlecht heilende	Kohlensäurebad, Bäder mit Zusatz von Kamille, Schachtelhalm, Haferstroh oder Schwefel.
Wunden, septische	Heißes Tauchbad.

Wundsein der Säuglinge	Zusatz von Eichenrinde, Fichtenrinde, Molke oder Weizenkleie.
Wurzelreizsyndrom	Wärmestauender Lenden- oder Kurzwickel, Heißpackungen, heiße Rolle, Vierzellenbad, hydroelektrisches Vollbad, Rheumabad, Moor-, Schlamm- oder Schlickbäder, Bäder mit Zusatz von Salizylsäure-Huminsäurepräparaten, Moorlauge oder Moorextrakt.
Zerrung	Kalter Umschlag, kalte Packung, Kryotherapie, später Rosmarinbad, warmes/heißes Teilbad, Unterwasserdruckstrahlmassage.
Zirkulationstraining	Wechsel-Teilbäder, Kohlensäurebad.
Zwölffingerdarmschleimhautentzündung	Heißpackungen, Heißblitz-Rücken, Sedativbad, Lendenwickel.

8 Literatur

von Arnim, D. u. W. Rulffs: Ergebnisse der konservativen Behandlung von Harnleitersteinen mit subaqualen Darmbädern. Arch. Physikal. Therap. 20 (1968) 475.

von Arnim, D. u. W. Rulffs: Physikalische Therapie in der Neurologie. In J. Grober u. F. E. Stieve: Handbuch der Physikalischen Therapie, Band IV. Gustav Fischer Verlag 1968.

Amelung, W. u. G. Hildebrandt: Balneologie und medizinische Klimatologie, Band II, Springer Verlag 1985.

Brauchle, A. und Groh, W.: Zur Geschichte der Physiotherapie, 4. Auflage, Haug-Verlag 1971.

W. Brüggemann: Kneipp-Therapie, 2. Aufl. Springer Verlag 1986

W. Brüggemann: Kneipp-Vademecum pro medico, Sebastian-Kneipp-Naturmittelverlag 1979.

Deutsche Gesellschaft für das Badewesen e. V.: Baurichtlinien für medizinische Bäder, Verlag A. Schrickel 1982.

Deutsche Gesellschaft für das Badewesen e. V.: Leistungsbeschreibung für Physikalische Heilbehandlungen 1982.

Deutscher Bäderverband e. V.: Deutscher Bäderkalender, Flöttmann Verlag 1980.

Deutscher Bäderverband e. V.: Kommentar der Begriffsbestimmungen für Kurorte, Erholungsorte und Heilbrunnen, Verlag H. Meister KG 1982.

Droste, H., W. Miehle u. U. Droste: Krankengymnastik im Wasser bei rheumatischen Erkrankungen, Pflaum Verlag 1985.

Fey, Chr.: Praktikum der naturgemäßen Gesundheitspflege und Heillehre, Ehrenwirth Verlag 1943.

Fritzsche, I. u. W.: Die wissenschaftlichen Grundlagen des Saunabadens, Janßen 1980.

Fritzsche, I. u. W.: Alles über Saunabaden, Janßen 1977.

Gillert, O.: Elektrotherapie, Pflaum Verlag 1981.

Gillmann, H.: Physikalische Therapie, 5. Aufl. Thieme Verlag 1981.

Günther, R. u. H. Jantsch: Physikalische Medizin, Springer Verlag 1982.

Jahnke, K.-H.: Wärmeapplikationen und ihr Wirkungsmechanismus. Therapeutische Umschau, Heft 4/5, 1953.

Jungmann, H.: Naturgemäße Heilmethoden, Steinkopff Verlag 1985.

Kohlrausch, A., K. Widmer, W. Rulffs u. G. Rompe: Indikations- und Verordnungshinweise für die Physikalische Therapie, 3. Aufl. Deutscher Ärzte-Verlag 1983.

Krafft, B.: Die Auftriebstherapie. Selbstverlag.

Krafft, B.: Die Auftriebstherapie. Z. Krankengymnastik, Heft 7 (1963).

Krafft, B.: Badeanlagen mit Nebenräumen für eine krankengymnastische Abteilung. Z. Krankengymnastik, Heft 8 (1965).

Krauss, H.: Hydrotherapie, VEB-Verlag Volk und Gesundheit 1960.

Löffler, H.: Naturheilkunde von A–Z, Moewig-Taschenbuchverlag 1985.

Meyer-Camberg, E.: Das praktische Lexikon der Naturheilkunde, Mosaik Verlag 1977.

Milz, H.: Gymnastik im Wasser, Kneipp-Verlag 1978.

Noelle, B.-M.: Kälte im Therapieverbund, Jahn u. Ernst Verlag 1985.

Rulffs, W.: Die Wirkung heißer Packungen. Physikal. diät. Therapie 4 (1963) 128.

Rulffs, W.: Wie läßt sich Schwimmen auch im kleinen Bewegungsbad durchführen? Z. Krankengymnastik 17 (1975) 245.

Rulffs, W.: Das Stangerbad. Phys. Med. u. Rehab. 8 (1967) 250.

Rulffs, W.: Zur Behandlung mit Parafango »Battaglia«. Z. Allgemeinmed. 47 (1971) 712.

Rulffs, W.: Physiologie und Indikationen der Unterwasserdruckstrahlmassage. Der Deutsche Badebetrieb 65 (1974) Heft 7.

Rulffs, W.: Was leisten Luftsprudelbäder? Ärztl. Praxis 29 (1977) 84.

Rulffs, W.: Russisch-römische bzw. römisch-irische Bäder und ihre Heilanzeigen. Arch. d. Badewes. 32 (1979) 45.

Rulffs, W.: Ätherische Öle in der Balneotherapie. Arch. d. Badewes. 32 (1979) 585.

Rulffs, W.: Kryotherapie – Indikationen und Kontraindikationen. Der Deutsche Badebetrieb 71 (1980) 813.

Rulffs, W.: Ein Beitrag zum Wirksamkeitsnachweis eines Rosmarinöl-Badezusatzes. Münch. med. W.schr. 126 (1984) 207.

Rulffs, W.: Möglichkeiten der Kneipp-Therapie in der Klinik. In W. Brüggemann Kneipp-Therapie, 2. Aufl., Springer Verlag 1986.

Schleinkofer, G.: Gußfibel für Schule und Praxis, Kneipp-Verlag 1982.

Stofft, E., Matera R. u. M. Custer: Leitfaden für Fango-Paraffine, Verlag Otto Haase 1978.

Thom, H. u. W. Rulffs: Praxis der Physiotherapie. Band III. H. Cotta, W. Heipertz, A. Hüter-Becker u. G. Rompe: Grundlagen der Krankengymnastik. Georg Thieme Verlag 1986.

Trnavsky, G.: Kryotherapie, Pflaum Verlag 1986.

9 Bildquellen

1	Hydrostatische Belastung	n. von Diringshofen 1955
2	Herzkymogramme vor und im Bad	Ekert 1956
3	Lagerung mit Auftriebskörpern	Aus ARNS/HÜTER, Krankengymnastik bei neurologischen Erkrankungen, Pflaum Verlag, München
4–6	Plethysmogramme n. Lampert	Physikal. Therapie, Steinkopff Verl. 1938
7	Konsensuelle Reaktion	n. Jungmann u. Mitarb. 1975
8	Plethysmogramm n. Lampert	Physikal. Therapie, Steinkopff Verl. 1938
9	Konstitutionstypen	n. Wilhelm Busch
10	Funktionelle Gliederung einer Badeabteilung	Dtsch. Ges. f. d. Badewesen (Essen)
11	Therapiebecken mit Hebezug	Enraf-Nonius (Delft)
12	Schmetterlingswanne	Enraf-Nonius (Delft)
13	Unterkörperwaschung	Plößner (Nürnberg)
14	Vorbereitung eines Kurzwickels	Seb.-Kneipp-Schule (Bad Wörishofen)
15a–b	Wadenwickel	Seb.-Kneipp-Schule (Bad Wörishofen)
16	Nasse Socken	Seb.-Kneipp-Schule (Bad Wörishofen)
17	Wassermantel beim Flachguß	Seb.-Kneipp-Schule (Bad Wörishofen)
18	Flachgußstrahl	Seb.-Kneipp-Schule (Bad Wörishofen)
19a	Gießraum mit Gießböcken	Kiepker (Lengerich)
19b	Gießschläuche	Carle (Bad Mergentheim)
20a–b	Kniguß	Verf./Plößner (Nürnberg)
21a–b	Schenkelguß	Verf./Plößner (Nürnberg)
22a–b	Unterguß	Verf./Plößner (Nürnberg)
23	Rückenguß	Verf./Plößner (Nürnberg)

24	Armguß	Verf./Plößner (Nürnberg)
25 a–c	Oberguß	Verf./Plößner (Nürnberg)
26 a–b	Vollguß	Verf./Plößner (Nürnberg)
27	Blitzgußkopf	Orthop. Klinik (Münster)
28	Blitzguß	Seb.-Kneipp-Schule (Bad Wörishofen)
29	Druckvariationen Blitzguß	Verf.
29 a–k	Knieblitz	Verf./Plößner (Nürnberg)
30 a–k	Schenkelblitz	Verf./Plößner (Nürnberg)
31 a–g	Rückenblitz	Verf./Plößner (Nürnberg)
32 a–g	Vollblitz	Verf./Plößner (Nürnberg)
33 a–c	Segmentblitz »Raute«	Verf./Plößner (Nürnberg)
34 a–b	Segmentblitz »Magen-Darm«	Verf./Plößner (Nürnberg)
35 a–b	Segmentblitz »Leber-Galle«	Verf./Plößner (Nürnberg)
36 a–e	Heißblitz Rücken	Verf./Plößner (Nürnberg)
37	Armabreibung	Plößner (Nürnberg)
38 a–b	Ganzabreibung	Plößner (Nürnberg)
39	Dampfdusche	Prof. Thom (Nürnberg)
40	Sitzbad	Unbescheiden (Baden-Baden)
41	Wassertreten	Seb.-Kneipp-Schule (Bad Wörishofen)
42	Armbad (Wechsel-)	Unbescheiden (Baden-Baden)
43	Armbad (n. Hauffe)	Carle (Bad Mergentheim)
44	Wechselunterschenkelbad	Seb.-Kneipp-Schule (Bad Wörishofen)
45	CO_2-Imprägnierung	Unbescheiden (Baden-Baden)
46	Luftsprudeleinrichtung	Neumod-Gesundheitstechnik (Rastede)
47	Luftsprudelbad	Seb.-Kneipp-Schule (Bad Wörishofen)
48	Kombinationswanne	Unbescheiden (Baden-Baden)
49 a–c	Massagewirkung unterschiedl. Düsenweiten	Chirurg. Univ. Klinik (Freiburg)
50	Wirbelbad	Unbescheiden (Baden-Baden)
51	Bürstenbad	Seb.-Kneipp-Schule (Bad Wörishofen)
52	Subaquales Darmbad	Trautwein (Freiburg)
53	Vierzellenbad	Gembrys (Hamburg)
54	Raumplan russ.-röm. Bad	Dtsch. Ges. f. d. Badewesen (Essen)
55	Raumplan Sauna	Dtsch. Ges. f. d. Badewesen (Essen)

56	Sauna	Klafs (Schwäbisch Hall)
57	Therapiebecken	Orthop. Klinik (Köln)
58	Traktion im Bewegungsbad	Dr. Tuna (Istanbul)
59	Versch. Cryo-Soft-Kompressen	Reha-Medi GmbH (Ganderkeese)
60	Eismassage	Jacobsen (Lübeck)
61	Lokale Kaltgasbehandlung	Crio-Medizintechnik (Birkenfeld)
62	Hyperämie n. Einweg-Natur-moorpackung	Jacobsen (Lübeck)
63	Thermophysikal. Eigenschaften versch. Materialien	n. Gillmann. Physikal. Therapie (Thieme Stuttgart)
64	Heiße Rolle	Seb.-Kneipp-Schule (Bad Wöris-hofen)
65	Fertig-Heusäcke	Kneipp-Werke (Würzburg)
66	Moorbreibad	Kurverw. Bad Kohlgrub
67	Einweg-Naturmoorpackung as-cend	Gebr. Haslauer (Salzburg/Mitter-felden)
68	Versch. Hydrocollator-Steam-Packs	Steindorf n. Co. (Ganderkesee)
69	Erwärmungsgerät f. Steam-Packs	Steindorf n. Co. (Ganderkesse)
70	Reinigung n. Moorbad	Seb.-Kneipp-Schule (Bad Wöris-hofen)
71 a–b	Fango-Ganzpackung	Gruppo Mioui, (Montegrotto)
72	Paraffin-Teilbad	Jacobsen (Lübeck)
73	Abkühlungskurven versch. Pak-kungsmaterialien	n. Jahnke 1953
74	Aufbereitungsgerät f. Peloid-Paraffin-Packg. u. Vorrats-Warmhalteschrank	Enraf-Nonius (Delft)
75	Anlegen einer Peloid-Paraffin-packung	Enraf-Nonius (Delft)

10 Stichwortverzeichnis

Die Fachbuchreihe PFLAUM PHYSIOTHERAPIE auf einen Blick

ANATOMIE

Hans Loeweneck
Funktionelle Anatomie für Krankengymnasten
Ein Lehr-, Lern- und Arbeitsbuch
unter Mitarbeit von I. Liebenst und
2., überarb. u. ergänzte Aufl.
ISBN 3-7905-0682-6

ATEMTHERAPIE

M. Brocke/H. Ehrenberg/D. Berdel
Atemtherapie für Säuglinge und Kinder mit Asthma Bronchiale oder obstruktiver Bronchitis
ISBN 3-7905-0714-8

Hilla Ehrenberg
Atemtherapie in der Physiotherapie/Krankengymnastik
ISBN 3-7905-0764-4

BEWEGUNGSTHERAPIE, SPORT

Hanno Felder
Isokinetik in Sport und Therapie
ISBN 3-7905-0775-X

H. Kosel/I. Froböse
Rehabilitations- und Behindertensport
ISBN 3-7905-0726-1

Petra Maurus
Herzgruppe – ein therapeutischer Erlebnisraum
ISBN 3-7905-0769-5

Marianne Schulz
Bewegen und Bewegtsein im Wasser
Prävention und Therapie
ISBN 3-7905-0784-9

Hans Rudolf Weiß
Qi Gong Übungen und Musik
ISBN 3-7905-0791-1

INNERE MEDIZIN

U. Donhauser-Gruber/H. Mathies/
A. Gruber
Rheumatologie. Lehrbuch für Physiotherapeuten
Entzündliche Gelenk- und Wirbelsäulenerkrankungen
ISBN 3-7905-0695-8

H. Ehrenberg/
A. von Ungern-Sternberg
Krankengymnastik bei peripheren Gefäßerkrankungen
Arterien, Venen, Lymphsystem
ISBN 3-7905-0489-0

Ursula Gärtner/Gabriel R. Roth
Physiotherapie in der Intensivmedizin
3-7905-0796-2

Anneliese tum Suden-Weickmann
(Hg.)
Physiotherapie in der Geriatrie
Grundlagen und Praxis
ISBN 3-7905-0618-4

KRANKENGYMNASTISCHE TECHNIKEN

Thomas Einsingbach
Muskuläres Aufbautraining
in der Krankengymnastik und Rehabilitation
ISBN 3-7905-0574-9

Beatrice Göhler
PNF und Alltag
Rein in den Rahmen, ran an den Schmerz
ISBN 3-7905-0635-4

H. Haase/H. Ehrenberg/
Marianne Schweizer
Lösungstherapie in der Krankengymnastik
ISBN 3-7905-0455-6

Laurie S. Hartman
Lehrbuch der Osteopathie
ISBN 3-7905-0753-9

H. Krahmann/G. Haag
Die Progressive Relaxation in der Krankengymnastik
Ein muskuläres Entspannungsverfahren nach E. Jacobson
2. Aufl., ISBN 3-7905-0739-3

Anne Pape
Heben und heben lassen. Heben und Tragen bewegungsbehinderter Menschen
3., neubearb. Aufl.
ISBN 3-7905-0815-2

E. Sammut/P. Searle-Barnes
Osteopathische Diagnose
ISBN 3-7905-0820-0

Werner Wenk
Der Schlingentisch in Praxis und Unterricht
3., überarb. u. aktualisierte Aufl.,
ISBN 3-7905-0772-5

NEUROLOGIE

Susanna Freivogel
Motorische Rehabilitation nach Schädelhirntrauma
Klinik, Grundlagen, Therapie
ISBN 3-7905-0746-6

W. Fries/I. Liebenstund
Krankengymnastik beim Parkinson-Syndrom
Ein Leitfaden zur Bewegungstherapie
2. Aufl., ISBN 3-7905-0778-6

J. Hinrichs/B. Pohlmann-Eden
Neurologische Erkrankungen
Ein Lehrbuch für Physiotherapeuten
2., völlig überarbeitete Aufl.
ISBN 3-7905-0790-3

Margaret Johnstone
Therapie der vaskulären Hemiplegie
ISBN 3-7905-0816-0

Carlo Perfetti
Der hemiplegische Patient – kognitiv therapeutische Übungen
ISBN 3-7905-0758-X

Die Fachbuchreihe **PFLAUM PHYSIOTHERAPIE** auf einen Blick

MARIO PROSIEGEL
Neuropsychologische Störungen und ihre Rehabilitation
Hirnläsionen, Syndrome, Diagnostik, Therapie
2., überarb. Aufl.
ISBN 3-7905-0771-7

GEORG WEIMANN u.a.
Neuromuskuläre Erkrankungen
Grundlagen, Krankengymnastik, Physikalische Therapie, Ergotherapie
ISBN 3-7905-0679-6

CH. WÖTZEL/N. KÖNIG u.a.
Therapie der Multiplen Sklerose
Ein interdisziplinäres Behandlungskonzept
ISBN 3-7905-0747-4

ORTHOPÄDIE, TRAUMATOLOGIE

GUIDO BRAUER
Lumbale Wirbelsäulenbeschwerden
Von der Anamnese zur Behandlung
ISBN 3-7905-0821-7

ORTRUD BRONNER
Der Ellbogen
und seine funktionelle Behandlung nach Verletzungen
ISBN 3-7905-0553-6

O. BRONNER/E. GREGOR
Die Schulter
und ihre funktionelle Behandlung nach Verletzungen und bei rheumatischen Erkrankungen
2., überarb. u. ergänzte Aufl.
ISBN 3-7905-0626-5

ORTRUD BRONNER
Die untere Extremität
und ihre funktionelle Behandlung nach Verletzungen und Erkrankungen
ISBN 3-7905-0645-1

THOMAS EINSINGBACH
PNF in Orthopädie und Traumatologie
auf der Grundlage der Trainingslehre
ISBN 3-7905-0532-3

E. GOLLNER/K. KREUZRIEGLER/F. KREUZRIEGLER
Rehabilitatives Ausdauertraining in Orthopädie und Traumatologie
ISBN 3-7905-0576-5

LOURENS PENNING
Hals- und Lendenwirbelsäule in Biomechanik und Pathologie
mit naturhistorischen Vergleichen zu den Vierfüßern
ISBN 3-7905-0811-X

PÄDIATRIE

MECHTHILD BROCKE u.a.
Atemtherapie für Säuglinge und Kinder mit Asthma Bronchiale oder obstruktiver Bronchitis
ISBN 3-7905-0714-8

RODOLFO CASTILLO MORALES
Die Orofaziale Regulationstherapie
unter Mitarbeit von J. Brondo und Barbara Haberstock
2. Auflage
ISBN 3-7905-0778-4

ANNE DICK U.A.
Prävention von Entwicklungsstörungen bei Frühgeborenen
ISBN 3-7905-0773-3

MARGRET FELDKAMP
Das zerebralparetische Kind
Konzepte therapeutischer Förderung
ISBN 3-7905-0735-0

MARGRET FELDKAMP U.A.
Krankengymnastische Behandlung der Infantilen Zerebralparese
4., neubearb. Aufl.,
ISBN 3-7905-0547-1

RENATE HOLTZ
Therapie- und Alltagshilfen für zerebralparetische Kinder
ISBN 3-7905-0757-1

S. KOLLMUß/S. STOTZ
Rückenschule für Kinder – ein Kinderspiel
ISBN 3-7905-0715-6

ELKE LOMMEL
Handling und Behandlung auf dem Schoß
in Anlehnung an das Bobath-Konzept
2., überarbeitete Aufl.
ISBN 3-7905-0788-1

A.-C. LOOSE/N. PIEKERT/G. DIENER
Graphomotorisches Arbeitsbuch
mit der Geschichte von Frede Schnodderbüchs in vielen bunten Bildern
ISBN 3-7905-0745-8

EMMI PIKLER
Laßt mir Zeit
Die selbständige Bewegungsentwicklung des Kindes bis zum freien Gehen
ISBN 3-7905-0767-9

PHYSIKALISCHE MEDIZIN

O. GILLERT/W. RULFFS
Hydrotherapie und Balneotherapie in Theorie und Praxis
11., völlig neu überarb. Aufl., Neuausgabe
ISBN 3-7905-0586-2

O. GILLERT/W. RULFFS/K. BOEGELEIN
Elektrotherapie
3., vollständig überarb. u. erweiterte Aufl., Neuausgabe,
ISBN 3-7905-0692-3

Unsere Fachbuchreihe wird ständig erweitert. Bitte fordern Sie unseren ausführlichen Prospekt an!

Richard Pflaum Verlag GmbH & Co. KG
Lazarettstr. 4
80636 München
Tel. 089/12607-261,
Fax 089/12607-200
http://www.pflaum.de

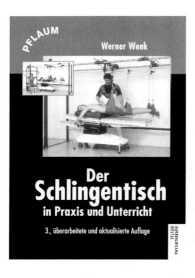

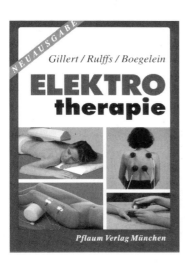

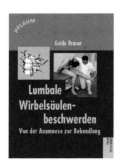
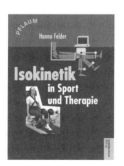
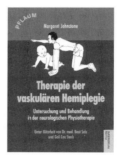
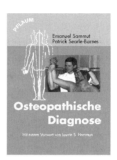
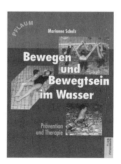